首都国医名师特色技术丛书

# 郭志强

# 不孕不育学

主　编：郭志强　李　军　王必勤

副主编：张耀圣　薛晓鸥　程　玲　刘艳霞

U0308148

中国中医药出版社

·北　京·

**图书在版编目（CIP）数据**

郭志强不孕不育学/郭志强，李军，王必勤主编. —北京：中国中医药出版社，2021. 1

（首都国医名师特色技术丛书）

ISBN 978 - 7 - 5132 - 6482 - 2

Ⅰ. ①郭…　Ⅱ. ①郭… ②李… ③王…　Ⅲ. ①不孕症-诊疗　Ⅳ. ①R711. 6

中国版本图书馆 CIP 数据核字（2020）第 202425 号

---

**中国中医药出版社出版**

北京经济技术开发区科创十三街 31 号院二区 8 号楼
邮政编码　100176
传真　010 - 64405721
三河市同力彩印有限公司印刷
各地新华书店经销

开本 710 × 1000　1/16　印张 18　字数 303 千字
2021 年 1 月第 1 版　2021 年 1 月第 1 次印刷
书号　ISBN 978 - 7 - 5132 - 6482 - 2

定价　78. 00 元
网址　www. cptcm. com

**社 长 热 线　010 - 64405720**
**购 书 热 线　010 - 89535836**
**维 权 打 假　010 - 64405753**

**微信服务号　zgzyycbs**
**微商城网址　https：//kdt. im/LIdUGr**
**官 方 微 博　http：//e. weibo. com/cptcm**
**天猫旗舰店网址　https：//zgzyycbs. tmall. com**

如有印装质量问题请与本社出版部联系（010 - 64405510）

# 《郭志强不孕不育学》

# 编 委 会

主　编：郭志强　李　军　王必勤

副主编：张耀圣　薛晓鸥　程　玲　刘艳霞

编　委：(按姓氏笔画排序)

| | | | | |
|---|---|---|---|---|
| 丁　劲 | 王　清 | 王旭昀 | 王转红 | 邓　越 |
| 邓博雅 | 包晓霞 | 朱玉莹 | 任蕊蕊 | 刘　涵 |
| 闫　博 | 安艳辉 | 严培嘉 | 李　红 | 李洪玥 |
| 李宪锐 | 杨　红 | 杨亚莉 | 杨绚如 | 邸彗芳 |
| 张　云 | 张　丽 | 张　帆 | 张玉立 | 张家蔚 |
| 陈　玥 | 陈怡瑾 | 郑　婧 | 郑志博 | 钟炘燹 |
| 柴丽宏 | 郭丽璇 | 商建伟 | 韩　琳 | 程　曦 |
| 程欣惠 | | | | |

# 序

伴随中华民族几千年的历史，中医药也经历了数千年的传承和发展，为中华民族的康健保驾护航。在关注人的生命全周期中，医学始终重视探求生命的开启。临床上的不孕不育是一个严重影响患者生活质量的难题，其理论、临床疗效也不断地在创新和提高。

郭志强教授是著名的中医妇科大家，在几十年的临床实践中，将中医药治疗不孕不育的优势发挥得淋漓尽致，帮助了国内外成千上万的患者圆了做母亲和父亲的梦想。郭老是我上大学时的妇科老师，他热爱教育，在课堂上引经据典，循循善诱；他勤于临床，仁心仁术，勇于创新。他是我尊敬的好老师！

郭老通过大量的临床实践，对不孕不育的病因病机提出了独到的见解并总结出一套极具特色、疗效显著的治疗方案。郭老强调男女同治，对女性的治疗提倡随月经周期施以相应的治法和方药；强调详查患者发病病因及病史、临床表现，谨守辨病与辨证结合的原则；讲究多种疗法并用，包括中药保留灌肠、局部患处外用药、针灸等，疗效颇著。

不仅仅着眼于临床疗效，郭老也十分重视中医药的传承，从亲自收徒带徒、国内外讲学到出版书籍、积极建立工作室（站），开展学术交流会议，郭老在中医药的传承和发展上作出了杰出的贡献。为了让自己毕生所学能够帮助更多的中医工作者和患者，患病中的郭老及其团队将郭老治疗不孕不育的经验进行了系统整理，记录在此书中。从理论基础到疾病具体的治疗，该书根据目前中、西医对不孕不育的认识进行了系统论述。以西医病名分章节，论述了中、西医的发病机制，详论中医辨证施治，并加述了郭老对相应疾病的独到见解，结合经典病案进行深入分析，由浅入深，论述详备。

拜读此书，获益匪浅，37 年前跟着郭老门诊见习的情景仿佛就在眼前。光阴荏苒，感慨万千，做学生的不敢作序。相信此书能够启迪更多学者，造福广大患者。

北京中医药大学党委书记、副校长

谷晓红

2020 年 10 月

# 前　言

郭志强教授是北京中医药大学东直门医院教授、主任医师，博士后合作导师，享受国务院政府特殊津贴专家；第三批全国老中医药专家学术经验继承工作优秀指导老师；2007年被国家中医药管理局评为全国优秀中医临床人才研修项目优秀指导老师；2012年被聘为北京首届西学中高级研究班临床师承导师；2017年评为首都国医名师；2018年获"北京医师优秀代表"称号。2009年北京中医药"薪火传承3+3工程郭志强名医传承工作站"成立；2011年国家中医药管理局"全国名老中医药专家郭志强传承工作室"成立。曾经社会兼职：北京中医药学会妇科专业委员会副主任委员；中国性学会中医性学专业委员会委员；国家教委直属高校卫生技术职务评审委员会委员；北京医学会医疗事故技术鉴定专家库成员；《北京中医药大学学报（中医临床版)》第三届编委会委员；世界中医药学会联合会第一届妇科专业委员会常务理事；《中华现代中西医杂志》学术委员会委员；世界中医药学会联合会第三届妇科专业委员会理事会顾问；北京宫廷医学会郭志强学术思想研究会会长。

郭老于1959年考入北京中医学院，醉心于中医典籍，只争朝夕，无分寒暑，广拜名医大家，曾先后师承关幼波、刘奉五、宛海洪等著名中医学家，并深得北京名医郭士魁先生的真传。其从事中医妇科临床、教学和科研工作六十载，具有丰富的临床经验及科研教学能力。郭老倡中西医汇通，各取其长；古为今用，勇于创新。总结并提出妇人"阴常不足，阳亦常虚"是妇女生理特点及病机特点，强调治疗妇科疾病时要注重顾护阴阳，用药上强调"妇人柔肝胜于疏肝""不损天然之气血，便是调经之大法""固护脾胃贯彻治疗的始终""顺应妇人气血阴阳变化，采用中药序贯疗法调经促孕",创立温通法治疗盆腔炎性疾病后遗症及输卵管阻塞性不孕症,在国内外有着广泛的影响和良好的临床疗效。

2009 年北京中医药"薪火传承 3 + 3 工程郭志强名医传承工作站"成立以来,郭老倍感传承中医、薪火相济责任之重大,遂伏枥不辍,倾囊相授。他曾在日本、德国、美国哈佛医学院行医讲学,得到国外医生和患者的认可,为中医走向世界贡献自己的一份力量。他每年组织数次国内外讲学,把自己的临床经验、学术思想毫无保留地传给后学者。郭老一生共培养博士后 1 名,正式收徒百余人,学生遍及海内外,他们大多已成为当地名医或者医院骨干。郭老响应国家及北京市的号召,为基层医院培养人才,服务基层老百姓,已在宁夏石嘴山中医医院、河北省迁安市中医医院、北京市东城区第一妇产医院、河北省大城县中医医院及山西省大同市中医医院建立了郭志强名医工作站分站,各分站负责人均已成为当地名医,为当地的中医妇科学术发展做出巨大贡献。

近三年来,郭老病重已不能亲自临证,但仍心系患者,作为弟子的我们也常在病榻前向老师请教在临床中遇到的难题,郭老常常能拨云见日,使我们深感郭老的学术思想博大精深,更意识到抢救性挖掘郭老的学术思想、整理其临床病案的迫切性,郭老也全力支持我们,在本书的编写过程中予以悉心指导。虽然本书出版之时,郭老已驾鹤西去,但本书亦是郭老生前倾尽毕生心血所著,以期能使更多的中医工作者提升临床水平,惠及患者。其中第四章男性不育部分,由张耀圣教授团队继承郭老学术思想结合临床实践组织编写。

最后,我们非常感谢北京市中医管理局名医导航工程、国家重点研发计划"名老中医经验研究与推广应用一体化平台构建(2018YFC1704106)"等项目的支持。

《郭志强不孕不育学》编委会
2020 年 10 月

# 目 录 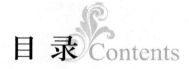Contents

第一章

### 郭志强教授学术思想

## 第一节　论女性生理病理特点

人体脏腑、经络、气血的生理活动，男子和女子基本相同。但是女性生理上有行经、妊娠、分娩、产褥、哺乳等特殊生理功能，在病理方面有经、带、胎、产等相关特殊疾病，因此男女生理病理特点不同。关于女性的生理病理特点，早在《灵枢·五音五味》已指出："今妇人之生，有余于气，不足于血，以其数脱血也。"《金匮要略》记载"妇人之病，因虚、积冷、结气"，叶天士在《临证指南医案》提出"女子以肝为先天也"。正是由于历代医家不断地实践认识，中医妇科才逐渐发展，熠熠生辉。郭志强教授在长期的临证过程中，对女性生理病理特点的认识也逐渐形成了独具特色的学术思想，具体如下。

### 一、女性"阴常不足，阳亦常虚"

#### （一）理论的提出

女性的主要生理特点是月经、妊娠、分娩、哺乳，均以血为用。月经的主要成分是血；妊娠以后，精血下聚冲任以养胎，月经暂时停闭；分娩期间，需要动血、耗血；分娩以后，则血下为恶露，哺乳期间分泌乳汁，赖血上化为乳汁。故《灵枢·五音五味》说"妇人之生，有余于气，不足于血，以其数脱血也"，即女性的生理特点为气有余而血不足。后世朱丹溪进一步提出"阴常不足，阳常有余"，认为女性易出现相火妄动，从而必然损及人身难成易亏的精血而产生疾病，因此在治疗妇科疾病上主张滋阴降火，注重保存阴精，反对多用辛燥之剂。后人片面地理解了朱丹溪的学说，以致补阴者多，顾阳者少，用药偏重寒凉。动辄以黄柏、知母清虚热，对其伤阳之弊则置若罔闻。其实，朱丹溪所说的"阳常有余"，是妄动之相火，是病理之火，并不是指人体的阳气。阴阳互根互生，女性经孕产乳数伤于血，阴常不足，阴损及阳，致阳气不足。并且过食生冷、居处寒凉等生活所伤亦常损及阳气，因此郭老认为现代女性亦常常存在阳气不足，遂提出女性之体"阴常不足，阳亦常虚"。

### （二）理论基础

#### 1. 阴阳的互根互用

阴和阳是对立统一的，二者既相互对立，又相互依存，任何一方都不能脱离另一方而单独存在。阴阳之间的这种互相依存关系，称之为阴阳的互根互用。《素问·阴阳应象大论》说"阴在内，阳之守也；阳在外，阴之使也"，《素问·生气通天论》说"阴平阳秘，精神乃治，阴阳离决，精气乃绝"，即阳依赖于阴而存在，阴也依赖于阳而存在。《医贯砭·阴阳论》说："阴阳又各互为其根，阳根于阴，阴根于阳；无阳则阴无以生，无阴则阳无以化。"没有阴就无以言阳，没有阳亦无以言阴。如果由于某些原因，阴和阳之间这种互根互用关系遭到了破坏，就会导致"孤阴不生，独阳不长"。阳化气，阴成形，阴气的耗伤大多是可见的，如汗出、失血、呕吐、泻下等，易被人们重视；阳气的损伤是无形的，易被忽视。但阳附于阴，伤阴的同时阳气亦伤，阴竭的同时阳气亦脱，如大汗、急性大出血等阴脱的同时可出现神昏、目合口开、手撒肢冷、二便自遗等阳脱之证。因此，妇人经孕产乳数伤于血，阴常不足，阴虚则阳无以化，阴损及阳，阳气亦常虚。

#### 2. 阴气的生成和盛衰都以阳气功能为主导

由于阳化气，阴成形，故凡人之体温、活力、五官五脏功能活动等都是阳气的作用；躯体、筋肉、体液、肌肤皮毛、脏腑器官等都是阴气的体现，为有形之物。对于阴和阳的关系，张景岳提出"阴以阳为主""生化之权，皆由阳气"，即阴气的生成和衰败都以阳气功能为主导。以月经为例，月经以阴血为物质基础，月经之血由五脏之精气化生，储存于肝，其有余部分，则下注血海而为月经。但月经的产生及排出依赖于脏腑、气血、经络等功能活动的协调平衡，即阳气的作用。正如《景岳全书·妇人规》所说："经血为水谷之精气，和调于五脏，洒陈于六腑，乃能入于脉也。凡其源源而来，生化于脾，总统于心，藏受于肝，宣布于肺，施泄于肾，以灌溉一身……妇人则上为乳汁，下归血海而为经脉。"正常的月经虽然每月一潮，不仅表现为阴血的满溢盈亏，也是阳气功能正常与否的体现。因此张景岳《类经附翼·求正录·大宝论》说："天之大宝只此一丸红日；人之大宝只此一息真阳。"阴血虽然难成而易亏，但是决定其生成和衰败的阳气亦非有余。

**3. 生活不慎，耗伤阳气**

郭老经常强调，医家诊病应因时、因地、因人制宜。随着社会的进步，空调、冰箱的普及虽给我们的生活提供了便利，但是也带来了新的问题，常常使寒邪直中入里，损伤阳气，致阳气虚损。郭老认为：①今时之妇人非昔时之妇人，工作之繁重，环境之影响，思虑之过极均易损伤阳气。如夏季天气炎热，人们在避暑的同时，最易矫枉过正、久居空调之下、贪凉饮冷等，感受寒邪，损伤阳气，引起经期小腹冷痛，月经后期、量少，带下量多、清稀如水等症状。②过食生冷，或发汗、泻下太过，损伤阳气。特别是在幼时，为稚阳之体，大多喜食冷饮，若无节制，寒客胞宫，成年之后，则可致宫寒不孕、月经失调、痛经、带下病等妇科病。郭老临床诊病，经常询问其饮食生活习惯及有无嗜食冷饮的情况，对妇科病，特别是疑难病症往往可以正本清源。③妇人多瘀，瘀久经络受阻，阻遏阳气不得通达而易生内寒。④妇人脾阳虚弱，至夏阳气不得外达而郁于内，常见手足心热，甚至难忍而自贪凉，或医者误以阴虚内热而予寒凉之品，复伤其阳。⑤房劳过度亦可损伤人体元阳。针对这些情况，郭老在用药的同时，也非常注重患者生活上的调理，经常告诫患者要注意保暖，酌加衣被，特别是脚底及腹背部不要受凉，因外寒最易从此入里伤阳。另外勿忌食生冷及性寒之品。

**4. 阴阳消长，偏盛偏衰**

阴阳并不是静止和不变的，而是始终处于不断的运动变化之中，即阴阳消长，如阳长阴消、阴长阳消、阳生阴长、阴生阳长、阳杀阴藏等，保持相互的协调平衡，称为"阴平阳秘"。如果由于某些因素造成机体阴阳消长失调，不能维持相对的平衡状态，导致阴阳的偏盛偏衰，即发生了疾病。对妇女而言，由于"阴常不足，阳亦常虚"，因此阴阳的偏盛都是在阴阳不足的基础上相对的偏盛，阴阳的偏衰则可致阳损及阴、阴损及阳。

**（三）临床应用**

郭老以中医理论为基础，结合临床实践，提出了女性"阴常不足，阳亦常虚"的观点，在病理情况下，根据阴阳的偏盛偏衰，常见以下几种类型：

## 1. 阳虚

《素问·调经论》曰"阳虚则外寒"，指阳虚失于温煦，功能衰退所产生的证候，如：小腹不温，喜暖喜按，性欲减退，形寒肢冷，腰膝冷痛，倦怠乏力，面色㿠白，小便不利或清长，夜尿频，下利清谷，大便初头硬后必溏，舌淡、苔薄，脉弱无力等。

## 2. 阳虚阴寒内盛

阳虚不能制阴，阴寒偏盛，致血液运行迟滞、体液代谢障碍所引起的证候。在阳虚的基础上出现：小腹冷痛，固定不移，得温痛减，带下量多，质稀如水，月经后期，宫寒不孕，浮肿，泄泻，舌质淡暗或淡胖、苔薄白或水滑，脉沉细无力或细涩等。

## 3. 虚阳上越

指阳气不足，虚阳上越而致的真寒假热之象。《医碥》记载得较为详细："阳虚谓肾火虚也。阳虚应寒，何以反发热？则以虚而有寒，寒在内而格阳于外，故外热；寒在下而戴阳于上，故上热也。此为无根之火，乃虚焰耳。症见：烦躁，欲坐卧泥水中，面赤如微酣，或两颧浅红，游移不定，渴欲饮水，或咽喉痛而索水置前却不能饮，肌表虽大热而重按之则不热，或反觉冷，且两足必冷，小便清白，下利清谷，脉沉细或浮数无力，按之欲散。治宜温热之剂，温其中而阳内返，温其下而火归元，误投寒凉死。"

## 4. 阴虚

《素问·调经论》曰"阴虚则内热"，为阴虚失于濡润，不能制阳，或肝阴不足，肝气怫逆所产生的证候，如：月经量少，月经前后诸证，经行头痛（跳痛），子晕，阴中干涩，低热，手足心热，午后潮热，盗汗，口燥咽干，目涩，头晕耳鸣，舌红少苔，脉细数无力等。

## 5. 阴虚相火妄动

指阴虚不能涵养寄居肝肾的相火，导致相火冲逆上炎的病变，症见：五心烦热，性欲亢进，咽喉肿痛，慢性顽固性口舌生疮，牙龈脓肿，烦躁易怒，眩晕头痛，耳鸣耳聋，舌红少苔，脉细数等。

在辨证特色上，郭老的经验是注重询问大便的情况，认为大便溏薄，特别是经期大便稀为阳虚的真实反映。如果用温药后，大便反而更稀，更能印证阳虚的辨证。正如《景岳全书·传忠录》所说："后阴开大肠之门，其通与不通，结与不结，可察阴阳之虚实。"对大便的问诊常用于指导临床用药，如郭老用中药促排卵，认为排卵期为氤氲的候，重阴而阳，由阴转阳，在补阴的基础上常加温阳通窍之品，如肉桂、羌活、丹参等，动静结合，促进阴阳转化。阳虚明显者，加熟附子10g以加强温阳之功。对于排卵障碍者，郭老经验是用大剂量熟附子促排卵，因其能够振奋五脏阳气，通达十二经，走而不守，推动阴盛而阳，阴阳转化。熟附子最多可用至60g（先煎半小时），但用药前必须询问大便情况，若大便溏薄者方可放心用之。

【案1】

临证诊治一例经行口糜患者，近年来口舌糜烂反复发作，经后亦不能自退。曾屡用清热泻火法治疗，症状无改善。就诊时伴心烦口干，四肢不温，大便溏薄，舌质淡、苔薄白，脉沉细。检查口疮中心微红，周围色白。辨证属阳虚，虚阳上浮。治以阴中求阳，引火归元。用一贯煎加减。处方：熟地黄、当归、沙参、麦冬、枸杞子、玉竹、白术、川续断、代赭石、川牛膝、肉桂、熟附子。肉桂、熟附子用量从1g开始，每周增加1g，经行口糜逐渐减轻。肉桂、熟附子加至10g，患者经行口糜消失，继续巩固治疗1个月，口疮未再复发。

"诸痛痒疮，皆属于心"，一般认为口舌生疮多属心、胃之火上炎，或因阴虚火旺，或因胃中积热，胃火上炎，灼伤口舌而生疮。然而本病以温补而收功，其辨证的关键症状是大便。郭老认为，患者四肢不温，大便溏薄乃阳虚里寒之征，是疾病的本质，口疮、心烦口干等虚热症状为标证，是假象。口疮中心微红、周围色白也支持阴疮的辨证。阳虚阴寒内盛，虚阳上浮，亦可灼伤口舌而生疮。其治疗应以补阳为主，但必须要在养阴基础上补阳，即"善补阳者，必于阴中求阳，则阳得阴助而生化无穷"，在一贯煎养阴的基础上加肉桂、附子以引火归元。附子、肉桂开始用量宜小，先从1g用起，以后逐渐增加，这样才能将虚浮之火引入命门，浮火自熄矣。

【案2】

刘某，女，32岁，已婚，2003年4月初诊。低热两年，就诊时体温38.2℃左右，发热畏寒，时值天气已转暖，仍着棉衣，伴大便溏薄，每天7~8次，多时11~12次，四末不温，乏力，月经后期、量少，纳差，小便无所苦，舌质淡、苔薄滑，脉沉细无力。辨证属脾阳不足，虚阳外浮。治以温阳益气，甘温除热。予附子理中汤加味。处方：熟附子、党参、白术、干姜、炙甘草、地骨皮、茯苓。

二诊：服药3剂后体温如故，但畏寒减轻，大便次数减少。服药6剂后体温下降，37.6℃，减衣被，诸症减轻，自觉午后腹胀、矢气多，舌质淡、苔白，脉沉细无力。原方加厚朴、半夏。共服20剂。患者体温正常，大便成形，每天1~2次，畏寒、乏力已除，纳食正常，精神转佳，经治痊愈。随访6个月，未再发热。

本病无外感病史，病程较长，以长期低热为主，属内伤发热范围，临床有气郁、血瘀及气、血、阴精亏虚之不同。本病虽然发热，但欲近衣被，大便溏薄，苔薄滑，因此阳虚里寒为本证，发热为假象。为脾阳不足，升降失常，清阳下陷，阴火上行，故发热畏寒，大便溏薄。治以温中散寒，健脾益气，甘温除热。熟附子、干姜辛热，使命门益，土母温；党参、炙甘草甘温益气，使元气得复，清气上行；白术、茯苓健脾燥湿，使浊阴下降；地骨皮具有入阴退虚热之功。全方合用，中焦之寒得辛热而去，中焦之虚得甘温而复，清阳升而浊阴降，元气旺而阴火消。即李东垣"惟当以辛甘温之剂补其中而升其阳，甘寒以泻其火"之意。

## 二、妇人肝郁的特点为"血不柔肝，肝失疏泄"

### （一）肝与女性的关系

肝的主要生理功能是主疏泄和藏血。肝的疏泄功能反映了肝为刚脏主升、主动的生理特点，其性喜条达冲和。肝藏血，是指肝有贮藏血液和调节血量的生理功能。肝为藏血之地，其性刚介，而喜条达，体柔用刚，主动主升。其疏泄功能是建立在藏血功能的基础上，肝内必须储存一定的血量，才能使其疏泄功能冲和条达，不致过亢或不足，即"肝体阴而用阳"。同时肝需肾水涵之，血液濡之，肺金清之，中土培之，方得柔和之体、条达之性，然后得遂其生长之意。

肝与女性的关系主要体现在月经的调节方面。肝藏血，脏腑化生之血藏于肝脏，除营养周身外，通过经络注于血海，成为月经的主要来源。肝主疏泄，肝气平和，气机调畅，血脉流通，血海宁静，经候如期。因此，肝通过其藏血及疏泄功能调节着血海的蓄溢有常，并使月经如期来潮。故《临证指南医案·调经》云"女子以肝为先天"。其次，肝脉绕阴器，抵少腹，夹胃贯膈布胁肋，经乳头上颠顶，因此前阴、少腹、乳房、胃等部位的疾病与肝有密切的生理联系。

## （二）妇人肝郁的特点

古今对妇人多郁论述较多，如《竹林寺女科秘传》云："大抵妇人性多执拗偏僻，愤怒妒忌，多伤肝气。"《笔花医镜·妇女证论》亦云："妇女之症，不肯对人言，与小儿之不能自言，其难治一也。医家又未便逐细询问，则更暗中摸索矣。然大要不离乎中情郁结者近是。盖妇本坤阴吝啬之性，心地浅窄，识见拘墟，一有逆意，即牢结胸中，又不能散闷于外，则郁久而成病矣。"

郭老认为，治疗女子肝郁与男子有异，男子肝郁可疏肝，妇人则应柔肝。妇女经孕产乳数伤于血，阴血常不足，血虚不能柔养肝木，肝失疏泄。稍遇忧思郁怒等情志因素，肝气怫逆，则胁痛、乳胀、心烦、抑郁等症随之而起。木郁不达，化而为火，肝阳上亢，则肝阴益伤，阴不制阳，形成恶性循环。临床上尤以中年妇女为著，因妇女此期既要承担一定的家庭和经济责任，又正值事业的高峰，情绪相对急躁，容易伤肝，故刘完素《素问病机气宜保命集》曰"天癸既行，皆从厥阴论之"，即中年妇女以调肝为主。

## （三）临床应用

【案3】

一例神经厌食性闭经，患者17岁，以往月经规律，生长发育正常，近半年因节食减肥，出现闭经。就诊时骨瘦如柴，第二性征消失，厌食，急躁易怒，口干，阴中干涩，头发稀少发黄，舌质嫩红有裂纹、少苔，脉沉细弦。证属肝肾阴虚，血燥气郁。方选一贯煎加味以滋阴养血柔肝。处方：沙参、麦冬、熟地黄、当归、枸杞子、川楝子、山药、白术、玉蝴蝶、白芍、炙甘草。

二诊时患者已思进食，治疗1个月，食欲大增，体重恢复，面色红润。治疗3个月，月经来潮。

神经厌食性闭经，为患有神经厌食症的妇女由于严重营养不良，致中枢神经-下丘脑功能失调，出现闭经、厌食、极度消瘦、神经过敏、抑郁、忧虑不安、烦躁。表现为肝肾阴虚、肝阳偏亢之证。肝气横逆犯脾，脾失运化，故厌食。气血生化乏源，则血枯闭经。气血乏源，肝阴不足，肝体失养，肝用过盛，则加重厌食，形成恶性循环。其治疗应滋阴养血，柔养肝体，以驯其刚悍之气，脾胃运化正常，纳食有增，气血得复，则经血自行。故《沈氏女科辑要笺正》说："柳州此方，原为肝肾阴虚，津液枯涸，血燥气滞变生诸证者设法。凡胁肋胀痛，脘腹撑，纯是肝气不疏，刚木恣肆为虐。治标之剂，恒用香燥破气，轻病得之，往往有效。但气之所以滞，本由液之不能充，芳香气药，可以助运行，而不能滋血液。且香者必燥，燥更伤阴，频频投之，液尤耗而气尤滞，无不频频发作，日以益甚，而香药气药，不足恃矣。"

### 三、脾胃与妇女经孕产乳有密切关系

**1. 脾胃为气血生化之源，后天之本**

人出生以后，脾主运化，胃主受纳，两者相互配合，吸收水谷精微，以营养全身组织器官，保证机体生长发育需要。脾胃功能强健，则人体健康无病，即使患病也易痊愈。如果脾胃功能失调或受损，正气不足，则体弱易病，一旦受病，抗邪无力，疾病就缠绵难愈。正如《内经》记载"有胃气则生，无胃气则死"。《金匮要略》提出"四季脾旺不受邪"。李东垣《脾胃论》则阐述了"内伤脾胃，百病由生"的论点，提出"人以脾胃中元气为本"和"夫脾胃不足，皆为血病"的论点，他认为："元气充足，皆由脾胃之气无所伤，而后能滋养元气。若胃气之本弱，饮食自伤，则脾胃之气既伤，而元气亦不能充，而诸病之所由生也。"因此，固护脾胃，也就是固护了正气，而正气只要强盛，人也就能防御疾病而身体健康。生活中营养的补充，药物的吸收，都要通过脾胃的受纳，中焦的受气取汁，方可转输到机体各处，从而发生作用。

**2. 脾胃与女性经孕产乳有密切关系**

脾胃为气血生化之源，可使血海盈满，经候如常，或养胎载胎；脾又主运化水湿，使水液代谢正常，不致停聚或下注，而引起浮肿、带下病，或湿聚成痰，胞脉闭阻，出现闭经、不孕、癥瘕；脾有统血摄血的功能，脾虚统摄无权，冲任不固，血不循经，可致月经量多、经期延长、崩漏等出血性疾病；脾主升清，脾虚中气下陷，带脉失约，可致阴挺等疾病。故陈良甫说："妇人以血为主，脾胃虚弱，不能饮食，荣卫不足，月经不行，寒热腹痛，或崩带证，皆脾胃不足所生病。故妇人月水不通，或因劳役过度，或因失血，伤损肝脾，但滋化源，其经自通。"

**3. 绝经期女性，肾气已衰，全赖水谷滋养，以后天养先天，健补脾胃更有其重要意义**

故《素问病机气宜保命集》说"天癸已绝，乃属太阴经也"，即绝经后女性的治疗应重视后天脾胃，"脾旺则肾壮"。

### 四、妇科病的周期性特点

由于人体存在于自然界，受自然界运动规律的影响，而有天人相应的生理现象。对于女性而言，表现为节律性、周期性生理变化特点。如月经应月而潮，如潮之有汛，月之盈亏；种子有氤氲的候之期；十月怀胎一朝分娩等。此外，随着肾气由稚到盛至衰，天癸也发生了由微至盛而泌以至竭止的变化，决定了月经、孕育等生理功能。郭老非常重视不同年龄阶段及月经不同时期体内的脏腑功能盛衰、阴阳消长变化规律，并将之应用于临床，指导妇科病的治疗。

#### （一）不同年龄段，脏腑功能盛衰不同

女性不同的年龄阶段，其脏腑功能盛衰不同，辨证治疗亦有侧重。刘完素《素问病机气宜保命集》说："妇人童幼天癸未行之间，皆属少阴；天癸既行，皆从厥阴论之；天癸已绝，乃属太阴经也。"指童幼至青春期，肾气由稚而初盛，冲任始充，精气未裕，多由肾气不足而影响冲任通盛；育龄期，家庭及社会压力较重，加之经孕产乳耗损，因而易伤阴血，肝失柔养，情志易失调畅；围绝经期，精血渐亏，肾气不足，着重以后天养先天。这是后世治疗青春期少女着重肾经、育龄期妇女着重肝经、绝经后妇女着重脾经论治的根据。

#### （二）月经周期是阴阳气血消长规律的体现

中医学认为，人体脏腑、经络、气血的生理活动，与日月的运行、四季的变化息息相关。《本草纲目》中说："女子，阴类也，以血为主，其血上应太阴，下应海潮，月有盈亏，潮有朝夕，月事一月一行，与之相符，故谓之月水、月信、月经。"月经周期是女性生理过程中阴阳消长、气血变化节律的体现，一般分为行经期、经后期、经间期、经前期四期。郭老认为，肾为阴阳之本，生殖之根，经水出诸肾，在肾的主导、天癸的泌至及肝藏血、脾统血、心主血、肺主气帅血的共同作用下，冲任胞宫发生周期性的阴阳气血盈虚消长变化。若阴阳气血消长变化发生紊乱，则引起月经失调、不孕症、崩漏等疾病。在临床上郭老提出了中药调周序贯疗法，具体内容如下。

#### 1. 行经期（月经期）

此期表现为胞宫出血，即月经。胞宫由经前的充盛而渐至空虚，经期胞宫的生理特点是泻而不藏，经血以通为顺。月经来潮既是本次月经的结

束，又是新周期开始的标志，呈现"重阳转阴"特征。因此，郭老认为在月经的第1～3天治疗上应以活血通经为主，在《妇人大全良方》温经汤合四物汤的基础上加减，自拟"养血调经汤"，由川芎、当归、熟地黄、肉桂、赤芍、莪术、丹参、泽兰、益母草、党参、川牛膝等组成。《妇人大全良方·月水行或不行心腹刺痛方论》云："若经道不通，绕脐寒疝痛彻，其脉沉紧。此由寒气客于血室，血凝不行，结积血为气所冲，新血与故血相搏，所以发痛。譬如天寒地冻，水凝成冰，宜温经汤。"此"温经汤"用于妇人胞宫本有瘀血，又为寒气所客，寒主凝又主收引，瘀因寒而甚，盖血得寒则泣而不能行，寒瘀相搏，筋脉拘急不荣。温经汤方中肉桂温经散寒，通脉调经；人参甘温补气，助肉桂通阳散寒；莪术、牡丹皮、牛膝活血祛瘀，并能助当归、川芎、芍药行血养血调经；芍药、甘草配伍起缓急止痛之功。郭老认为，肉桂具有补火助阳、散寒止痛、活血通经、引火归元之功效，用量视患者阳虚程度而定。阴虚火旺、手足心热而腰腹冷、反复口腔溃疡者，经期肉桂从1g开始逐月增加，以引火归元；脾肾阳虚、宫寒不孕、小腹冷痛、腰腹不温者，肉桂可用至10g，以温化胞宫之寒凝、活血通经止痛。易人参为党参，经济实惠，同样可以补脾益气，佐制活血之力，防止大量活血药耗气伤血。去牡丹皮、甘草，加熟地黄，取四物汤养血活血之意。加丹参、益母草以加强养血活血、推陈出新之力。"血不利则为水"，加泽兰活血化瘀、利水消肿。

**2. 经后期（卵泡期）**

经净之后，胞宫血海空虚，肝肾精血相对不足，胞宫藏而不泻，处于阴长期。此时治疗上应注重滋补阴血。郭老强调"不损天然之气血便是调经之大法"，遂于月经第4天开始使用自拟"育胞汤"，方中女贞子、枸杞子补肾益精共为君药；熟地黄补血养阴，填精益髓，黄精健脾益肾，补气养阴，助君药补肾益精，共为臣药。菟丝子、续断阴阳双补，取其阳中求阴之义；党参、益母草益气活血；当归补血活血。诸药合用滋而不腻，使血海逐渐充盈。

**3. 经间期（排卵期）**

《易经·系辞》载有："天地氤氲，万物化醇，男女构精，万物化生。"《证治准绳·女科》引袁了凡语解为："天地生物，必有氤氲之时；万物化生，必有乐育之时……凡妇人一月经行一度，必有一日氤氲之候，于一时辰间，气蒸而热……此的候也。"在月经的中期为氤氲之期，此期阳气内动，由阴转阳，阴盛而阳，此时交合则有受孕的可能。对于无排卵、卵泡质量差或卵泡不破裂黄素化者，郭老用自拟"促排卵汤"治疗以滋补肝肾，温阳活血。方中在当归、党参、枸杞子、川续断等滋阴养血药的基础上加入菟丝子、淫羊藿以从阴引阳，促进阳长。羌活通督脉，芳香开窍，促进卵泡成熟并排出。丹参、益母草养血活血，促进卵泡排出。

**4. 经前期（黄体期）**

经过经间期的重阴及阳，此期阴盛阳生渐至重阳，为阳长期。此期阳气鼓动，阴阳俱盛，万物生发，为受孕提供孕育环境。受孕的条件除了精充血旺之外，尚需阳气充盛以助生发，即"暖则生物，而冷则杀物矣。"《景岳全书·妇人规》认为："补脾胃以资血之源，养肾气以安血之室。"《经脉诸脏病因》云："血旺则经调而子嗣，故以补脾肾而固其本。"郭老从顾护脾胃、坚固胎元出发，自拟"两固汤"温补脾肾、养血助孕。由熟地黄、覆盆子、枸杞子、山药、当归、菟丝子、何首乌、淫羊藿、川续断、锁阳、怀牛膝等组成。若已受孕，精血聚以养胎，月经停闭不潮。如未受孕，血海由满而溢，月经来潮，进入下一个周期。月经将至应注重阴中求阳，必要时佐以活血化瘀，帮助月经按时来潮。

（刘艳霞）

# 第二节　女性不孕不育的病历书写及辨证要点

病案，又称"医案"，病案记录是医生临床写实的记载。明代医家韩懋首先提出了医案应包含"望、闻、问、切、论、治六法必书"，开创了中医病案书写格式的先河。其后中医医案的发展先后重点经历了明代医家吴崑提出的"七书一引"之书写方法；明末清初医家喻嘉言"议病式"之病案记录，他在对吴氏脉案完善和发展的基础上，以层层设问的方式进行病案书写，此时医案撰写已经接近比较完整的病历格式；清末民国时期，由于西方医学的传入和影响，何廉臣提出了"新定医案程式"，更多的中医医案呈现出规范化的特点；中华人民共和国成立后，中医病历书写规范亦经历多次的修订，目前以2010年原卫生部、国家中医药管理局联合印发的《中医病历书写基本规范》为病历书写规范格式。

郭老在不孕不育症的临床诊疗过程中，特别重视病历格式、涵盖内容及书写规范，并依据2010年《中医病历书写基本规范》病历书写格式，制定了《郭志强教授不孕不育症门诊初诊记录》，即门诊病历格式规范，其主要内容包括：

初诊日期：　　　　　　　　患者编号：（以方便患者复诊时查找病历）

患者基本信息：

姓名：　　　年龄：　　　婚龄：　　　职业：　　　籍贯：

单位：　　　住址：　　　电话：　　　邮编：

主诉：

现病史：

既往史及药物过敏史：

经孕胎产史：

体格检查：

妇科检查：外阴：

　　　　　　阴道：

　　　　　　宫颈：

　　　　　　宫体：（位置、大小、质地、活动度、有无压痛）

　　　　　　附件：

　　　　　　阴道分泌物：

乳腺：

脉象：　　　舌质：　　　舌苔：

辅助检查：

性激素：

输卵管通畅度：

B超：

男方精液化验：　　　　　　性功能：

诊断：

中医诊断：　　　　　　西医诊断：

处理：方药

医师签名盖章：

## 一、基本信息

了解患者的基本信息，便于沟通和随访，对治疗效果进行客观统计。因不孕不育患者治疗的特殊性，患者一般都会经历调经、怀孕、保胎等治疗阶段，医生最终还会了解患者生产及胎儿健康状况。针对疑难病例，做到定期电话随访也很重要，有利于后续针对治疗过程的回顾、经验总结及典型病例报告的撰写发表。

## 二、主诉

主诉是主要症状及持续时间。通俗地讲，主诉也就是患者最痛苦的症状、最需要医生帮助解决的病痛及病痛持续的时间。例如不孕不育患者，我们就要简明扼要记录患者结婚年限、未避孕未孕年限，写成"结婚 5 年，夫妇同居未避孕未孕 3 年"等。复发性流产史的患者，主诉可以写成"自然流产（或胚胎停育）史 3 次"。而对于无不良孕史、未避孕未孕时间尚未超过 1 年者，主诉则要按照常规病历书写规范书写，如有痛经者，写为"经行腹痛 1 年"；月经过少者，写成"月经量少半年"；崩漏者，写成"阴道不规则出血 20 天"等。

## 三、现病史

现病史应该围绕着主诉写，是记述患者病后的全过程，即发生、发展、演变和诊治经过。包括起病时间、发病急缓、原因或诱因，均与疾病的诊断有关；诊治经过，本次就诊前已经接受过的诊断检查及其结果，治疗所用药物的名称、剂量、给药途径、疗程及疗效，应记述清楚，以备制定诊断治疗方案时参考。《辨证录》云："今夫病之寒热，有表里之分焉，有疑似之别焉，有浅深、主客之攸殊焉。其于似热症者辄投凉剂，岂知凡感于寒则为病热，寒郁则热盛，须温以解者，而凉剂直利刃矣；于似寒症者辄投暖剂，岂知食重内蒸，热极反寒，六脉全伏，须下以解者，而暖剂尤利刃矣。更可骇者，不论其人之形气与天行之节候、致病之根源，而擅用桂、附、人参，以为能用贵药者为通方、为老手，而不知杀人于三指，而卒不自认其罪者，莫若此等庸医之甚也。"对于女性不孕不育患者的辨证主要从月经、带下、腰腹疼痛及病后的精神、体力状态、饮食情况、睡眠与大小便等方面入手，因此以上内容务必详尽。

### （一）月经

《医学茫海·卷二十二·求嗣》中指出："凡妇人无子者，其经血必不能准。或前或后，或多或少，或将行作痛，或经后作痛，或紫或黑，或淡或凝，则血乖争，不能成孕。"故在不孕不育治疗过程中首要在调经。郭老也针对不孕不育常见的病因，如排卵障碍和输卵管阻塞等，强调现病史中首先要记录月经情况，包括：初潮年龄，月经周期、经量、经色、经质，有无痛经及其他伴随症状。

**1. 初潮年龄**

月经初潮（menarche）是指女性的第 1 次月经。《素问·上古天真论》云："女子七岁，肾气盛，齿更发长；二七而天癸至，任脉通，太冲脉盛，月事以时下，故有子……七七任脉虚，太冲脉衰少，天癸竭，地道不通，故形坏而无子也。"指出初潮的年龄应为"二七"14 岁左右，在我国大多数女孩的初潮年龄为 11～15 岁，平均 14 岁。初潮延迟的原因有很多，如遗传因素、体弱多病、营养不良或过度肥胖，居住地环境差、气候寒冷等。但是郭老认为，肾藏精，主生殖，"肾为天癸之源"，肾气充盛，天癸泌至，月经来潮，故《傅青主女科》云"经本于肾""经水出诸肾"。血是月经的物质基础，气为血之帅，血为气之母，气血和调，经候如常。然"气之根，肾中之真阳；血之根，肾中之真阴也"，即"肾为气血之根"。因此，初潮年龄可以反映女性肾气强弱和肾精充盛与否，如果初潮年龄晚，往往存在肾虚。

**2. 月经周期、经期、经色、经量**

月经周期是指连续两次月经周期第 1 天间隔的时间。一般 28～30 天。经期即月经持续的时间，正常为 3～7 天。月经的量难以准确统计，一般为每月 50～80mL（10～20 片卫生巾）。经色暗红，经质不稀不稠，不凝固，无血块，无特殊气味。

月经的期、量、色、质是月经病的辨证要点。月经先期、量多、色淡、质稀属气虚；月经后期、量少、色淡、质稀属血虚；月经后期、量少、色暗、有块为血寒；月经先期、量多、色深、质稠为血热；月经先期、量少、色鲜、质稠为阴虚；月经先后无定期、色暗淡、质稀属肾虚；月经先后无定期、量少或多、色紫、有块为肝郁气滞；月经量多或少、色暗、有块则为血瘀。对于有血块之人，郭老还要进一步问血块是否能捏碎，是否有肉样组织物排出，若有则为阳虚内寒之证。《素问·至真要大论》云："诸寒收引，皆属于肾。"肾为先天之本，藏真阴而寓元阳之脏，肾阳不足，一方面易感受寒邪，一方面导致脾阳虚，水湿不化，寒湿搏于胞宫，气血瘀滞，寒湿与血夹杂而下，排出膜样组织。

**3. 月经期伴随症状**

经前、经期冲任气血充盛，气血变化急剧，胞宫泻而不藏，若气血运行不畅，引动伏邪，造成瘀血阻滞或者失于濡养，则可出现"不通则痛"

和"不荣则痛"，表现为经前乳房胀痛、下腹疼痛剧烈、腰酸痛、情绪易于波动、头痛等，严重者可以影响生活。我们可以根据患者所伴随的不同症状进行辨证。

痛经要根据疼痛的时间、部位、性质及疼痛的程度进行辨证。痛在经前1～2天及行经第1天者，多属实；痛在经血将净或经净后1～2天者，多属虚。根据疼痛的部位可以辨病位在肝在肾、在气在血，如疼痛在小腹一侧或者双侧，或伴有乳房胀痛，触之即痛，多属气滞，病位在肝；在下腹正中者，多属子宫瘀滞；以腰痛为主者，病位在肾。隐痛、坠痛，喜揉喜按属虚；掣痛、绞痛、灼痛、刺痛，拒按属实。得热痛减属寒；灼痛得热反剧属热。痛甚于胀，持续作痛，属血瘀；胀甚于痛，时作时止，属于气滞。

郭老尤其注重问经期大便情况。若经前或经期大便泄泻，脘腹冷痛，神疲肢倦，经行量多，色淡质稀，平时带下量多，色白质稀，无臭气，手足不温，舌淡胖，苔白腻，脉濡缓，则为脾胃虚寒证。

## （二）带下

《灵枢》云："五谷之津液和合而为膏者，内渗入于骨空，补益脑髓，而下流于阴股。"《景岳全书》说："盖白带出于胞中，精之余也。"王孟英云："带下，女子生而即有，津津常润，本非病也。"生理性带下具有滋润和维持阴道自洁的作用，也是肾精是否充足的一个外在表现。氤氲期（排卵期）为阴血充盛、重阴转阳之时，常表现为带下量增多，呈透明拉丝样，此时达到雌激素的第一次高峰，卵泡发育接近成熟，即将排卵，男女交合容易受孕；若带下量少，同房时阴道干涩，则说明患者阴血不足，雌激素水平低，卵泡发育不良或无排卵。

## （三）腰腹疼痛

"腰为肾之府"，命门、肾俞、大肠俞等穴分布于此，带脉在此与冲、任、督三脉交会。妇科疾病常累及带脉，而伴有腰骶疼痛之症。但对于腰痛之症，不能一概而论为肾虚，还要进一步辨其寒热虚实。《辨证录》指出："辨证次第可为——先观其部，察其是否为痈疽掩毒所犯；次问跌仆，病后之情，以知外伤、内虚之别；再责表之寒热，辨其伤风作症之异；又询有无雨露湿寒之犯，以广求其因；再审腰中自觉之状，细别其空虚、重着之异，以审风湿之入，肾精之乏；末问作痛之时，责有无昼夜轻重之别，以定或是相火之起，或是膀胱之郁。如腰重痛，卧时不能转身，行时重痛无力者，湿也；腰冷痛，得热则舒，四肢怠，足寒逆冷，洒淅拘急者，寒也；腰部热痛，身热汗出，关节肿痛，小便热涩，湿热也。"《医林绳墨·腰痛》说："痛之不已，乏力而腰酸者，肾虚也。"又说："劳役奔驰，内伤元气，动摇不能转侧，脊者脱节者，气虚也；房劳太过，精竭髓伤，身动不能转移，酸痛而连脊重也。"

妇科疾病引起的腹痛常表现为下腹疼痛（肚脐以下、耻骨之上）或少腹疼痛。其病机不外乎"不通则痛"或"不荣则痛"。外感时邪，饮食不节，情志失调，脏气虚弱和体内阴阳失和等均可导致脏腑不和，经脉失养，气滞血瘀，脉络痹阻，以至引起腹痛。因此，在问诊时，要问清疼痛的部位、程度、性质和时间。脐周冷痛、遇寒腹泻、腰骶凉为脾肾阳虚；少腹冷痛为肝寒之证。若经行腹痛，按之痛减喜温者，为胞宫虚寒；疼痛剧烈喜温拒按者为寒凝血瘀。

### （四）饮食及二便

张景岳和陈修园的十问歌中均强调了要问饮食和二便，说明饮食及二便在中医辨证中的重要地位。饮食是人体生命活动必不可少的物质基础，能增强体质，抵御外邪，防止疾病的发生；是人体脏腑、四肢百骸得以濡养的源泉；是精气、津液、血脉的重要来源。排便是脏腑功能活动的表现形式之一，是体内气血津液气化功能的外在表现。因此，饮食及二便情况不仅反映脾胃功能的强弱、津液的盛衰，而且对于分析病机、判断病位、辨别病性、鉴别病证、推测预后、指导治疗和调理饮食，都具有不可忽视的重要临床意义。

我们可以从食量、食欲等方面审查饮食情况。纳差分为不欲食、不能食和食不下三种程度：不欲食是指食欲较差，不思饮食，主要病机为湿热困脾和肝脾不和，程度较轻浅；不能食指患者食欲、食量均较差，主要病机是脾胃不和、脾胃虚寒，或肝木乘脾、脾虚不运；食不下（不能消谷）是指食欲、食量极差，其病机多责于脾胃虚寒。临床上还有消谷善饥者，其食欲、食量增加，多责于胃热。

日本医家丹波元坚在《伤寒广要》指出："医者，欲知病人脏腑，必要问其从内走出行，凡病当验二便……故治病以二便定人寒热、以二便定人燥湿，以二便定虚实。"小便是人体水液代谢的产物，其生成与排泄无不与肺、脾、肾、膀胱、三焦等脏腑及气血津液等人体生命活动的基本物质息息相关。健康成人平均白天小便 3 ~ 5 次，夜间小便 0 ~ 1 次，排尿量每天介于 1000 ~ 1800mL 之间，尿液淡黄而清亮，无杂质，也无异常气味。如尿频、尿急、尿痛、尿黄甚至尿赤，为泌尿系感染之象，属下焦湿热；小便频数，尤其夜尿频，尿色清，为肾阳虚衰证。大便的辨证则要从排便次数、大便性状及伴随症状等方面入手。如大便次数多、稀溏不成形、夹有不消化之完谷，属脾胃虚寒。如大便频，一天两三次，便下正常，无不适感觉，为中气不足。便秘也是临床常见证候，分为热秘、冷秘、气秘和虚秘。"热秘"者大便干燥，数日不解，伴面赤身热、腹满胀痛、口渴溲赤，多见于阳盛之人，或外感风热，耗伤阴津，或热病之后，余热不清，留恋于胃肠，耗伤津液。夜卧受凉，寒邪正中或贪食生冷，阴寒内结，腑气凝滞，而致"冷秘"，多见于老年人，表现为腹痛轻微、得温则减、小便清长。若肺气不宣、脾气不调、肝气郁结，气机壅滞，发为"气秘"，兼见胸胁满闷、嗳气喜叹息，甚则恶心呕吐。"虚秘"表现为大便初头硬、后溏稀，便后乏力多汗。脾气不足，运化不畅，则大肠传输无力，以及肺与大肠相表里，肺虚气滞，肠腑不通发为便秘，即为"气虚秘"；阴液不足则肠失濡润，可致"阴虚秘"；阳气虚衰，失于温煦，大肠鼓动无力而便涩者，发为"阳虚秘"；血虚津枯，大肠失濡，即为"血虚秘"。

### （五）睡眠

中医学认为，心主神明，阴阳交泰，水火互济，阳入于阴则寐，阳出于阴则寤。若阴阳平衡失调、阳气不足、阴气衰微，五脏之气相搏，营气衰，卫气内伐，表现为夜不能寐，难以入寐或睡而不深，多梦易惊醒，昼而不精，头昏头痛。失眠之症以里证、热证、虚实夹杂证为多。不寐，心烦易怒，性情急躁，喜叹息，目赤口苦，为肝郁化火证；多梦易醒，心悸健忘，头晕目眩，肢倦神疲，饮食无味，面色少华，为心脾两虚证；不寐多梦，易于惊醒，胆怯心悸，遇事善惊，为心胆气虚证；失眠头重，痰多胸闷，恶食嗳气，心烦口苦，目赤，为痰热内扰证。

## 四、既往史及药物过敏史

此项需如实填写，既往有何慢性病史、手术外伤史及简要治疗经过和目前疾病状况、服用的药物等。

## 五、经孕胎产史

部分内容虽然已经记录在现病史中，此处也应该再写一下，尤其既往的孕产史，既往如有自然流产或胎停育史，也应记录流产时的孕周。

## 六、体格检查

体格检查中，郭老除常规的妇科检查之外，尤其注重查乳房和触诊。

### （一）乳腺检查

乳腺的发育程度是体质、营养和生殖内分泌水平等因素的综合外在反映，与子宫同是卵巢激素作用的靶器官。女子若年愈 16 周岁而乳房扁平，扪不到乳腺组织，多属乳房发育不良，可伴月经不调或闭经，乃肾虚禀赋不足，精亏血少；或脾肾虚弱，气血不足，以致形体瘦削，乳房不充。若年龄较大的女性，乳房松弛下垂，也预示肾精不足、天癸将竭，提示卵巢功能下降，甚至会出现绝经。若乳房扪及硬结，应注意推之能否活动，腋下与锁骨上淋巴结有无肿大，必要时行乳腺 B 超检查，排除癌变。若经前乳房胀痛，并扪及条索状囊性小结节，为乳癖，多由肝气郁结，或气滞血瘀、冲任失调所致。若产后单侧乳房红肿热痛，扪之有硬结，乳汁排出不畅，为乳痈初起之证，属胃热或肝热炽盛。若乳头周围有长毛，往往提示雄激素水平较高，可能存在多囊卵巢综合征。乳房检查时，还要挤乳头，看是否有溢乳、溢液。妊娠后，孕妇体内雌孕激素水平升高，乳房会发生一些变化：乳房会增大，乳头的颜色加深，变得黑亮，乳晕上出现多个结节，称为蒙氏结节。通过观察这些变化，也有利于判断胚胎的发育情况。

### （二）触诊

#### 1. 触肌肤

张仲景《金匮要略·脏腑经络先后病脉证》说："腠者，是三焦通会元真之处，为血气所注；理者，是皮肤脏腑之文理也。"腠理，是渗泄体液、流通气血的门户，有抗御外邪内侵的功能。腠理与三焦相通，三焦通行的元气和津液，外流入于腠理，以濡养肌肤，并保持人体内外气液的不断交流。因此，触肌肤能够反映机体寒热虚实和气血盛衰。肌肤滑润、紧致有弹性为气血充盛之候；肌肤枯槁松弛则气血亏虚、精血不足；肌肤甲错常为瘀血阻络。

#### 2. 触手足

《灵枢·动输》说："夫四末，阴阳之会者，此气之大络也。""四末"即指手足，说明手足是阴阳、经脉、气血汇合联络的部位。手足的寒热温凉也可以反映人体气血是否充盛、脉络是否通畅。因此，郭老在切脉之时，常顺手触患者手部，并指出"阳虚之人，冬季手足不温，夏季手足心热"。

### 3. 触腰腹

《仁斋直指方·腰痛方论》指出："腰者，肾之外候，一身所恃以转移阖辟者也。盖诸经皆贯于肾而络于腰脊，肾气一虚，凡冲风受湿、伤冷蓄热，血沥气滞，水积堕伤。"《医学心悟》云"腰冷如冰，喜得热手熨，脉沉迟，或紧者，寒也"。下腹内部则为子宫所在之处。郭老在临证时，常触摸患者腰腹，认为腰腹凉者，为"宫寒"。《傅青主女科》云："妇人有下身冰冷，非火不暖，交感之际，阴中绝无温热之气。人以为天分之薄也，谁知是胞胎寒之极乎！夫寒冰之地，不生草木；重阴之渊，不长鱼龙。今胞胎既寒，何能受孕。虽男子鼓勇力战，其精甚热，直射于子宫之内，而寒冰之气相逼，亦不过茹之于暂而不能不吐之于久也。夫犹是人也，此妇之胞胎，何以寒凉至此，岂非天分之薄乎？非也。盖胞胎居于心肾之间，上系于心而下系于肾。胞胎之寒凉，乃心肾二火之衰微也。故治胞胎者，必须补心肾二火而后可。"

## 七、辅助检查

### （一）基础体温

在临床诊疗和病历书写中，郭老重视参考辅助检查记录，尤其重视基础体温测定。通过对基础体温单、双相走势；双相改变者的基础体温升高及下降速度，高温期持续时间长短，来判定患者是否排卵、排卵时间及黄体功能情况，这些因素的改变均会对受孕产生影响。特别是对月经周期不规律、排卵日期难以估计者，可以通过基础体温的测定，确定排卵日期，指导患者在易受孕时间段进行同房，促使精卵结合，对不孕症的治疗也起着重要辅助作用。

### （二）性激素六项

郭老并不排斥西医检查，而且还强调要借助西医的检查手段为我所用。性激素六项是郭老非常重视的一项检查，包括卵泡生成激素（FSH）、黄体生成激素（LH）、雌二醇（$E_2$）、孕酮（P）、睾酮（T）、催乳激素（PRL）六项，通过测定性激素水平可以了解女性的卵巢功能，初步判断女性的生殖能力。

### （三）输卵管通畅程度的检查

输卵管阻塞性不孕占女性不孕症的 20% ~ 40%。输卵管通畅度的检查有输卵管通液、造影、腹腔镜下输卵管通液等，郭老常建议患者行放射线下的输卵管造影，并且郭老要亲自阅片判断输卵管的情况，如存在输卵管不通、积水、通而不畅、形态迂曲等可能导致不孕的情况，常予中药保留灌肠治疗。

### （四）子宫附件彩超

子宫是卵巢的靶器官，所以子宫的大小、形态、内膜厚度等都可以反映卵巢功能的好坏。记录病历的时候还要写卵巢的大小，也可以反映卵巢的功能。

### （五）男性精液的检查

通过男方生殖能力和精液常规检查，排除因男方原因导致的不孕不育等，若发现问题，提倡男女同治。

### 八、诊断及辨证论治

不孕不育病历书写的最后一部分，即诊断及用药。中医讲究辨证论治，论治以辨证为前提，"方从法出，法随证立。"在临证仔细询问病史基础上，全面收集与疾病相关的信息，最终四诊合参，完成辨证、诊断、立法及方药等环节。

至此，一份完成的病历也就撰写完成了。

（杨红、李军、程曦）

## 第三节　女性不孕不育的治疗原则和用药经验

凡婚后性生活正常，同居两年未避孕未受孕者，称不孕症。1995 年世界卫生组织（WHO）制定的《不育夫妇标准检查和诊断手册》将不孕症临床标准定为 1 年。女性不孕因素主要包括排卵功能障碍性因素、输卵管性因素、精神性因素等。郭老在日常诊疗中，师古不泥古，不排斥运用西医的辅助检查手段，在治疗以上原因导致的女性不孕症中，见识独到，积累了丰富的诊疗经验。

中医辨证是根据临床四诊所搜集的资料，通过归纳、分析，进而认识疾病、诊断疾病的过程，目的就是为了诊断疾病和治疗疾病。辨证论治是中医治疗学的基本原则和核心，即中医学理、法、方、药的具体运用。中医的整体观念和辨证论治思想贯穿于郭老治疗妇科疾病之始终，在治疗女性不孕症中尤为重要。在辨证过程中，郭老尤其重视寒、热、虚、实之标与本的辨别，在此基础上，同时结合妇人不同年龄及不同生理活动时期所特有的生理、病理特点，以及月经的量、色、质及脉证为依据，进行合理的遣方用药。

## （一）排卵功能障碍性因素不孕

排卵是女性的重要生殖功能和生育基础，排卵功能障碍是引起女性不孕的常见因素之一。排卵功能障碍主要由于内分泌系功能失调、性腺系统功能失调、全身性因素及卵巢疾病导致。郭老在治疗黄体功能不全性不孕症、卵巢储备功能低下性不孕症方面经验丰富，有其独特的辨证特点。

### 1. 黄体功能不全性不孕症

"人得天地之气以有生，而有生之气即阳气也，无阳则无生矣。""阳气者，若天与日，失其所则折寿而不彰，故天运当以日光明。""天之大宝，只此一丸红日，人之大宝，只此一息真阳。"郭老受前人张景岳学术思想影响较大，提出妇人之体"阴常不足，阳亦常虚"，强调顾护人体的阳气尤为重要。在五脏之中尤其重视肾脾，认为肾主先天的真阴真阳，脾主后天水谷之精气，均为人生存之根本。

郭老指出，黄体功能不全的患者多由于脾肾阳气不足，胞宫虚寒所致，强调阳气的重要性及"妇人以血为用，血得热则流畅，得寒则凝滞"。本病的辨证，主要以月经的量、色、质、二便、舌脉及全身证候为依据。由于脾肾阳气不足，不能温煦胞宫，胞宫生化失期，导致月经量少、提前或滴沥不净；脾肾阳虚，胞宫胞脉失养，阳虚生内寒，故经色暗、夹血块夹膜（膜：按之有弹性不易碎）、经期腰腹冷痛；全身伴有形寒肢冷、腰腹尤甚、准头（鼻头）凉；大便溏或初头硬而后溏，或平素便秘而经期反调，小便清长或夜尿多；舌体胖、边有齿痕，苔薄白，脉沉细或沉弱，尺脉尤弱等脾肾阳虚之证候。

与此同时，针对本病的辨证，郭老还特别注重是否伴有膜样痛经。郭老指出，膜样痛经当属脾肾阳虚，因现代人生活环境、生活习惯等原因数伤阳气，如不分寒暑恣食生冷、衣着暴脐露腰、赤足涉水、当风取冷、夏季空调温度过低、乱服减肥泻下药等，寒邪内袭，损伤脾肾之阳气，寒凝血滞，经行不畅，不通则痛。郭老经过多年临床观察，发现许多患者月经中期少腹剧烈疼痛，有大量子宫内膜组织排出（内膜组织有弹性，按之不易破碎），之后经量骤减、疼痛消失，他认为膜样痛经是由于黄体功能不健导致子宫内膜致密、腺体分泌欠佳，经期则呈整体性或大片剥脱和排出所致。郭老临证，常以基础体温测定作为判定患者黄体功能情况的辅助工具，黄体功能不全患者基础体温测定提示：基础体温呈双相改变，上升或下降速度缓慢，或上升幅度低于 0.3℃，或升高持续时间少于 12 天，或不稳定呈锯齿状。

### 2. 卵巢储备功能低下性不孕症

卵巢储备功能是指卵巢产生卵子数量和质量的潜在能力，可间接反映卵巢功能。卵巢储备功能低下是指卵巢内存留的可募集卵泡数量减少，卵母细胞质量下降，导致生殖能力下降、不孕等，如不及时治疗会发展成为卵巢早衰或过早绝经。根据临床表现，卵巢储备功能低下当属中医学"月经量少""血枯""闭经""不孕"等之范畴。该病可导致患者生殖能力低下甚至于丧失，对患者的身心健康、生活和谐及家庭稳定都有较大的影响。鉴于卵巢早衰患者大多卵巢功能彻底丧失，治疗起来疗程长，难度大，效果差，而卵巢储备功能低下是卵巢早衰病之初起，郭老认为此时做到"防微杜渐、早发现、早治疗、治未病"有助于保护女性卵巢功能，延缓生育能力下降，避免发展成为卵巢早衰。

郭老认为该病病机复杂，其根本病机为肝肾阴虚，同时兼见脾肾阳虚、肝郁化火、心肾不交等，涉及多个脏器，与肾、肝、心、脾、冲任均关系密切。由于致病因素复杂，临床问诊及辨证特别注重生活方式、月经情况、全身症状等方面。临床发现，卵巢储备功能低下患者多数经历过工作压力大、熬夜、经常出差频繁倒时差；具有不良的生活方式，如喜食辛辣油腻、吸烟、减肥，多次流产或夫妻长期分居、性生活不和谐等，郭老认为以上不良生活方式可导致阴液灼伤、精血亏虚、阴精损伤，日久导致卵巢储备功能低下甚至卵巢早衰。

《素问·上古天真论》曰："女子七岁，肾气盛，齿更发长，二七而天癸至，任脉通，太冲脉盛，月事以时下，故有子……七七任脉虚，太冲脉衰少，天癸竭，地道不通，故形坏而无子也。"《傅青主女科》云"经水出诸肾"，月经是"肾气盛""天癸至"的结果，是胞宫的阴精由满到溢的过程。若肾阴不足，精血亏少，冲任血虚，无血可下，可至月经量少、经期错后、经水渐断，甚至闭经。肾阳不足，不能温化肾精、癸水，使得卵泡、卵子无生长之基础，卵泡大量减少、闭锁或不能发育成熟，导致了卵巢储备功能低下性不孕。

乙癸同源，"肝肾为子母，其气相通也"，肾阴亏虚则水不涵木，导致肝主疏泄的功能失常，临床可见气血不足，冲任失养，月经不能按时满溢而出现月经量少、后错；气机郁结，郁而化火，出现心烦易怒、两胁胀痛、失眠多梦等，进一步暗耗气血，损伤肝阴，肝阴不足，子盗母气，加重肾阴的损伤。故郭老认为，卵巢储备功能低下性不孕的主要病机为肝肾阴虚。临床辨证着重询问患者生活方式、所从事工作及工作强度、压力及是否经历突然性的精神刺激、是否有情志所伤，是否伴有围绝经期症状，如月经周期错后、月经量的减少比例；失眠健忘、心烦易怒、两目干涩、腰膝酸软、烘热汗出、带下量少或无等。除此之外，辅以性激素六项检查。

## （二）输卵管因素性不孕

输卵管病变是引起女性不孕的主要原因之一，其中输卵管阻塞性不孕占女性不孕症的20%～40%，近年来其发病率有逐渐上升的趋势。西医通过输卵管通液、子宫输卵管造影及腹腔镜下输卵管整形及粘连松解等检查和手术，虽然具有一定的治疗作用，但普遍存在妊娠率较低的问题，即很多患者通过治疗，输卵管畅通后亦很难怀孕。据不完全统计，近10年来郭老已治愈输卵管阻塞性不孕患者达数千人，积累了丰富的经验。他认为输卵管阻塞性不孕的根本病机是瘀阻脉络，瘀血是本病的本质特征，临床上气滞、寒凝、湿热、痰湿、肾虚等均可导致瘀血，输卵管不孕之瘀阻脉络主要是由于气滞及肾阳虚所致。气滞则血滞，血滞亦可成瘀，气滞血瘀，则冲任不通畅，以至月经不调及经期疼痛，且不孕的根本原因在于肾阳虚及血瘀，肾阳虚则冲任胞宫失于温煦，胞脉气血运行不畅而成瘀，可加重输卵管的阻塞。输卵管阻塞多伴有盆腔广泛粘连，从而影响卵巢局部血供，使卵巢营养缺乏，导致卵巢功能障碍，如卵泡发育不良、黄体功能不健等，亦属肾主生殖功能失常，归为肾阳虚范畴。

本病的辨证主要以月经的经量、经色、经质、带下、舌脉、全身症状为依据，同时辅助输卵管通畅度检查及妇科检查。症见：月经不调，稀发或后期，量少色暗夹血块，带下量多色白质稀，四肢不温，精神不振，小腹及腰部冷痛，得热则减，小便清长，夜尿多，舌淡、苔白，脉沉迟或沉细无力，尺脉尤弱。辅助输卵管通畅度检查提示输卵管不通、通而不畅或迂曲等；妇科检查可触及输卵管增粗，下腹部有压痛、拒按等。

## （三）精神性因素不孕

临床上常见有的妇女求子心切，虽然男女双方均体健，却总是难以受孕，一旦患者彻底放弃，抱养孩子一段时间或思想放轻松后却可能出现自然妊娠现象，可见精神性因素亦可导致不孕，正如清代医家王孟英所言："求子心愈切，得之愈难。"郭老在临证时，详细问诊，对患者观察入微，任何与患者相关信息都不放过，四诊合参，辨证施治。他特别注重患者的心理疏导，并指出针对精神性因素不孕患者，当以心理疏导为主，药物治疗为辅，以下验案可为佐证。

【案4】

刘某，女，33岁，江苏人，演员，1968年5月16日初诊。结婚8年未避孕未孕。月经初潮13岁，周期6/28~29，量中，色红，无块，近两年经前乳房胀痛，心烦易怒。盼子心切，每赴外地演出，均不失求医机会。经检查，除阴道酸碱度不正常外（具体数值不清），均无异常发现，基础体温双向，高温期佳，碘油造影双侧输卵管通畅，饮食、二便调，带下一般，男方精液多次反复化验均正常，性生活基本规律，脉细弦，苔薄白。

诊断：无子（原发性不孕）。

辨证：肝郁不孕。

治法：疏肝解郁助孕。

方药：逍遥散加减：醋柴胡10g，白芍30g，当归12g，白术15g，炙甘草8g，玫瑰花6g。每周2剂。

讨论：治疗此证，当以心理治疗为重，药物治疗辅之。患者对孩子喜爱至极，盼子心切至极，她的一句话提醒了医者："大夫，再没有孩子，我该疯了。"原来她每次演出时，都注意观察台下的孩子，于中场休息时便去寻找。在公交车上当看到路边有漂亮小孩儿，车一到站，即下车返身追上去，搂抱，亲吻之，送衣服、巧克力等。家长惊呼其像疯子。诸如此类行为不断，可见其求子之心迫切至极。

为了宁其心，疏其肝，缓其急，郭老告知她："阴道酸碱度不好调，至少需要6个月时间。"患者无奈答允。遂嘱其每周服药两剂，或两剂连服，或3天服1剂。若令其每天服药，恐增其心理压力。患者问若去外地演出时，药怎么服？嘱其药必须服，使其对治疗有信心。此是以心理治疗为主，逍遥散为辅助。

4个多月后，患者怒气冲冲，手指郭老鼻子责问："你给我治坏了！"原来我每个月都来月经，现在都过了1个多月月经还没来。"问其会不会怀孕，怒答："不可能，你说要治疗6个月。最近我们一直在外地演出，也没有测基础体温，一个多月才同房1次，怎么能怀？"（外地演出期间，住集体宿舍）结果妊娠试验检查（＋），后产 1 男婴。

用此法治多名不孕症患者孕而育。

（刘艳霞）

# 第四节　不孕不育预防保健

随着环境污染的加重、人们生活节奏的加快、生存压力的增大，加上不健康的生活方式、饮食结构的变迁及年轻人性观念的改变，人工流产率不断上升，男性的精液质量不断下降，导致近年来不孕不育的发生率呈上升趋势。根据 WHO 的统计，不孕不育夫妇占已婚育龄夫妇的 7% ~ 15%，并预测不孕不育症将被列入 21 世纪人类三大疾病（心血管疾病、肿瘤、不孕不育症）之一。由此可见，不孕不育不仅是医学问题，还是家庭和社会问题，它已经严重影响人们的身心健康、家庭的和谐与稳定。在导致不孕不育的各种因素中，后天的原因占到 80%。因此，除必要的治疗外，不孕不育的预防与保健亦显得尤为重要。相关部门应采用形式多样的健康宣教，提高人们的自我预防、保健的意识。

## 一、女性不孕不育的预防与保健

### （一）加强宣教，生活健康

加强对青少年进行性道德、性知识的宣教，力求避免或减少过早性行为发生；注意经期卫生，避免经期性生活，减少生殖系统炎症的发生；避免未婚同居、未婚先孕，普及避孕知识，掌握受孕机制，提倡重视第一胎，避免人工流产，加强人工流产危害性的宣教，如反复流产易导致宫腔粘连、输卵管堵塞、子宫内膜炎等疾病，据统计人工流产是造成继发性不孕不育的主要原因。与此同时，注重日常生活中保持心情舒畅，养成良好的卫生习惯，洁身自爱，饮食有节，形成健康的生活方式均有益于不孕不育症的预防。

### （二）注重阴血，顾护脾胃

《灵枢·五音五味》指出："今妇人之生，有余于气，不足于血，以其数脱血也。"《景岳全书·妇人规》云："妇人之所重在血，血而构精，胎孕乃成。欲查其病，惟于经候见之；欲治其病，惟于阴分调之。"以上阐释说明阴血与女性的一生有着密切的关系，女性各种独特的生理活动离不开阴血，如月经的主要成分是血；以血摄精胚胎乃成，胚胎发育和胎儿的生长需要阴血的滋养，胎儿顺利娩出需要阴血濡润；阴血化生乳汁供养胎儿。由此也说明女性一生经、带、胎、产、乳各种生理活动均耗伤阴血。所以，在治疗不孕不育症时，保护阴血是至关重要的。脾胃为后天之本，是气血生化之源，气血旺盛，则脏腑、经络得以充养、濡润；以胃气为本，胃中谷气盛，气血才能旺。在日常生活中，应注重顾护脾胃，脾主运化，胃主受纳，二者相互配合，吸收水谷精微，营养周身组织器官，从而保证身体的生长需要。脾胃功能强健，即使身体生病也容易痊愈；如果脾胃功能受损或失调，则体弱易病，疾病缠绵难愈。与《金匮要略》的"四季脾旺不受邪"、《脾胃论》的"内伤脾胃，百病由生"等论点相一致。所以，在日常生活中，要注意保护脾胃，饮食有节，不暴饮暴食，忌食生冷辛辣、肥甘厚腻不易消化的食物。与此同时，医者在治疗时，亦应避免长期频繁使用破瘀峻下之剂，以免导致"竭泽而渔"的现象发生，以"不损天然之气血"的思想贯穿不孕不育症治疗过程的始终。

### （三）顾护阳气，保养卵巢

《素问·生气通天论》云："阳气者，若天与日，失其所，则折寿而不彰。"人体的生化之权，皆由阳气所决定。即人体生命力的强弱盛衰、寿命的长短皆与阳气相关，充分体现了阳气对人的重要性。然而，在人生命的过程中，无时无刻不在消耗阳气，所以在日常生活中，我们要注重顾护阳气，不无端耗损，同时注重卵巢保养，养成健康的生活方式。如初潮之后，勿恣食生冷，特别是在经期，应该忌饮冷贪凉；平日注重保温，顾护阳气，忌穿衣暴脐露腰，赤足涉水，夏季忌将空调温度调至过低。女性宜戒烟酒，同时做到饮食有节，不可暴饮暴食、摄入过量脂肪，或过度减肥、长期熬夜、出差倒时差，这些不良生活方式均会对卵巢功能造成损害。在备孕治疗期间，医者要慎用寒凉之品，因久用寒凉的药物，亦会损伤阳气，同时还可以辅助艾灸、注重食补，以达到顾护阳气、保养卵巢的功用。

### 1. 艾灸

主穴：神阙、中极、关元、子宫穴、肾俞、命门。

辅穴：中脘、足三里、三阴交。

每次取 3～4 个穴位。

（1）艾条悬灸。

（2）隔姜灸、隔附子饼灸。

（3）神灯灸。

**2. 药渣热敷**

将温热的药渣装纱布袋，淋黄酒半两（25mL 左右），热敷小腹部 40 ~ 50 分钟（注意保温，防烫伤）。

**3. 食疗**

（1）在日常饮食中，养成喝牛奶的习惯；适当进食性温之品，如羊肉、生姜，也可以增加鱼、山药、黑木耳、大枣、莲子、百合、豆类、新鲜蔬菜及龙眼肉、橘子、桑椹等水果。

（2）平日可以多喝汤：气血虚弱者可以食黄芪当归乌鸡汤：黄芪 20g，当归 10g，乌骨鸡 1 只，鸡去杂毛，洗净切块，与当归黄芪加清水，放适当佐料，砂锅慢炖熟。可于月经干净后每 3 天服 1 次，连服 3 天。肾阳虚者，可自制艾叶生姜红糖蛋：将艾叶 10g、生姜 6 片、适量红糖、洗净鸡蛋 1 枚，加清水适量同煮，蛋熟后去壳再煮片刻，食蛋饮汤。月经来潮前 1 周服用，每天 1 次，连服 6 天。

**（四）调节情志**

清代程杏轩《杏轩医案》云："情志中病，未可全凭药力，务须摒烦颐养，方能根除。"《临证指南医案·调经》云："女子以肝为先天。"肝为刚脏，喜条达，恶抑郁。当今女子身兼数职，角色众多，有社会责任、家庭义务，工作压力大、加班、熬夜，极易出现情志不遂、肝郁气滞的情况。所以在日常工作和生活中，女性应该注意生活有规律、保持心情舒畅，克服求子心切的心态。社会和家庭亦应给予更多的理解和支持，进行减压和心理疏导。

## 二、男性不育症的预防与保健

男性不育症发病率目前呈逐年上升的趋势，在对其积极诊断治疗的同时，预防保健也十分重要。首先，在孩童时期就应该引起重视，如及时发现和治疗男童的隐睾症，预防腮腺炎、隐睾结核等疾病。引起男性不育的主要原因是精子的质量差，所以加强自我保健，减少相关因素的影响，从而促使精子质量提高。可采取以下措施：

（1）养成健康的生活方式习惯，每天适当锻炼身体，生活有规律，保证睡眠，情志舒畅。

（2）戒烟戒酒，少饮或不饮碳酸饮料，忌肥甘厚味、辛辣油腻。

（3）远离有毒有害物质。除了空气、水质、食品污染等对生殖功能有影响，还有电磁辐射，如笔记本电脑、手机尽量远离腰腹部。

（4）日常生活中也要注意保护睾丸。如不要穿着过紧内衣、牛仔裤；不要长时间骑车、开车，不要使用电加热椅，坐垫应透气；洗澡、泡温泉温度不宜过高（适宜温度为34℃）。

（5）为保证精子质量，避免性生活过于频繁。

（杨红）

# 第二章

## 不孕不育症概述

中国自古以来就比较重视生育问题，"不孕"一词首见于《素问·骨空论》，其云："督脉者……此生病从少腹上冲心，而痛不得前后，为冲疝，其女子不孕。"在中医古籍中不孕亦被称为"无子""绝子""全不产"或"断绪"。

《周易》中记载有"妇三岁不孕"。古代称已婚女子为妇，由此可见公元前11世纪把不孕症的年限定为3年。这一年限的界定，一直沿用了三千年。直到20世纪80年代，有研究表明，有正常生育能力的夫妇婚后，每排卵周期的受孕机会仅有20%～25%，1年内可达80%～90%，18个月为93%～95%。这时才把不孕症的年限改为两年，即育龄期夫妇，同居2年以上性生活正常，未避孕而未受孕者，称为不孕症。但在临床上，为了早诊断、早治疗，世界卫生组织（WHO）1995年编写的《不育夫妇标准检查与诊断手册》中将不孕的临床标准定为1年。据WHO统计，不育夫妇占已婚夫妇的7%～15%，我国的女性不孕发病率约10%，近些年有上升趋势。

不孕症又有绝对性不孕与相对性不孕之分。男女一方有先天性或后天性生殖器官发育异常或缺如，非医药治疗能使之受孕者称为绝对性不孕。如无子宫、无睾丸等，本书不予讨论。通过医药治疗能够使不孕者妊娠和分娩者，称为相对性不孕。

不孕症又有男性不孕与女性不孕之分。由于男方的原因造成的不孕症称为男性不孕；若因女方的原因造成的不孕症称为女性不孕。如果卵子和精子能够结合成为受精卵，而胚胎或胎儿在母腹中不能正常发育生长，发生自然流产、胚胎停育、妊娠空囊而告终者，此为不育症。《周易》谓之

"妇孕不育",与不孕症应予区别。造成不育症的原因亦有男女之分。早期流产（或胚胎停止发育者），男方因素占很高比例；晚期流产（或胎死宫内）者，女方因素占绝对多数。故治疗不育症又有男性不育和女性不育之治。仅单纯治疗女方多难以奏效。

## 第一节　女性不孕不育的病因

据流行病学统计，不孕夫妇中，女方因素占 40% ~ 55%，男方因素占 40%，男女双方因素占 20% ~ 30%，不明原因占 10%。

明代万全《广嗣纪要·择配》记载了"五不女"，即女子因先天性生理缺陷而无生育能力的五种病证，"五种不宜：一曰螺，阴户外纹如螺蛳样、旋入内；二曰文，阴户小如筋头大，只可通，难交合，名曰石女；三曰鼓花头，绷急似无孔；四曰角花头，头削似角；五曰脉，或经脉未及十四而先来，或十五六岁而始至，或不调，或全无。"清代卢若腾《岛居随笔》曰："五不女，螺、纹、鼓、角、脉也。螺者，牝窍内旋，有物如螺也；纹者，窍小即实女（石女）也；鼓者，无窍如鼓也；角者，有物如角，古名阴挺是也；脉者，一生经水不调及崩带之类是也。"指出某些女性存在先天生殖器官畸形而无法性交或者经水不调，可导致不孕。

明代薛己的《校注妇人良方·产宝方序论》言："妇人不孕，亦有六淫七情之邪，有伤冲任，或宿疾淹留，传遗脏腑，或子宫虚冷，或气旺血衰，或血中伏热。又有脾胃虚损，不能营养冲任，更当察其男子之形气虚实如何。"说明古代医家认识到女子不孕不育的病因复杂，为多方面的。一是外感六淫。六淫是风、寒、暑、湿、燥、火六种外感病邪的统称。邪气外袭，客于胞中，则令子脏病，而不能摄精生子。六淫之邪侵扰导致女子不孕不育者，以风寒为甚。风寒外侵，直中胞络，子脏为之所困，冷搏于血，血冷则涩结，累及经血，多伴有小腹寒冷，形寒肢冷，月经不调诸症，进而导致不孕不育。二是内伤七情。七情者，喜、怒、忧、思、悲、恐、惊。现代女性因工作压力、家庭压力，甚或求子压力等各种原因，导致七情内伤。暴怒伤肝或情志不畅，肝气郁结，疏泄失常，气郁血滞，血气不和，冲任不能相资，以致不能摄精成孕。思虑太过，则可导致气结于中，脾气郁结，久之损伤脾气，脾失健运，痰湿内生，壅滞胞宫，导致不孕。思发于脾而成于心，思虑太过，不但伤脾，也可伤心血；如果心失所养，心血不畅，胞宫阴精流通受阻，不能摄精成孕。三是饮食失宜。五味调和，寒热适中，无所偏嗜，才能使人阴阳气血调和。如恣食膏粱厚味，或饮食不节，痰湿内盛，阻塞气机，留滞于冲任，胞脉受阻，可致经闭不能成孕。嗜食生冷寒凉，则可损伤脾胃阳气，寒自内生，胞宫失于温煦，以致胞宫寒冷，难以摄精及养胎，导致不孕不育。四是劳逸失当。肾气旺盛，方能精血充盈，则任通冲盛，月信如期，两精相搏，方能有子。房室劳伤或孕育过频则损伤肾气；若肾气虚弱，气血不足，则冲任脉虚，胞脉失养，不能摄精成孕。五是瘀血阻滞。如各种原因导致气的不足，则引发运血无力，血行不畅，瘀血内阻。气机郁滞则导致血运障碍，瘀血内停。寒性凝滞，其性收引，无论为外感寒邪或是过食寒冷生凉，还是因阳气亏虚之寒从中生，均可导致经脉收缩，经脉闭阻不通，血行凝滞不前。湿性黏滞重浊，如在经期或术后余血未尽而感受湿邪，湿性黏腻重浊，阻遏气机，气不行则血液凝滞不行。若热邪灼津，煎熬血液，则也可导致血行壅滞。宫腔操作之后，金刃损伤胞宫胞脉，离经之血不能及时排出，瘀积于内；孕期流产堕而不全，停滞胞内，留而为瘀，阻滞胞脉；故而宿血积于胞中，新血不能成孕。六是肾虚。先天禀赋不足，肾中真阳不足，命门火衰，胞脉虚寒，不能摄精成孕；或肾阴素虚，或产后、术后失血过多，精亏血耗，冲任血少，不能凝精成孕。

因此女性不孕不育病因复杂，目前从西医的角度可归纳为以下几个方面，卵巢因素（排卵障碍、黄体功能不足、卵泡黄素化等）、盆腔因素、免疫因素、遗传因素和不明原因。

## 一、排卵障碍

排卵是指卵巢中成熟卵泡破裂、次级卵母细胞从卵巢排出的过程。正常排卵受控于生殖轴，下丘脑－垂体－卵巢轴的任何环节出现问题均可导致排卵障碍。排卵障碍是引发不孕症的重要原因之一，占 20%～40%，临床常表现为月经错后或闭经，或阴道不规则出血。

### （一）WHO 排卵障碍分型

WHO（1993）制定了排卵障碍的分类标准，共分为三型。

### 1. Ⅰ型

Ⅰ型为下丘脑垂体功能减退型，即低促性腺激素性性腺功能减退。

由下丘脑或垂体功能减低所导致的排卵障碍。典型的特点表现为内源性促性腺激素（Gn）包括促卵泡生成素（FSH）及促黄体生成素（LH）降低，导致雌激素水平低下，泌乳素（PRL）与甲状腺素正常。通常是由于剧烈运动、精神应激、体重下降、神经性厌食等引起的下丘脑分泌促性腺激素释放激素（GnRH）功能失调或抑制。包括下丘脑性闭经综合征、Kallman综合征、单纯性促性腺激素合成缺陷。

### 2. Ⅱ型

Ⅱ型为下丘脑垂体功能失调型，即促性腺激素和雌激素生成间功能失调引起无排卵。

由下丘脑 - 垂体功能减退所导致的排卵障碍。典型特点是 Gn 正常或 FSH 水平正常，而 LH 水平增高致 LH/FSH 比例失调，雌激素水平正常，泌乳素正常。其中约 97% 的排卵障碍患者为此型。其病理原因包括遗传因素、卵巢局部病变（特纳综合征、单纯性腺发育不全、子宫内膜异位症、多囊卵巢综合征、未破裂卵泡黄素化综合征等）、下丘脑 - 垂体病变（垂体肿瘤、希恩综合征、颅咽管瘤、脑外伤等）、内分泌疾病（高泌乳素血症、甲状腺或肾上腺功能紊乱及胰岛素抵抗等）、免疫因素、机械或医源性因素（手术、非甾体抗炎药物）、精神心理的应激刺激对中枢及内分泌的影响等，其主要表现为卵泡发育障碍和卵泡成熟后不破裂。

多囊卵巢综合征（Polycystic Ovary Syndrome，PCOS）是以稀发排卵或无排卵、高雄激素或胰岛素抵抗、多囊卵巢为特征的内分泌紊乱的症候群。临床表现为月经稀发或闭经、无排卵、不孕、多毛及痤疮等。PCOS 患者过多的雄激素在外周组织转化为 $E_1$，增加了垂体 LH 的分泌，过多的 LH 和胰岛素共同刺激卵巢的卵泡膜细胞和间质细胞。促分裂作用的加强使卵泡的募集增加，而 FSH 的相对不足，卵泡发育停止，卵泡选择障碍，无优势卵泡形成，导致无排卵。

### 3. Ⅲ型

Ⅲ型为卵巢功能衰竭，即高促性腺激素性性腺功能减退，卵巢对促性腺激素无反应。

该类患者卵巢功能减退或抵抗，其特点是高 FSH 水平，内源性雌激素水平低下，对诱发排卵的反应差。包括早发性卵巢功能不全、卵巢早衰、卵巢抵抗综合征、性腺先天性发育不全。

（1）早发性卵巢功能不全（premature ovarian insufficiency，POI）是指女性在 40 岁以前出现卵巢功能减退，主要表现为月经异常（闭经、月经稀发或频发）、促性腺激素水平升高（FSH > 25U/L）、雌激素水平波动性下降。40 岁以下女性发生率为 1%，30 岁以下女性发生率为 0.1%。临床表现为月经周期缩短、经量减少、周期不规律、月经稀发、闭经。20% ~ 25%

POI 患者由遗传引起。手术、放疗、化疗及自身免疫性疾病，如甲状腺疾病、Addison 病、系统性红斑狼疮等与 POI 关系密切。另外 POI 可能与腮腺炎、结核、疟疾、水痘、巨细胞病毒和单纯疱疹病毒及不良的环境因素、不良生活方式等有关。

（2）卵巢早衰（premature ovarian failure，POF）指女性 40 岁以前出现闭经、促性腺激素水平升高（FSH >40 U/L）和雌激素水平降低，并伴有不同程度的围绝经期症状，是 POI 的终末阶段。

（3）卵巢抵抗综合征（resistant ovary syndrome，ROS）是一种罕见的病因不明的疾病。ROS 表现为原发性或继发性闭经、第二性征正常、染色体正常、促性腺激素呈绝经期水平，对促性腺激素刺激无反应性。其维持性征发育的雌激素来源于卵巢间质在高 LH 刺激下产生的雄烯二酮的外周组织转化。ROS 易被误诊为原发性卵巢功能不全（POI）。ROS 和 POI 之间的主要差异是 ROS 中存在正常的窦卵泡，而在 POI 中很少或没有。

（4）性腺先天性发育不全（gonadal dysgenesis）：性腺条索样或发育不全，性腺内卵泡缺如或少于正常，无排卵。临床表现为性征幼稚的原发性闭经，性腺发育不全者由于性激素分泌功能缺陷故促性腺激素升高。

## （二）卵泡黄素化不破裂综合征

卵泡黄素化不破裂综合征（luteinized unruptured follicle syndrome，LUFS）指卵泡在 LH 峰后急剧生长而未破裂不排出，多见于应用克罗米芬促排卵的患者，确切机制不明，可能是多种因素作用于下丘脑 – 垂体 – 卵巢轴，导致中枢类固醇激素分泌紊乱及卵巢内环境改变。LUFS 被认为是排卵障碍的原因之一。其在育龄妇女自然月经周期的发生率为 10%，在刺激周期发生率更高。LUFS 在不孕妇女中的发生率为 25% ~43%，2 ~3 个周期的复发率分别为 78.6% 和 90%。与有正常排卵周期的女性一样，LUFS 女性的月经周期正常，基础体温（BBT）双相，宫颈黏液和子宫内膜的分泌变化相似，在子宫内膜的超声检查与正常排卵周期的女性结果几乎相同。不同在于，LUFS 周期中子宫内膜增殖速度比排卵周期缓慢，黄体期 FSH 高，排卵后下降需 4 ~5 天；LH 峰值较低，较正常排卵出现晚；$E_2$ 显著增高，峰值与 LH 同天出现；LH 峰值后 B 超检测卵泡持续存在；黄体期缩短，P 水平降低，黄体功能不足。

## （三）黄体功能不全

黄体功能不全（luteal phase deficiency，LPD）指卵巢排卵后形成的黄体内分泌功能不足，以致孕激素分泌不足，使子宫内膜分泌转化不足，不利于囊胚的植入和生长。临床上，LPD 与 $E_2$ 和孕酮生成异常、月经周期缩短、黄体期缩短、月经不规则出血、妊娠相关疾病如不孕和早期流产有关。黄体功能不全的原因可能与垂体分泌的 LH、FSH 不足，PRL 分泌异常或卵泡本身不成熟，对促性腺激素不敏感有关。也可能与黄体本身合成孕激素不足或与雌激素之间的比例不协调等有关。

### （四） 高泌乳素血症

高泌乳素血症 （hyperprolactinemia） 是一类由多种原因引起的、以血清泌乳素升高及其相关临床表现为主的下丘脑 – 垂体轴生殖内分泌紊乱综合征。临床上常可表现为闭经、泌乳、月经紊乱、不孕、性功能减退、头痛、视觉障碍等症状。高泌乳素血症可抑制下丘脑 GnRH 的分泌，导致 FSH 和 LH 分泌降低，抑制雌二醇产生。FSH 浓度降低会损害格拉夫卵泡成熟，从而导致卵巢排卵障碍。

### （五） 其他

垂体病变 （垂体肿瘤、席汉综合征）、下丘脑损伤 （颅咽管肿瘤、脑外伤）、甲状腺及肾上腺功能低下或亢进也可导致排卵障碍。

## 二、盆腔因素

### （一） 输卵管因素

输卵管功能结构正常是自然受孕的必要条件之一，当输卵管受炎症、局部疾病、手术后粘连或肿瘤压迫等影响时，可导致输卵管功能障碍或管腔不通，造成不孕。在女性不孕尤其是继发性不孕的病因中，输卵管因素占重要地位，占 25% ~40%。

#### 1. 感染

盆腔炎性疾病 （pelvic inflammatory disease，PID） 引起的盆腔粘连是导致输卵管性不孕的主要原因，大约有 15% 的 PID 患者发展为输卵管性不孕。原寄居于阴道内的菌群，包括需氧菌及厌氧菌或性传播病原体 （淋病奈瑟菌、沙眼衣原体、支原体） 可引起输卵管炎、输卵管积脓、输卵管卵巢脓肿。淋病奈瑟菌及大肠埃希菌、类杆菌及普雷沃菌除直接引起输卵管上皮损伤外，还可引起输卵管纤毛大量脱落，导致输卵管运输功能减退、丧失。衣原体感染后导致输卵管黏膜结构严重破坏，功能丧失，并引起盆腔广泛粘连。结核杆菌感染输卵管，多为双侧性，输卵管增粗肥大，伞端外翻；

也可表现为伞端封闭，管腔内干酪样物质；或输卵管僵直变粗，峡部有多个结节隆起。

### 2. 子宫内膜异位症

输卵管子宫内膜异位症多累及管壁浆膜层，常与周围组织粘连扭曲而影响其正常拾卵、蠕动功能，严重导致管腔闭塞不通。

### 3. 先天性畸形

输卵管发育不良或双侧输卵管未发育。

## （二）子宫性因素

子宫性因素约占女性不孕因素的10%。

### 1. 子宫畸形

多由副中肾管发育及融合异常所致。先天性无子宫、幼稚子宫、始基子宫、双角子宫或单角子宫、子宫纵隔，这些因素完全或部分阻碍了精液进入宫腔，从而导致不孕。

### 2. 宫腔粘连

宫腔粘连（intrauterine adhesions，IUA）是多种原因导致的子宫内膜基底层损伤，引起子宫肌壁的相互粘连，以致宫颈管、子宫腔部分或全部闭塞。临床表现为月经量减少、闭经、不孕及反复流产等症状。IUA的发生率约为1.5%，而43% IUA患者发生不孕。宫腔手术操作、子宫血管栓塞、感染等均可引起宫腔粘连，其中妊娠相关性宫腔操作是引起IUA的最常见原因。

### 3. 薄型子宫内膜

经阴道超声在黄体中期（排卵后6~10天）检测子宫内膜厚度<7mm可定义为薄型子宫内膜。多项研究显示，薄型子宫内膜与低着床率有关。宫腔手术机械性损伤、长期口服避孕药、应用克罗米芬促排卵、排卵障碍等因素可导致薄型子宫内膜。应激状态、不良环境因素、某些基础疾病（高血压、糖尿病）也与薄型子宫内膜存在一定的相关性。

### 4. 其他

子宫黏膜下肌瘤、子宫内膜息肉、子宫内膜结核、子宫内膜炎因影响孕卵的着床环境也可引起不孕。

## （三）子宫内膜异位症

子宫内膜异位症（endometriosis，EM）患者不孕率高达50%，是引起不孕的重要盆腔因素。EM引起不孕是多途径的，子宫内膜异位症病灶可导致以氧化应激和高浓度的炎性细胞因子为特征的腹腔内环境的细胞因子失调。EM 病灶产生的蛋白改变了盆腔内环境，如前列腺素、结合珠蛋白、细胞因子（IL-1，IL-6，IL-8 和 IL-10 等）、生长因子（血管内皮生长因子、神经生长因子、转化生长因子、胰岛素样生长因子 2）、基质金属蛋白及其抑制剂。

**1. 卵巢因素**

EM 患者 LH 分泌异常，卵巢垂体反馈失调，导致卵泡期延长、排卵障碍、黄体功能障碍；EM 患者腹腔液中升高的前列腺素水平及细胞因子导致卵泡生长、优势卵泡大小及卵母细胞质量受到不良影响，卵泡液内雌激素浓度下降；LUFS 在 EM 中的发病率可达 18% ~79%。

**2. 子宫内膜因素**

EM 患者子宫内膜容受性下降，导致 EM 患者胚胎着床障碍，其胚胎移植失败的发生率远高于非 EM 女性。

**3. 腹膜功能改变**

慢性腹膜内炎症是子宫内膜异位症特征之一。EM 女性腹腔液中 IL-6 水平升高，抑制精子活力，并且腹膜液的炎症介质也可能导致精子 DNA 损伤。此外，氧化应激，前列腺素和细胞因子可能干扰卵母细胞和精子相互作用，损害胚胎发育并阻碍植入。

**4. 盆腔结构改变**

晚期导致解剖结构异常，致使卵巢输卵管粘连、包裹，排卵障碍，子宫位置固定。

**5. 自然流产率增加**

EM 患者约 40% 发生自然流产，远高于正常自然妊娠的流产率。

## 三、免疫因素

抗精子抗体（Anti-sperm antibodies，ASA）可通过受精前后各种过程影响生育力，如精子凝集、精子活动力、宫颈黏液穿透、获能、顶体反应、透明带结合和穿透等。此外，ASA 包被的精子在女性生殖道中可能更容易被吞噬。抗磷脂抗体（Anti-Phospholipid Antibodies，APA）与流产、宫内胎儿死亡和胎盘血栓形成有关；APA 阳性引起的不孕考虑与种植部位小血管内血栓形成，导致胚胎种植失败有关。抗子宫内膜抗体（Anti-Endometrial Antibody，EmAb）主要存在于子宫内膜中，是一种特异性的自身抗体；Em-

Ab 可经过一系列的免疫反应，导致子宫内膜发生免疫病理性损伤，致使孕妇的子宫内膜出现严重的分泌不足，最终导致不孕和流产。抗卵巢抗体（Anti-Ovarian Antibody，AOA）是卵巢颗粒细胞、卵母细胞、黄体细胞和间质细胞的自身抗体；抗卵巢抗体的产生影响卵泡的发育和功能，可导致卵泡发育不良、排卵障碍、卵巢早衰等，进而导致不孕。此外，抗透明带抗体（anti-zona pellucida antibody，AzpAb）、抗绒毛膜促性腺激素抗体（anti-HCG antibody，AHCGAb）阳性的女性也可因局部免疫功能异常而引起不孕。

## 四、遗传因素

在不孕不育症夫妇中，有 15% ~ 30% 的不育男性和约 10% 的不育女性表现出遗传异常，包括染色体畸变，单基因或多基因突变和多态性。不孕的男性和女性也可能表现出线粒体和表观遗传紊乱。卡尔曼综合征（Kallmann Syndrome，KS）是一种下丘脑先天性分泌缺陷，同时伴有嗅觉丧失或嗅觉减退的低促性腺激素性腺功能低落，导致女性性腺功能减退。46XY 单纯性腺发育不全（Swyer 综合征）患者具有女性生殖系统、条索状性腺，表现为性幼稚型原发闭经。特纳综合征（Turner syndrome）患者性腺发育不全，染色体核型为 46XO，临床表现为高促性腺激素性闭经、身材矮小、蹼颈、盾胸、肘外翻。

## 五、不明原因

10% ~ 20% 无法怀孕的夫妇被确定患有不明原因的不孕症，患者关于不孕症的标准检查（精液分析、输卵管通畅、实验室排卵评估）结果正常，根据现有的诊断方法尚不能确诊的一类人群。

（薛晓鸥、张玉立、张云）

# 第二节　女性不孕不育的检查

## 一、询问病史

应详细了解可能导致不孕的相关病史和资料，如结婚年龄、男方年龄、健康状况，夫妇是否两地分居，性生活情况，婚后采用过何种避孕方法及其时间；月经史，如初潮年龄、月经周期、月经量、有无痛经；既往史，如有无结核病，尤其腹腔结核，是否有其他内分泌疾病（甲状腺、垂体、肾上腺）、精神过度刺激、体重改变等；对继发不孕，应了解以往流产或分娩的经过，有无感染等。

## 二、体格检查

全身检查时应注意第二性征发育情况、毛发分布、体重等。妇科检查应注意内、外生殖器的发育，有无畸形、炎症或包块等。

通过病史及检查对女方有初步了解。

## 三、排除全身性疾病的检查

胸片检查可排除肺结核（肺结核可能导致生殖道结核而致不孕）；如怀疑有甲状腺功能亢进或低下，应做有关甲状腺功能的检查；如怀疑垂体病变，作蝶鞍 X 线摄片检查、血催乳素测定等；如怀疑肾上腺疾病做尿 17-酮、17-羟基皮质醇测定。

## 四、有关女方不孕的特殊检查

### （一）卵巢功能检查

卵巢功能检查主要检查卵巢有无排卵、卵泡的大小及黄体功能等。

**1. 基础体温测定**

对有双相改变者，还应观察高温期体温升高及下降的速度、平均升高的高度及高温期持续的时间，其中任何一项的改变，均有可能会影响受孕。要求与方法：

（1）置备体温计，摄氏温度计 1 支及基础体温表格。

（2）将温度表放于床头柜上，每晚临睡前将水银柱挥低。

（3）每晨醒后，即刻测量体温（应放置口内 5 分钟）。如能于每晨固定时间（5 时～7 时）测温更佳，测温前严禁起床、大小便、吸烟、进食、谈话等，测量后将体温记入体温表内。

（4）如有性生活，应于表内注明。

（5）感冒、饮酒、迟睡、失眠等情形，往往影响体温，应于备注项内写明，以作参考。

（6）周期中如有短暂的下腹隐痛，阴道内点滴渗血、白带突然增多、性欲增强等情形，可能与排卵有关，应于表内注明。

（7）应坚持每天测量体温两个月或两个月以上，对不孕的诊疗才能有帮助。

（8）基础体温测定各种情况表格举例（图2-1~图2-5）。

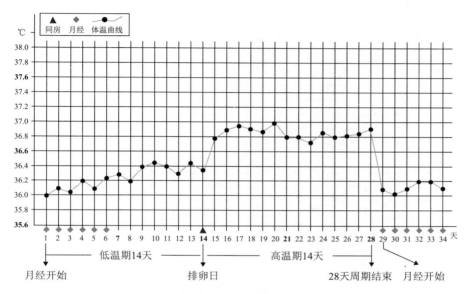

**图 2-1  正常基础体温曲线**

图2-1曲线呈现标准的高低温两相变化，从月经开始至排卵日，处于低

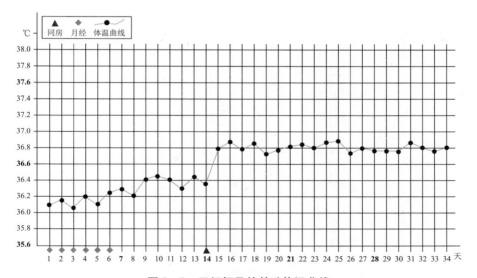

**图 2-2  已经怀孕的基础体温曲线**

温期；排卵后基础体温在 1 ~ 2 天内升高 0.3 ~ 0.5℃，且高温持续 14 天。其中月经周期的第 14 天（即基础体温升高的前 1 天）为排卵日。在排卵日、排卵日的前两天和排卵日后的第 1 天同房都是比较容易受孕的。

图 2 - 2 为已孕女性的基础体温曲线，高温期从月经的第 15 天持续到第 34 天，已经持续 20 天。一般来说高温持续超过 18 天就可能是怀孕了。

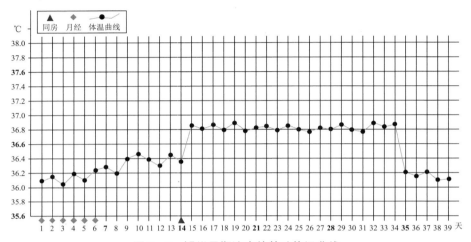

图 2 - 3　疑似早期流产的基础体温曲线

图 2 - 3 为疑似早期流产的基础体温曲线，高温期从月经周期的第 15 天开始持续了 20 天之后降温，月经来潮。一般是生化妊娠的表现。

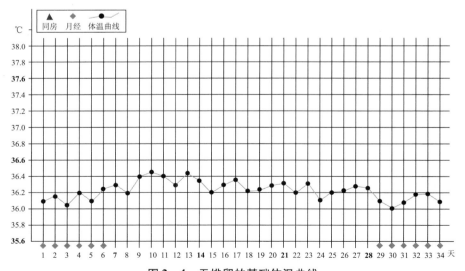

图 2 - 4　无排卵的基础体温曲线

图2-4曲线持续低温，没有高温期，没有形成高低温的双相变化，属于没有排卵的基础体温曲线。

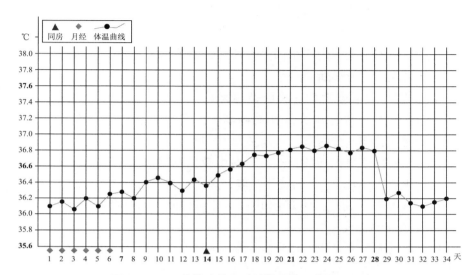

**图2-5-1　黄体功能不足的基础体温曲线（一）**

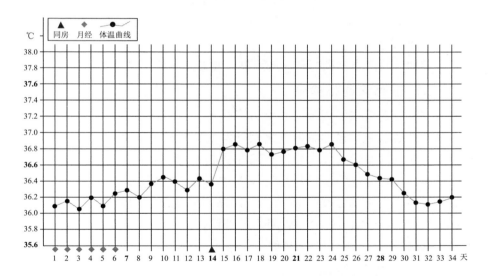

**图2-5-2　黄体功能不足的基础体温曲线（二）**

图2-5的两个图基础体温为双相，但是高温期上升或下降缓慢，说明黄体功能不足，排卵状况不良，此种情况不易怀孕，怀孕后也容易出现流产。

**2. 阴道脱落细胞检查**

在雌激素作用下，孕激素可使阴道上皮细胞出现堆积和边缘皱褶现象，若皱褶现象稀少则表明孕激素不足，黄体功能低下。

**3. 宫颈黏液涂片**

除观察宫颈黏液羊齿状结晶外，还应注意宫颈黏液中的白细胞，以利于对宫颈管炎症进行诊断和治疗。

**4. 子宫内膜活体检查（诊断性刮宫）**

一般在月经来潮的 12 ~ 24 小时内刮取子宫内膜行病理检查，如子宫内膜腺体分泌欠佳或部分内膜腺体分泌欠佳，则表示黄体功能不足。

对于子宫内膜组织活体检查，葛秦生教授主编的《生殖内分泌与妇科疾病诊治手册》指出："评估黄体功能，必须有完整的基础体温，正常黄体期体温上升不少于 12 天，月经前 1 ~ 2 天子宫内膜组织有晚期分泌期表现。"

**5. B 超监测排卵**

B 超可以测量子宫及卵泡大小，诊断子宫发育不良、多囊卵巢、小卵泡排卵、子宫内膜薄、分泌状况差、卵泡黄素化、子宫内膜异位症、子宫腺肌病及输卵管积液等。对于月经周期为 28 天左右者，可以从月经周期的第 9 天开始做 B 超监测卵泡的生长发育及子宫内膜厚度，直至卵泡排出。

**6. 性激素测定**

可辅助诊断多囊卵巢综合征、卵巢功能不良、早期妊娠等。

## （二）输卵管通畅检查

男方经检查后未发现异常，女方有排卵，可做此检查。常用的检查方法有输卵管通液术、输卵管通气术及子宫输卵管碘油（或超声）造影。输卵管通液术及输卵管通气术除检查输卵管是否通畅外，还可以分离轻度输卵管粘连，具有一定的治疗作用。但本法不宜长期使用，多次通液后会导致输卵管黏膜纤毛功能受到影响，即使输卵管通畅也可能没有运卵功能。子宫输卵管造影可以明确输卵管阻塞的部位，子宫有无畸形、黏膜下肌瘤，了解子宫内膜情况及输卵管结核等。

## （三）性交后试验

上述检查均未发现异常时可行此试验。目的在于了解精子对子宫颈黏液的穿透性能，同时还可以了解宫颈黏液性状、精液质量及性交是否成功等情况。试验应选择在预测的排卵期进行（通过基础体温或末次月经来推算），因为在此期间宫颈黏液量多，清亮透明，pH 值 7 ~ 8.2，可以中和阴道的酸性，最适于精子穿过。试验前 3 天避免性交，在性交后 2 ~ 8 小时内检查。先取阴道后穹窿液检查有无活动精子，如有精子证明性交成功；然后取宫颈黏液，如宫颈黏液拉丝长，放到玻片干燥后形成典型羊齿状结晶，可以认为试验时间选得合适。镜检宫颈黏液，如每高倍视野有 20 个活动精子即为正常。如宫颈有炎症，黏液变黏稠并有白细胞时，不适于做此试验，需治疗后再做，如果精子穿过黏液能力差或精子不活动，应怀疑有免疫问题。

### （四）体外玻片试验

将一点宫颈黏液置于载玻片上，用盖玻片铺平，两侧各滴一滴精液，使与盖玻片边缘接触，借毛细作用精液移向盖玻片下，在宫颈黏液与精液之间出现接触界面。置于 37℃ 温箱内 30 分钟后，在显微镜下观察。精子穿透黏液并有 90% 以上具有直线运动的活精子为正常。若精子穿透黏液离开接触界面小于 10 个精子长度，或精子穿透黏液很快失活或仅作摆动，或精子未穿透接触界面均视为异常结果。

### （五）腹腔镜检查

对盆腔内病变可给予更详细的资料。子宫内膜异位症只能在腹腔镜或剖腹探查时直接观察盆腔器官后得出确切的诊断。盆腔粘连可以从病史或造影检查中提出怀疑，也只有在腹腔镜直视下才能证实与评估。通过腹腔镜可了解子宫、卵巢和输卵管有无先天或后天病变；还可向宫腔注入染液（如美蓝），在腹腔镜下观察染液流入腹腔（输卵管通畅时）或阻塞部位。在观察到病变的同时，可通过腹腔镜做一些粘连分解术或子宫内膜异位病灶的电凝术，达到治疗的目的。因此，腹腔镜检查对不孕症的诊断具有重要的价值。约有 20% 的患者通过腹腔镜可以发现术前没有诊断出来的病变。

### （六）宫腔镜检查

近年应用宫腔镜检查了解宫腔内情况，可发现宫腔粘连，黏膜下肌瘤、息肉及子宫畸形等，对不孕症检查有实用价值。

（王必勤、李军、李洪玥）

# 第三节　男性不育症的病因

由男方的精子异常或男性生殖器官疾病引起的不育称为男性不育症（male infertility，MI）。如果正常育龄夫妇生活在一起，性生活正常，未采取避孕措施，一般第 1 年 80% 的夫妇可以受孕和生育，第 2 年受孕概率又可增加 10%，3 年以上仍未生育者，称为不育症。美国生育协会则认为，婚后 1 年未避孕而未怀孕者为不育症。

WHO 提出男性不育症可以按发病过程和病因进行分类，按发病过程划分为原发性和继发性。原发性男性不育是指男性从未使女性受孕；继发性男性不育是指曾使女性伴侣妊娠，与这个女性是否为其目前配偶无关，也与最终的妊娠结局无关。从病因学方面划分，可将男性不育症的病因划分为以下几个方面：①性交和（或）射精功能障碍；②免疫学病因；③原因不明；④单纯性精浆异常；⑤医源性病因；⑥全身性病因；⑦先天性异常；⑧后天获得性睾丸损伤；⑨精索静脉曲张；⑩男性附属性腺感染；⑪内分泌病因；⑫特发性的少精子症；⑬特发性的弱精子症；⑭特发性的畸形精子症；⑮梗阻性无精子症；⑯特发性的无精子症；⑰性腺功能低下症。由此可见引起男性不育的病因有很多，所以说男性不育症不是一个独立的疾病，是由一种或多种疾病因素、理化因素及不良生活方式作用于男子众多生殖环节后所导致的一种病症。欧洲泌尿外科学会（European Association of Urology，EAU）2014 年版男性不育症诊疗指南中统计各病因比率如下：

表 2－1　2014 年版男性不育症诊疗指南各病因比率表

| 病　因 | 比率（％） |
| --- | --- |
| 特发性不育症 | 30. 0 |
| 精索静脉曲张 | 14. 8 |
| 性腺功能低下 | 10. 1 |
| 睾丸肿瘤 | 1. 2 |
| 睾丸下降不全 | 8. 4 |
| 勃起功能障碍或射精障碍 | 2. 4 |
| 精子自身抗体 | 3. 9 |
| 全身和系统性疾病 | 2. 2 |
| 梗阻性无精子症 | 2. 2 |
| 恶性疾病所致精子冷冻储藏 | 7. 8 |
| 其他异常 | 5. 0 |

在生育力低下男性中，可以发现一种以上致病因素，而且有些致病因素之间可能存在因果联系，如附属性腺感染和免疫学因素。研究显示，不同因素对精子质量下降存在倍增效应。这意味着生活方式、生殖及可能的遗传因素可能协同放大了每一个单一因素的不良作用。因此必须尽量查清病因，尽量有针对性地解决不育的病因。

## 一、西医病因病理

### （一）遗传因素

遗传原因被认为是影响男性不育的主要因素之一，主要包括男性患者染色体异常和 Y 染色体长臂无精子因子（AZF）区域微缺失，均可以导致无精症、少精症和精子异常。但部分 AZFc 缺失者也可能有正常的生育能力，当遗传到后代时，可能出现缺失类型放大，临床表型加重趋势。因此，对于借助卵泡浆内单精子注射（ICSI）生育的患者，有必要检测 AZF 微缺失情况，以避免此类遗传缺陷传给下一男性后代。

另外，基因多态性也可使精子 DNA 完整性、核蛋白成熟度等精子功能参数明显下降，导致 MI。

### （二）环境因素

精子的发生、发育、成熟及输送等过程均需要适宜的内外环境，当长期处于不良的内外环境之中，可对男性生育健康造成损害，导致男性生育力下降，甚至不育。睾丸位于阴囊内，其温度低于体温，人类精子在 $35.5 \sim 36.5℃$ 才能正常发育，如果阴囊长时间处于高于体温 $1 \sim 2℃$ 的环境中时就会引起睾丸内微环境、氧代谢和酶活性等改变，导致生精障碍。

睾丸也是电磁辐射敏感的靶器官。电磁辐射可损伤生精细胞超微结构，影响细胞膜的流动性和通透性，从而导致精子数目减少、活动力降低。如每天在计算机前工作 8 小时以上，男性的精子密度、精子活力、正常精子形态百分率均下降，精子畸形率增高。手机所产生的辐射可导致精子头部缺陷率显著增加，顶体反应率下降，DNA 损伤增加，导致精子存活率和活动力下降、畸形率增高、受精能力减低，从而导致男性不育。长期接触苯、甲醛等有机溶剂、挥发性化学物质可直接造成睾丸组织病理性损伤，导致睾酮分泌减少，生精细胞凋亡增加，使精子数目减少，精子密度降低，精液质量下降。

重金属如镉、铅等可对男性生殖系统产生毒害作用，使睾丸组织受到剂量－效应关系样损害，影响精子的生成与输送，进而影响受精率和繁殖率。

### （三）不良习惯

不良生活习惯（如吸烟、饮酒、熬夜、桑拿）可导致男性精子密度降低、向前运动能力降低、精子畸形率增高。文献报道，吸烟不仅可引起男性精子浓度及活力的降低，还可导致精液中活性氧水平显著升高，进而产生氧化应激，引发精子细胞膜的改变，最终导致精子 DNA 的损伤。饮酒对男性精液的精子密度、精子活力影响不大，但可明显增高精子畸形率。熬夜可影响睾酮水平，从而影响男性的精子密度和前向运动精子百分率。肥胖男性体内血清睾酮水平随着体重指数（body mass index，BMI）的增加而降低，导致迟发性性腺功能减退症、继发性勃起功能障碍和血管内皮功能障碍。也有研究发现肥胖男性的精子头部缺陷率显著增多，精浆锌含量和精子顶体酶活性显著降低。

### （四）免疫因素

男性免疫性不育症是指因男性本身免疫功能异常而导致男性正常生殖活动紊乱所造成的不育。在原因不明的不育夫妇中，约 10% 为免疫因素所致。据世界卫生组织报道，体内存在抗原抗体而致不育患者占不育总人数的 20%～30%，而不育的男性中又有 6%～10% 可在血液或精液中查到抗精子抗体（anti-sperm antibody，AsAb）。发达国家，10% 的男性不育与感染和免疫因素有关，而在卫生与医疗条件较差的发展中国家，这一比例高达 50%。因此，随着生殖医学的研究发展及诊疗技术的提高，男性免疫不育越来越受到人们的重视。

在正常情况下，免疫系统对抗原先要有识别的过程，先识别自己，继而耐受己体，这是在胚胎时期发育过程中逐渐形成的，所以机体不会对自身的体液、器官或组织出现排斥现象。但精子在胚胎时期的发育尚未完成，如果在青春发育期后精子一旦出现在睾丸以外的体液或组织中，就会被认为是"异己"而被排斥，受到抗体的攻击，导致 AsAb 产生，引起不育。能够有效避免上述病理过程、分隔睾丸内精子和体液的结构即为血睾屏障（BTB），其位于间质毛细血管腔和曲细精管腔之间，两腔之间有毛细血管、淋巴管的内皮细胞和基底膜、肌样细胞、曲细精管基底膜和支持细胞等结构，它是动物睾丸中血管和精细管之间的物理屏障。输精管结扎术、吻合术、输精管道梗阻、生殖器官的炎症、各种损伤、破坏、隐睾、精索静脉曲张等均可破坏血睾屏障，使精子抗原暴露于免疫系统下，引发 AsAb 的产生。

男性的精液由精子和精浆两种成分构成，其内均含有多种蛋白质，这些蛋白质的结构可发生改变成为抗原，可刺激机体产生特异性抗体，不仅影响精子的发育与成熟，形成男性不育。而且这些精子、精浆作为抗原物质，被女性阴道及子宫内膜上皮吸收后，经过免疫反应系统，使女性产生抗体物质，也可以导致女性不孕。研究发现，大约15%的不孕女性体内有此类抗体，可以使精子凝集或失去活力，而导致不孕。

## 二、中医病因病机

中医学对男性不育症的认识有两千多年的历史。《素问·上古天真论》曰："黄帝问于岐伯：人老而无子者，材力尽耶？将天数然？岐伯曰：二八肾气盛，天癸至，精气溢泻，阴阳和，故能有子……五八肾气衰，发堕齿槁；六八阳气衰竭于上，面焦，发鬓斑白；七八肝气衰，筋不能动，天癸竭，精少，肾脏衰，形体皆极；八八则齿发去。肾者主水，受五脏六腑之精而藏之，故五脏盛，乃能泻。今五脏皆衰，筋骨解堕，天癸尽矣，故发鬓白，身体重，行步不正，而无子耳。黄帝又曰：有其年已老而有子者，何也？岐伯曰：此其天寿过度，气脉常通，而肾气有余也，此虽有子，男不过八八……而天地之精气皆竭矣。"率先提出了以肾为中心的生育观，说明古人早已认识到男子的生育能力取决于肾中精气的强弱和天癸的盈亏，并随年龄的增长，肾气渐衰、天癸渐竭，男子的生育能力渐渐丧失，就算老年生子，也不会超过"八八"64岁。

### （一）病因病机

导致男性不育症的病因较为复杂。明代陈无择《辨证录》记载："凡男子不能生育有六病，六病何谓？一精寒，二气衰，三痰多，四相火盛，五精稀少，六气郁。"说明其既有先天因素，又有后天因素；既有外伤，又有饮食情志劳伤；既有脏腑虚损之本，又有水饮痰湿、气滞血瘀之标。故其病机以脏腑虚损为本，湿热瘀滞为标。

### 1. 先天因素，禀赋不足

《广嗣纪要·择配》提出"五不男"，即天、漏、犍、怯、变。天，即天宦，指先天性阴茎发育不良、睾丸缺如或发育不良，隐睾等，不能生育；

漏，即精关不固，精液常自滑泄，影响生育；犍，古代行刑阴茎被割去，或外伤使阴茎残缺，不能生育；怯，男性性功能障碍或丧失，阳道不举，不能交合而致不能生育；变，指男子两性畸形，难以生育。

### 2. 早婚劳伤，伤精精寒

《礼记》载"三十曰壮，有室"，《周礼》载"男三十娶，女二十嫁"，均强调男性应该30岁娶妻成婚。南齐褚澄在《褚氏遗书·精血篇》则指出早婚伤精为男性不育的原因之一，"男子精未通而遇女以通其精，则五体有不满之处，翌日有难状之疾。阴已萎而思色已降其精，则精不出"。又提出晚婚保精则易育，建平王刘景素，妃姬都美丽而无子；择良家少女入御，又无子。问褚澄求子之道，褚澄答道："合男女，必当其年。男虽十六而精通，必三十而娶。"

《金匮要略·血痹虚劳病脉证并治》云："男子脉浮弱而涩，为无子，精气清冷。"《诸病源候论·虚劳无子候》指出："丈夫无子者，其精如水，冷如冰铁……泄精、精不射出，聚于阴头，亦无子。"《医方集解》曰："无子皆有肾冷精衰造成。"元代李鹏飞编撰《三元延寿参赞书·嗣续有方》曰："丈夫劳伤过度，肾经不暖，精清如水，精冷如冰，精泄聚而不时，皆令无子。近讷曰：此精气伤。"指出男子"劳伤过度""精气伤败"是造成不孕的一个重要原因，这在往往把不孕的责任归于女子的封建社会是难能可贵的。

### 3. 秽浊内积，淫毒侵染

外阴不洁或不洁性交，秽浊内积，淫毒侵染，或感受风热、疫毒、风寒之邪，邪毒下注，可染梅毒、淋浊、血精、脓精疳疮等症，这些病症均可导致男性不育。

### 4. 痰浊瘀血，阻塞精道

素体肥胖、嗜饮酒浆、膏粱厚味，每易损伤脾胃功能，水谷不能生化精微而生痰浊，痰浊下趋精窍，内蕴精室，精子生化受阻，或精道不通，排泄失司，精液不能射出或但聚于阴头，亦令无子。

### 5. 嗜烟酗酒，湿热下注

素体阳气较盛，或饮食不节，或过度吸烟、饮酒，皆可损伤脾胃，酿湿生热，或蕴痰化热，温热痰火，流注于下，扰动精室而致不育。

### 6. 情志不遂，肝气郁滞

肝藏血，主一身气机，喜条达而恶抑郁。如七情所伤，情志不遂，皆可伤肝,致使肝气郁结气血运行失常,不能充养宗筋,进而影响冲、任二脉,导致天癸传送受阻,影响先天之精,引起阳痿或不育。

### (二) 辨证分型

**1. 肾阴亏虚型**

主症:精液量少,精子数少,液化不良,畸形精子较多等;腰膝酸软,五心烦热,潮热盗汗,咽燥口干。次症:形体消瘦,面色潮红,早泄遗精,性欲强、阳强易举。舌脉:舌红少苔,脉细数等。

**2. 肾阳不足型**

主症:精液清冷,精子稀少,活率低,活动力弱;畏寒肢冷,睾丸较小而质软,大便溏,小便清长。次症:精神萎靡,腰膝酸软,性欲减退,阴茎痿软不举。舌脉:舌淡苔薄白,脉沉细或沉迟无力。

**3. 肾精亏损型**

主症:精液量少于1.5mL,且精液清稀;腰膝酸软,神疲肢倦,性功能减退。次症:健忘恍惚,头晕耳鸣。舌脉:舌淡苔薄,脉细。

**4. 肝气郁结型**

主症:精液黏滞不化、精子活动力下降;胁肋胀痛,睾丸坠胀疼痛。次症:脘痞腹胀,恶心嗳气,精神抑郁,烦躁易怒,时时太息。舌脉:舌淡红苔薄白,脉弦。

**5. 痰湿内阻型**

主症:精液稠厚,液化不良,死精子较多;脘腹痞闷,肢体困重,头胀眩晕,四肢无力,食少纳呆。次症:形体肥胖,尿白浊或淋沥不尽,口黏痰多,腰坠胀且痛。舌脉:舌淡苔白腻或白滑,脉濡缓或细缓。

**6. 湿热下注型**

主症:精液黏稠,量多,色黄,味臭,常规检查多见脓细胞增多;小便短赤,阴囊湿痒。次症:口干而苦,性交后睾丸及耻骨附近憋胀不适。舌脉:舌红苔黄腻,脉滑数。

**7. 气滞血瘀型**

主症:精子偏少,或因精道瘀阻而出现无精子;或睾丸发育不良,则畸形精子多;少腹隐痛,睾丸坠胀疼痛。次症:胸胁胀满,烦躁易怒,可有阳痿或不射精。舌脉:舌质暗红,边尖有瘀点,苔薄白或少津,脉涩。

**8. 脾虚湿盛型**

主症:精液量多,超过6mL,精子偏少,精子活动力下降等;食少纳呆，体倦乏力，大便溏。次症：胸脘痞闷，面色萎黄无华，形体胖。舌脉：舌淡胖，边有齿印，苔薄白，脉细弱或濡。

（张耀圣、商建伟、李军）

## 第四节　男性不育症的检查

明《校注妇人良方·求嗣门》曰"妇人之不孕……更当察其男子之形气虚实何如"，指出不孕症的检查，男女双方都很重要。对可疑男性不育的患者，需进行以下检查以明确其不育的病因，以便更好地治疗。

### 一、精液常规检查

精液采集与分析和质量控制必须按照《WHO 人类精液检查与处理实验室手册》（第 5 版）标准化程序进行，但此版标准无中国人的数据，在临床上可根据该版参考价值灵活掌握（表 2-2）。

表 2-2　精液分析参考值

| 参　　　数 | 参考值 |
|---|---|
| 精液量（mL） | 1.5（1.4~1.7） |
| 精子总数（$\times 10^6$/次射精） | 39（33~46） |
| 精子浓度（$\times 10^6$/mL） | 15（12~16） |
| 总活力（PR + NR,%） | 40（38~42） |
| 前向运动（PR,%） | 32（31~34） |
| 存活率（活精子,%） | 58（55~63） |
| 精子形态学（正常形态,%） | 4（3.0~4.0） |
| pH 值 | >7.2 |
| 过氧化物酶阳性血细胞（$\times 10^6$/mL）酌情选择的检测 | <1.0 |
| 混合抗球蛋白试验（mixed antiglobulin reaction，MAR;%） | <50 |
| 免疫珠试验（与免疫珠结合的活动精子,%） | <50 |
| 精浆锌（μmol/次射精） | ≥2.4 |
| 精浆果糖（μmol/次射精） | ≥13 |
| 精浆中性葡萄糖苷酶（mU/次射精） | ≥20 |

## （一）精液量

正常成年男性每次排精量为 2~5mL，若少于 1mL 即为不正常。每次排精少于 0.5mL 为精子减少症，如无精液为无精症。无精症与精子减少症是男性不育的主要原因，见于前列腺或精囊的病变，先天性输尿管闭塞或炎性狭窄，或逆行排精。

## （二）颜色

正常精液为灰白色，久未射精时可呈淡黄色或乳白色。若精液为黄色或带绿色，常见于生殖道或性腺有感染；精液发红（血精）见于精囊炎、癌肿、结核等。

## （三）黏稠度

正常新鲜精液呈液体，排出后迅速变为黏稠胶冻状半流体，5~30 分钟后又变为液体。若 30 分钟后仍不液化，即为异常，常见于前列腺炎症导致的前列腺分泌的某些酶缺乏或不足，也可见于生殖系统结核，亦能影响生育。

## （四）酸碱度（pH 值）

正常精液呈弱碱性，pH 值在 7.7~8.5 之间。精液过酸或过碱都可能影响精子的活动和代谢，是造成精子死亡（死精症）的主要原因。

## （五）气味

正常精液带有特殊的腥味，这一腥味来源于前列腺液的某些成分。

## （六）精子密度

20 世纪中叶标准，每毫升精子数为 6000 万~15000 万个，平均为 9000 万个。如果每毫升低于 1500 万个视为少精症。经反复检查，精液中均未见到精子者，为无精症。

## （七）精子活动力

正常精液排出 2 小时精子活动率应在 80% 以上，4 小时内应为 60% 左右。第五版 WHO 精液分析标准规定在射精后 60 分钟前向运动精子（PR）应≥30%，低于此标准为弱精症。

## （八）精子形态

具有正常形态的精子应在 80% 以上，畸形精子超过 30% 者，为异态精子增多症。若正常形态精子少于 15% 则其体外受精能力下降。针对男性生育能力普遍下降的情况，第五版 WHO 精液分析标准对精子形态学的评价标准将正常形态由 15% 降至 4%。精子尾部纤维结构异常较多者，则称精子纤毛呆滞综合征。

### （九）精液中白细胞与精子比

比值 > 1∶100 或精液中白细胞值 > $1 \times 10^6/mL$ 时，应考虑炎性的存在。精液中不应见到红细胞，若红细胞出现常提示为血睾屏障受到了破坏，可引起自身免疫反应，导致不育。

## 二、精浆生化检查

精浆主要有以下几方面作用：①作为一种介质把精子输送到女性生殖道内；为精子提供营养物质，如精囊分泌的果糖等；参与精子的去能和获能过程。②参与精液的凝固和液化，精囊中产生的凝固因子能使精液凝固，防止精液逆流出女性生殖道；前列腺分泌的一种液化因子可使精液重新液化，使精子在女性生殖道内保持良好的活力。③精浆组成一个适当的 pH 值和渗透压环境，具有一定的缓冲能力，以适应精子活动的需要。④精浆中含有调节输卵管及子宫活动的物质，同时还含有使宫颈黏液水解的物质。

精浆的化学成分主要有：①水，约占 90% 以上。②糖类，主要是果糖、葡萄糖、半乳糖、甘露糖等。③脂类，包括胆固醇、睾酮、前列腺素（脂肪酸衍生物）等。④蛋白质，包括非酶蛋白质，如去能因子、蛋白酶抑制剂、乳铁传递蛋白、抗糜蛋白酶、抗胰蛋白酶、免疫球蛋白等；酶蛋白，包括酸性磷酸酶、透明质酸酶、糖苷酶、精素、纤溶酶原激活剂等。⑤肽类激素，如 FSH、LH、催乳素等。⑥胺类，如精胺、亚精胺、精胺素等。⑦氨基酸，如精氨酸、谷氨酸等 20 多钟。⑧有机酸及有机碱，如柠檬酸、肉毒碱、甘油磷酸胆碱、乳酸等。⑨无机离子，如锌、镁、钙、铜、钾、氯、钠等。此外，精浆中还含有山梨醇、肌醇等。分析精浆生化特点，对判断附属性腺功能有意义，如果糖、肉毒碱、柠檬酸、甘油磷酸胆碱、糖苷酶、精胺等，这些物质在引起男性不育的某些疾病中可见特异性的升高或降低。

## 三、微生物检查

多种微生物可以感染男性生殖系统，从而损害男性生育力。如沙眼衣原体、支原体和淋病奈瑟氏菌等细菌常通过生殖道逆行感染尿道、前列腺、精囊、输精管、附睾及睾丸，一方面可以直接诱导精子凋亡，另一方面可以造成生殖道阻塞而使精子数量减少、活动力下降。腮腺炎病毒、人类免疫缺陷病毒（human immunodeficiency virus，HIV）、单纯疱疹病毒、乙型肝炎病毒和丙型肝炎病毒等病毒可以通过血液循环途径感染睾丸，导致男性内分泌紊乱、少精或无精症。阴道毛滴虫、刚地弓形虫等寄生虫感染可以通过诱导局部炎症反应而影响男性生育。

## 四、内分泌检查

倘若男性存在生殖内分泌功能障碍，就会影响男性本身的性功能和生殖功能，这也是造成男性不育的一个重要原因，内分泌检查主要是有关性激素 T、FSH、LH、PRL、$E_2$的测定和各种激发试验。对于无精症和极度少弱畸精子综合征（OAT）的患者，内分泌检查对于区别梗阻性因素和非梗阻性因素，具有较大的临床意义。梗阻性无精症患者性激素水平大多正常，而精原细胞缺失或显著减少时，FSH 通常会升高。

## 五、遗传学检查

对男性患者的性别分化异常或身体有其他遗传缺陷、无精症和严重少精症、有遗传病家族史、习惯性流产夫妇做染色体及基因检查，这些对男性不育诊断有重要的意义。

### （一）染色体异常

从 11 种出版物的资料库统计男性不育患者 9766 人，染色体异常的发病率为 5.8%，其中性染色体异常 413 人（4.2%），常染色体异常 149 人（1.5%）。与之相比较的是三个系列 94465 个新生男婴的染色体异常为 363 人（0.38%），其中性染色体异常 131 人（0.14%），常染色体异常 232 人（0.25%），有严重生精障碍的患者异常率可能更高。这些精子参数很差的患者通过卵胞浆内单精子显微注射技术（ICSI）有可能获得做父亲的权利，治疗前应常规做核型检测。

#### 1. 性染色体异常

克氏征是性染色体最常见的异常，新生儿的发病率为 0.07%（66/9766）。成人克氏征患者有坚硬的小睾丸，里面缺乏生精细胞。临床表现可以为正常男性外表，典型表现为男性性腺激素不足，如毛发稀少、女性毛发分布，由于骨骺闭合延迟而至手臂和下肢变长。

在克氏征中雷氏细胞常常受损，睾酮水平可以正常或降低，$E_2$ 水平正常或者升高，FSH 升高，奇怪的是虽然 T 水平较低而性欲常正常，但随着年龄增加需补充雄激素。

在克氏征嵌合体（46XY/47XXY）患者中有生精细胞存在和成熟精子产生，有些 47XXY 细胞能进行减数分裂产生正常的精子，胚胎种植前 FISH（fluorescence in situ hybridization）分析也证实有正常的胚胎发生。在克氏征嵌合体患者中产生正常精子的概率是 0.9% ~2.1%。

克氏征患者产生异常染色体数目精子的概率增加，ICSI 时应作胚胎植入前遗传学诊断（PGD），如无条件，应行羊水检查核型。不应种植 47XXY 核型胚胎。

克氏征患者具有雄性激素缺乏的风险，随着年龄的增大，需激素替代疗法。对那些进行睾丸活检取精术的克氏征患者应做长期的激素检测随访。

### 2. 常染色体异常

当人们发现存在常染色体异常时，一直寻求包括体外受精联合胚胎移植技术（IVF）/ICSI 在内的生育治疗方法，对这些患者进行遗传学咨询。

当男方有常染色体异常时，应对夫妇进行遗传学指导，提供有关遗传风险知识。

### （二）遗传缺陷

### 1. X 连锁遗传疾病和男性不育

男性有一条 X 染色体，X 连锁的隐性异常在男性中成为显性异常，并传递给女儿。

### 2. Kallmann 综合征

Kallmann 综合征是不育症中最常见的 X 连锁遗传疾病，最多的形式为由 XP22.3 上的 KALIG-1 基因突变所致的 X 连锁的隐性遗传。少见的形式包括常染色体优势。

Kallmann 综合征患者具有低促性腺激素性腺功能低下体征，还有其他临床体征，包括嗅觉丧失、脸部不对称、味觉灵敏、色盲、耳聋、睾丸下降不全（隐睾）和肾脏畸形。值得注意的是有些 Kallmann 综合征患者只有低促性腺激素性腺功能低下体征而没有其他临床表现，这些患者可成功地运用激素替代疗法治疗不育症。

### 3. 雄激素不敏感症（Renifenstein）

雄激素不敏感症首发于不育症较为少见，这是一种 X 连锁隐性遗传疾病，由于 Xq11-12 的雄激素受体基因缺乏所致，临床表现多样化，从完全女性化睾丸到正常表型的不育男性都有，尽管后者很少见。

在那些高雄激素、低精子数量的患者中寻找导致雄激素缺乏的结构基因，用基础配对分析技术没有发现异常。现在有几种新的雄激素受体突变正引起关注。所有的这些患者有明显的生殖器畸形，如尿道下裂。雄激素不敏感的不育男性常伴生殖器畸形。

**4. 其他 X 疾病**

有个例报道，睾丸活检证实为生精阻滞的无精子症患者的外周血和皮肤纤维细胞中发现 Xp 假常染色体区域间隙性缺失，其他染色体检查均正常，包括 Yq 区域。还有个例报道，两个无精子症男性伴有 X 假性缺失。

**5. Y 基因和男性不育**

虽然 Y 微缺失可能发生在已育人群中，但不育人群中发生率更高。微缺失常发生于 Y 染色体的三大区域（AZFa-b-c），尤其 AZFc 区域的微缺失是最多见的，其位于 DAZ 基因中，但此微缺失与是否存在生精功能障碍没有紧密联系。

携带 Y 微缺失的男性一般没有身体畸形，但常伴有生精功能异常，其精子质量差，难以使女方自然受孕，所以在正常人群中较少见。因为只有一条 Y 染色体，所以推断 Y 微缺失将传递给子代男孩。目前只有 8 例个案报道，携带 Y 微缺失的低精子质量的父亲通过 ICSI 技术生出的男孩精子参数同样较差。

## 六、其他检查

对于非梗阻性无精子症的患者，评估患者的生精功能，需要进行睾丸活检。B 超检查可确定前列腺和睾丸的大小，有无囊肿、结石、钙化，附睾的情况及有无精索静脉曲张等。造影术常用于输精管通畅度检查及精囊检查。

（张耀圣、商建伟）

# 第五节 中医古籍中关于不孕不育症的论述

孕育，即古之"嗣育""求嗣""种子"之意。早在公元前 22 世纪至公元前 8 世纪，我国远古时期的祖先在改造和适应自然环境的劳动和生活中开始发现和认识了一些与"种子"有关的动植物，并记录了与"孕育"相关的疾病。中医妇产科的起源，就是从对孕育胎产、生殖繁衍开始的。成书于战国时期的中医学经典著作《黄帝内经》提出了"肾－天癸－冲任－胞宫"生殖轴，奠定了中医妇科生殖生理理论基础，一直沿用至今，并有效地指导着临床。后世中医妇产科专著中有关孕育的内容亦占了重要篇章，随着中医妇产科学的发展，对孕育的认识也越来越全面和客观。今就古代文献中有关孕育方面的论述做一整理，以期对中医生殖的理论研究和临床有所裨益。

## 一、孕育的基础

### （一）父精母血，孕育之基

《灵枢·天年》曰："愿闻人之始生，何气筑为基？何立而为楯……岐伯曰：以母为基，以父为楯。"这里形容人体胚胎的形成，全赖父精母血，阴阳两性结合而成。《灵枢·本神》谓"两精相搏谓之神"，《灵枢·决气》谓"两神相搏，合而成形"。《类经·藏象类·本神》解释为："两精者，阴阳之精也。搏者，交结也……凡万物生长之道，莫不阴阳交而后神明见。故人之生也，必合阴阳之气，构父母之精，两精相搏，形神乃成。所谓天地合气，命之曰人也。"父母精血充盛与否，与孕育和子代的发育密切相关。《景岳全书·妇人规》谓："求子者必先求母……欲为子嗣之谋，而不先谋基址，计非得也。""男女孕育之由，总在血气，若血气和平壮盛者，无不孕育，育而无不长。"但"若父气薄弱，胎有不能全受而血之漏者，乃以精血俱亏而生子必萎小"。父母精血既包含精子和卵子的质量，又涵盖了父母的体质状况，对于孕育健康的后代有重要的影响。"故以人之禀赋言，则先天强厚者多寿，先天薄弱者多夭"，强调孕前就应男筑其精、女益其血，才能孕育健康的后代，此观点对现代的优生优育学也有重要的指导意义。

### （二）氤氲之候，顺而施之

受孕需要一定的时机，古人认为受孕的时间为月经干净后，子宫正开，便是布种之时，过此佳期，则子宫闭而不受胎。并且拘于"阳道成男，坤道成女"之说，《妇人大全良方·求嗣门》认为"凡男女受胎，皆以妇人绝经一日、三日、五日为男……以经绝后二日、四日、六日泻精者皆女，过六日皆不成子"，但缺乏科学依据。

《济阴纲目·求子门》首次提出在氤氲的候，顺而施之，则易于成胎。

如袁了凡先生云："天地生物，必有氤氲之时；万物化生，必有乐育之时；猫犬至微，将受娠也，其雌必狂呼而奔跳，以氤氲乐育之气触之而不能自止耳。此天然之节候，生化之真机也……丹经云：一月止有一日，一日止有一时，凡妇人一月经行一度，必有一日氤氲之候；于一时辰间，气蒸而热，昏而闷，有欲交接不可忍之状，此的候也。于此时逆而取之则成丹，顺而施之则成胎矣。"男女情动，氤氲乐育之时是成胎的最佳时期。氤氲是万物由互相作用而变化生长之意。《易·系辞下》中"天地氤氲，万物化醇"，被用来形容宇宙实体"气"的运动状态。氤氲的候相当于排卵期，在当时的条件下能认识到每月一次易于受孕的最佳时机，是一大进步。

又有医家提出，平时应清心寡欲，养精蓄锐，待乐育之时，行乎其所不得不行，止乎其所不得不止，则无不能生育。如《医宗金鉴·嗣育门》记载："男女聚精在寡欲，交接乘时不可失，须待氤氲时候至，乐育难忍是真机。"《沈氏女科辑要笺正》曰："生育之机，纯由天赋，本非人力之所能胜天，更何论乎药物。惟能遂其天机，而不以人欲乱性，断无不能生育之理……鸟兽之合，纯是天机，不妄作为，应时而动，所以无有不生，而亦无有不长者。"《女科要旨·种子》曰："一曰择地，二曰养种，三曰乘时，四曰投虚。地则母之血也，种则父之精也，时则精血交感之会也，虚则去旧生新之初也……诚精血盛矣，又必待时而动，乘虚而入。"适当的性生活频率有助于受孕，过频或过少均不利于受孕。每个人在排卵期的表现不同，单纯依靠上述征象来决定受孕的时机，未免有些消极被动。时至今日，我们应以发展的眼光，辩证地分析古人的认识，取其精华。

## （三）受孕宜忌

除了择时种子外，古人还提出交合时天气、环境、情绪等对受孕、胎儿均有影响。应选择天气晴朗、风和月明的天气，在精神饱满、情绪稳定的情况下受孕，对于优生优育有重要的指导意义。应注意避开恶劣的气候及险恶的环境，如《妇人大全良方·求嗣门·禁忌法》记载的"大风、大雨、大雾、大寒、大暑、雷电霹雳、天地昏冥、日月无光、地动、神庙佛寺之中、坟墓尸枢之旁，皆悉不可"。《景岳全书·妇人规》中提出"凡神前庙社之侧，井灶家枢之旁，及日月火光照临、沉阴危险之地，但觉神魂不安之处，皆不可犯"。虽然属封建迷信思想，但在"神魂不安"之时勉强同房，无论对心身还是子嗣，都是不利的。

## 二、孕育的条件

### （一）肾与天癸，充盛为基

正常的孕育，需要脏腑功能正常、肾气充实、天癸泌至及成熟、任通冲盛、女子月经的正常来潮、男子精气溢泻等条件。正如《素问·上古天真论》说："女子七岁，肾气盛，齿更发长。二七而天癸至，任脉通，太冲脉盛，月事以时下，故有子……七七，任脉虚，太冲脉衰少，天癸竭，地道不通，故形坏而无子也。"对于妇科来说，构成了"肾－天癸－冲任－胞宫"生殖轴。具体来讲：

**1. 肾气盛**

肾主生殖是基于肾藏精的功能。肾藏精包括先天之精和后天之精，先天之精即生殖之精，禀受于父母，是生殖所需的原始物质。《灵枢·决气》谓："两神相搏，合而成形，常先身生，是谓精。"肾精化肾气，肾气是肾精功能的体现，肾精所主生长、发育、衰老和生殖的功能主要通过肾气的运动和变化来实现。肾气盛，则促使天癸的成熟与泌至，进一步使任脉通、太冲脉盛，调节月经依时来潮，并具备生育能力。肾为水火之脏，阴阳之宅，肾阴和肾阳都以肾的精气为基础，保持着动态的平衡。另外，胞络者系于肾，胞宫通过胞络与肾相连，胎之成与安否亦依赖肾精之充足和肾气之旺盛。《傅青主女科·种子》认为"妇人受妊，本于肾气之旺也，肾旺是以摄精""精涵于肾""胎之成，成于肾脏之精""摄胎受孕，在于肾脏先天之真气"，皆反映肾与孕育有着密切联系。

**2. 天癸至**

何谓天癸，古人有不同的理解和认识。一为肾间动气，《金匮要略》记载"先天天癸，谓肾间之动气"。二为元阴、元精，《景岳全书》中记载"元阴者即无形之水，以长以立，天癸是也，强弱系之，故亦曰元精"，"天癸者，天一所生之真水，在人身是谓元阴"。三为男精女血说，《黄帝素问直解》记载"天癸者，男精女血，天一所生之癸水也"。四为阴精说，马莳云"天癸者，阴也；盖肾属水，癸亦属水，由先天之气蓄极而生，故谓阴精为天癸也"。五为非精非血说，《沈氏女科辑要》王孟英按语中认为"血与精之外，另有一物谓天癸者"。

近代医家从生殖内分泌角度对天癸的实质进行了探讨。如罗元恺认为"天癸是肉眼看不见而在体内客观存在的一种物质，其作用关系到人体的生长发育、体质的强弱和生育能力的有无"。因此，天癸相当于垂体、卵巢或睾丸的内分泌激素。有人认为，天癸的职能与西医学的下丘脑 - 垂体 - 性腺轴大致相当。有人提出，天癸当为头脑中水液之类的物质，与西医的促性腺激素释放激素和垂体分泌的 Gn 相似。

总之，天癸是与男女生殖密切相关的一种特有物质，受肾气盛衰的支配，随肾气的生理消长变化而变化，但又有别于肾。天癸至，一是指成熟泌至，二是指作用于冲任二脉，使任脉通，太冲脉盛。《黄帝内经素问集注》记载："男子天癸溢于冲任，充肤热肉而生髭须。女子天癸溢于冲任，充肤热肉为经行而妊子。"

### 3. 任脉通，太冲脉盛

任脉起于胞中，为阴脉之海，凡人体的阴液（精、津、液、血）皆归任脉所主。《素问·骨空论》记载："任脉为病……女子带下瘕聚。"王冰称："任主胞胎。谓之任脉者，女子得之以妊养也，故经云此病其女子不孕也。"《校注十四经发挥》记载："任之为言妊也，行腹部中行，为妇人生养之本。"《儒门事亲》记载："任脉为女子养胎孕之所。"天癸泌至于任脉，任脉通，则所主之精、血、津、液下注于胞宫，达到妊养胎元或化为经血的作用。

冲脉与任脉同出胞中，与足少阴肾经相并，得先天精气煦濡。与足阳明胃经会于气街，得后天水谷精微的滋养，《景岳全书·妇人规·经脉之本》记载："冲脉之血，总由阳明水谷之所化，而阳明胃气，又为冲脉之本也。"有"冲脉隶于阳明"之说。冲脉于会阴及足趾与肝经相络，肝血之余纳入冲脉，故冲脉又受肝血调养。因此，冲为血海，在天癸的作用下，太冲脉盛，则胞宫精血由满而溢，藏泄有度，依时而下。

冲、任、督三脉同起于胞中，一源三歧。督在脊，总统诸阳，为阳脉之海；任在腹，总统诸阴，为阴脉之海。《黄帝内经》中明确指出督脉为病，其女子不孕，强调了阳气在孕育中的作用。《素问·骨空论》记载："督脉为病，脊强反折……此生病从少腹上冲心而痛，不得前后，为冲疝，其女子不孕，癃痔遗溺嗌干。"后世医家则沿承王冰之说，即任主妊养，任脉为病其女子不孕，强调了精血津液在孕育中的作用。对此，《景岳全书》指出："此在女子为不孕，癃、痔、遗溺、嗌干等证，虽皆由此督脉所生，而实际亦冲任之病。"王氏曰："任脉者，女子得之以妊养也。冲脉者，以其气上冲也。督脉者，以其督领经脉之海也。且此三脉皆由阴中而上行，故其为病如此。可见三脉本同一体，督即任冲之纲领，任冲即督脉之别名耳。"《石室秘录》中也提出："任督之脉，在脏腑之外，别有经络也……二经之病，各有不同，而治法实相同也。盖六经之脉络，原相贯通；治任脉之疝瘕，而督脉之遗溺脊强亦愈也。"

**4. 胞宫藏泄有度**

胞宫即"女子胞"，属奇恒之腑，主月经与孕育，具有定期藏泄的特点。《类经·藏象类》记载："女子之胞，子宫是也，亦以出纳精气而成胎孕者为奇"。胞宫行经、蓄经、育胎、分娩，藏泄分明，各依其时，表现了胞宫功能的特殊性。胞宫的藏泄功能是肾气、天癸、冲任功能的体现。《景岳全书·妇人规·胎脉》记载："凡妇人怀孕者，其血留气聚，胞宫内实。"在任脉通、太冲脉盛，冲任二脉相资下，胞宫气血满盈，利于载胎、养胎。

## （二） 男精壮，女经调，有子之道

男子的主要生理特点是生精、排精，而精液的生成与排泄，与肾关系最密切。女子月经的调畅是肾气、天癸、冲任、气血功能和调的表现，后者又是孕育的基础。在肾气盛、天癸至的前提下，女子表现为任通冲盛、月事以时下，男子表现为精气溢泻。阴阳和，故有子。因此《女科正宗·广嗣总论》记载："是故广嗣者在男女精血，男精壮而女经调，有子之道也。"《女科精要·嗣育门》记载："苟父精母血不及而有孕者，未之有也。是故欲求子者，必先审妇之月经调否。"《广嗣纪要·寡欲》记载："夫男子以精为主，女子以血为主。阳精溢泻而不竭，阴血时下而不衍，阴阳交畅，精血合凝，胚胎结而生育滋矣。"

## （三） 真火先会，精聚成胎

真火即命门之火，在胚胎形成之始，物质与功能孰先孰后的关系上，古人认为火（气）在先，精在后。先天命门火气是形成胚胎的原动力。《医贯·玄元肤论》记载："人生男女交媾之时，先有火会，而后精聚，故曰火在水之先。人生先生命门火……后天百骸俱备，若无一点先天火气，尽属死灰矣。"《傅青主女科·小产》记载："夫人生于火，亦养于火，非气不充，气旺则火旺，气衰则火衰。人之所以坐胎者，受父母先天之真火也。先天之真火，即先天之真气以成之，故胎成于气，亦摄于气。"

## （四） 血能构精，胎孕乃成

《景岳全书·妇人规·女病》记载："妇人所重在血，血能构精，胎孕乃成。欲察其病，惟于经候见之。"《广嗣纪要·寡欲》曰："女子血盛以怀胎。"《傅青主女科·种子》记载："精满则子宫易于摄精，血旺则子宫易于容物，皆有子之道也"。现代研究证实，补肾养血、调经助孕中药对子宫内膜及血管生成因子和受体均有促进作用，有利于孕卵的着床。

### （五）天覆地载，阴阳和畅，万物方生

《素问·阴阳离合论》曰："天覆地载，万物方生。"万物生成，必依赖阴阳二气的作用，阳气主发生，阴气主成形，阴阳相因，则万物化生。阴阳和，故有子。《妇人大全良方·胎教门》记载："有生之初，虽阳予之正，育而充之，必阴为之主。即阳施正气，万物方生，阴为主持，群形乃立。"

### （六）男女交合，必当其年

古人认为，孕育并不是父精母血的简单结合。女子二七、男子二八虽然具备了生育的能力，但必须达到一定的年龄才能婚育。若过于早婚，则损伤身体，影响生育及后代的发育。即《景岳全书·妇人规》引《褚氏遗书》之说："合男女必当其年。男虽十六而精通，必三十而娶；女虽十四而天癸至，必二十而嫁。皆欲阴阳完实，然后交而孕，孕而育，育而子坚壮强寿。"若"未笄之女，天癸始至，已近男色，阴气早泄，未完而伤，未实而动，是以交而不孕，孕而不育，育而子脆不寿。"婚育又不可过晚，贵乎及时，如《济生方·卷下·求子》言："男女婚姻，贵乎及时，夫妇贵乎强壮，则易于受形也。"

### （七）节之以礼，交之以时，不可过纵

《万氏妇人科·种子章》指出："故种子者，男则清心寡欲以养其精，女则平心定气以养其血。"《广嗣纪要·寡欲》曰："男精女血，难成而易败。"如果纵欲过度，则易败伤精血，影响孕育。《济阴纲目·求子门》指出："合男子多则沥枯虚人，产乳众则血枯杀人。"《诸病源候论·妇人杂病诸候》记载："月水未绝，以合阴阳，精气入内，令月水不节，内生积聚，令绝子，不复产乳。"

## 三、影响孕育的因素

除先天生理缺陷外，外感、内伤及体质因素等皆可影响孕育。人们生活在自然界之中，与天地相参，与日月相应，自然界的变化可以直接或间接地影响到人体。对于孕育也是如此，如《灵枢·邪客》记载："地有四时不生草，人有无子。此人与天地相应者也。"所以《素问·五常政大论》记载："岁有胎孕不育，治之不全，何气使然？岐伯曰：六气五类，有相胜制

也，同者盛之，异者衰之，此天地之道，生化之常也。"意即如五运六气之相同者，则所生之生物蕃盛。如五运六气之相异者，则所生之生物衰微。指出了自然环境对于孕育的影响。此外，内在环境的改变也可影响孕育，胎孕是在胞宫中形成的，人体脏腑功能、气血通过经脉的联络都与胞宫有着密切的联系。如果脏腑功能正常，气血旺盛，则胎孕能成。若脏腑功能失常，精血化生之源耗竭，必然会影响到胎孕的形成。综观古人对于不孕的论述，大致可分为以下几种情况。

### （一）肾虚

肾主生殖，先天肾气不足，纵欲过度，或过早婚嫁，使肾中精气虚衰，难以成孕。《圣济总录·妇人门》曰："妇人所以无子者，冲任不足，肾气虚寒也……肾气虚寒，不能系胞，故令无子。"《石室秘录·子嗣论》曰："肾水衰者，则子宫燥涸，禾苗无雨露之润，亦成萎黄，必有堕胎之叹。"肾虚是影响孕育的重要因素，又可分为肾精亏损、肾气不足、肾阴虚、阴虚火旺、肾阳虚等。

### （二）宫寒

清代陈士铎《石室秘录·子嗣论》曰："胞胎之脉，所以受物者也，暖则生物，而冷则杀物矣。"胞宫内温暖和煦有利于胎儿的生长发育，宫寒则不利于胚胎的生长。正如《傅青主女科》中指出："寒冰之地，不生草木；重阴之渊，不长鱼龙；胞宫寒凉，又何能受孕哉？"

古人对宫寒引起的不孕论述较多，如《素问·骨空论》记载："督脉为病……其女子不孕。"督脉起于女子胞中，行于背部正中脊柱内，总督一身之阳经，为阳脉之海，其脉又入络于肾。督脉为病，则肾阳虚衰而子宫寒冷，难以成孕。最早的中药学专著《神农本草经》紫石英条记载："女子风寒在子宫，绝孕十年无子。"《脉经·平带下绝产无子亡血居经证》记载："妇人少腹冷，恶寒久，年少者得之，此为无子；年大者得之，绝产。"《傅青主女科·种子》指出宫寒不孕的临床表现为"妇人有下身冷，非火不暖，交感之际，阴中绝无温热之气"。

宫寒的原因有虚有实，虚证为"肾阳亏虚，命门火衰，不能温暖子宫，致宫寒不孕"（《圣济总录·妇人门》），或"妇人血弱，子脏风冷凝滞，令人少子，宜紫石英丸"（《济生方·无子论》）。实证为"由将摄失宜，饮食不节，乘风取冷，或劳伤过度，致风冷之气乘其经血，结于子脏，子脏则冷，故无子"（《诸病源候论》）。

### （三）血少不足以摄精

古人非常重视阴血与孕育的关系，认为人之育胎者，阳精之施也，阴血能摄之，精成其子，血成其胞，胎孕乃成。今妇人无子者，率由血少不足以摄精也。血之少也，固非一端，然欲得子者，必须补其精血，使无亏欠，乃可以成胎孕。如《证治要诀·妇人以血为主》记载："妇人以血为主，血衰气旺定无儿，正因血虚所以不育。"《景岳全书·妇人规》中更突出了阴血与孕育的关系，指出"女子以血为主，血王则经调而子嗣""妇人所重在血，血能构精，胎孕乃成，欲察其病，惟于经候见之；欲治其病，惟于阴分调之"。认为女子由于有病而不孕，其关键在于经血之不充盛。《医学入门·妇人科》记载："女子之血，实所以宰生化之机也。方其未成胎也，则此血周流而不息，应期而至。及其既成胎也，则此血荣养于内，以护其胎。"《丹溪治法心要》也载有："瘦者不孕，因子宫无血，精气不聚故也。"《丹溪心法·子嗣》曰："若是怯瘦性急之人，经水不调，不能成胎，谓子宫干涩，无血不能摄受精气。"

### （四）气血薄弱

古人认为，气以载胎，血以养胎，气血与胎孕密切相关。《景岳全书·妇人规》记载："凡男女胎孕所由，总在血气。若血气和平壮盛者，无不孕育，育亦无不长。其有不能孕者，无非气血薄弱；育而不长者，无非根本不固。"《石室秘录·子嗣论》曰："女子怀胎，必气血足而后能养，倘气虚则阳衰，血虚则阴衰，气血双虚，则胞胎下坠而不能升举，小产之不能免也。"《妇人大全良方》云："妇人夹疾无子，皆由劳伤血气生病，或月经闭涩，或崩漏带下，致阴阳之气不和，经血之行乖候，故无子也。"指出了劳伤气血后可发生月经病、带下病而造成不孕。

### （五）痰湿闭塞子宫

痰湿的形成主要与肾、脾、肺功能失调密切相关。《景岳全书》谓："五脏之病，虽俱能生痰，然无不由乎脾肾。盖脾主湿，湿动则为痰；肾主水，水泛则亦为痰。故痰之化无不在脾，而痰之本无不在肾。"而痰湿一经形成便可作为一种新的致病因素作用于机体，若阻滞冲任、胞宫，则有碍两精相合，致不孕。《丹溪心法·子嗣》曰："若是肥盛妇人，禀受甚厚，恣于酒食，经水不调，不能成胎，谓之躯脂满溢，闭塞子宫，宜行湿燥痰。"《傅青主女科·种子·肥胖不孕》记载："妇人有身体肥胖，痰涎甚多不能受孕。"

### （六）肝气郁滞

多由情志不畅，肝气郁结，气血不调，以致冲任不能相资，而胞宫难以成孕。《济生方·无子论》记载："妇人气盛于血，所以无子，宜抑气散。"认为："百病皆生于气……气之为病，男子妇人皆有之。惟妇人血气，为患尤甚。盖人身血随气行，气一壅滞，则血与气并，或月事不调，心腹作痛，或月事将行，预先作痛，或月事已行，淋沥不断……非特不能受孕，久而不治，转而为瘰疾者，多矣。"《傅青主女科·种子·嫉妒不孕》指出："其郁而不能成胎者，以肝木不舒，必下克脾土，而致塞脾土之气，塞则腰脐之气必不利。腰脐之气不利，必不能通任脉而达带脉，则带脉之气亦塞矣。带脉之气既塞，则胞胎之门必闭，精即到门，亦不得其门而入矣。"

### （七）血瘀

多由经期、产后余血未尽，或感受寒邪，凝滞血脉，或内热炽盛，与血搏结，瘀血内阻，或形成癥瘕，瘀阻冲任，两精不能相合，导致不孕。《张氏医通·妇人门》指出："妇人立身以来全不产……此胞门不净，中有瘀积结滞也。"《傅青主女科·种子·腰酸腹胀不孕》说："疝瘕碍胞胎而外障，则胞胎必缩于疝瘕之内，往往精施而不能受。"《医宗金鉴·妇科心法要诀》记载："女子不孕之故……或因宿血积于胞中，新血不能成孕。"

### （八）相火旺

《格致余论·论种子服秦桂丸之非》记载："诗言妇人和平则乐有子，和则血气不乖，平则阴阳不争。"男女媾精，阳施阴化，阴阳不争，血气不乖，宜于有子。如果阴阳不和，阴虚于下，相火旺于上，则令无子。《丹溪心法·子嗣》曰："瘦者多阴虚而内热，火热煎灼阴血，血枯经少，阴精难聚，故亦令不孕。"《石室秘录·子嗣论》曰："相火旺者，则过于焚烧焦干之地，又苦草木之难生。"

## 四、种子大法

导致不孕不育的原因很多，《石室秘录·子嗣论》谓"女子不能生子，有十病"。《傅青主女科》中载有不孕病因十条，既与妇科病有关，也涉及内科疾病。其治疗应先明病因，辨证论治，因人而异，正如《景岳全书·妇人规》所载："种子之法，本无定轨，因人而药，各有所宜。故凡寒者宜温，热者宜凉，滑者宜涩，虚者宜补。"根据女性生殖生理的基本理论及特点，结合古人的论述，我们归纳出以下三种种子大法，供临证参考。

## （一）种子必先调经，经调则子嗣

月经的产生是以脏腑功能正常、气血调匀、经脉流通为基础，正如《景岳全书·妇人规》所载："经血为水谷之精气，和调于五脏，洒陈于六腑，乃能入于脉也。凡其源源而来，生化于脾，总统于心，藏受于肝，宣布于肺，施泄于肾，灌溉一身……妇人则上为乳汁，下归血海而为经脉。但使精气无损，情志调和，饮食得宜，则阳生阴长而百脉充实，又何不调之有。"月经的规律调畅是女性生殖生理功能正常的外在表现。如果月经不调，则反映脏腑、气血、经脉运行失调，生殖功能紊乱，以致影响孕育。《济阴纲目》较具体地记述了不孕妇女月经不调的表现："每见妇人之无子者，其经必或前或后，或多或少，或将行作痛，或行后作痛，或紫或黑或淡，或凝而不调，不调则血气乖争，不能成孕矣。"《女科要旨》有"妇人无子，皆由经水不调"和"种子之法，即在于调经之中"的论述。《妇人秘科·种子章》记载："女人无子，多因经候不调，药饵之辅，尤不可缓。若不调其经候，而与之合，徒用力于无用之地，此调经为女人种子紧要也。"

调经之法众多，"经水出诸肾""养肾气以安血之室"，调经之本在肾。肾藏精，精化血，精血同源而相互资生，且经原非血也，乃天一之水，出自肾中，是至阴之精，而有至阳之气，故其色赤红似血而实非血，即补肾调肾是调经种子的第一要法。使肾中阴阳平衡，精血俱旺，则月经以时下，故有子。此外，还需审证求因，结合扶脾、疏肝、调理气血等，以平为期。

## （二）调和阴阳，万物化生

阴阳消长、气血盈亏的节律性运动是女性生殖生理理论的重要内容，也是指导临床治疗不孕的重要理论基础。《素问·八正神明论》记载："月始生，则血气始精，卫气始行；月郭满，则血气实，肌肉坚；月郭空，则肌肉减，经络虚，卫气去……是以因天时而调血气也。"明代李时珍说："女子，阴类也，以血为主。其血上应太阴，下应海潮。月有盈亏，潮有朝夕，月事一月一行，与之相符。"

通过阴阳的相互进退、生长收藏、终而复始、盈虚消长的变化规律，使子宫由满而溢（阴虚）→由虚而渐复（阴长）→氤氲情动（阴盛阳动）→由盛而满（阳长），"精满则子宫易于摄精，血足则子宫易于容物"（《傅青主女科》），以备受孕之需。因此，种子之法，必须根据阴阳的消长转化规律，阴阳和，故有子。所谓"阳气主发生，阴气主成形，阴阳相因，则万物化生"（《素问·阴阳离合论》）。

### （三）暖则生物，勿折真火

我们在前面提到，先天命门火气是形成胚胎的原动力。《傅青主女科·小产》曰："夫人生于火，亦养于火，非气不充，气旺则火旺，气衰则火衰。人之所以坐胎者，受父母先天之真火也。""暖则生物"见于清代陈士铎《石室秘录》，从"天人相应"观出发，根据自然界中万物的生长规律说明孕育的基本生理状态，体现了朴素的唯物论。古代医籍中也多有"暖则万物生发，冷则万物肃杀"的记载，如《本草通玄》中记载："盖苦寒之味，行天地肃杀之令，非长养万物者也。"因此，对于不孕症的治疗，用药多以温补填精为主，甚少苦寒直折其火之品。如《石室秘录》记载："补则肾壮大而阳旺，泻则肾缩细而阳衰，补则子宫热而受胎，泻则子宫冷而难妊矣。"

对于阴虚虚火妄动，火热煎灼阴血引起的不孕，治疗应遵循《景岳全书·妇人规·经不调》所载"若虚而夹火，则所重在虚，当以养营安血为主……皆不宜过用寒凉也"及《类经附翼》之"虚火者，真阴之亏，真阴不足，又岂苦劣难堪之物所能补？矧沉寒之性，绝无生意，非惟不能补阴，抑且善败真火"。张景岳提出用"育阴涵阳法"，一慎苦寒泻火，二主育阴涵阳，三兼生发温化。"涵"字一是涵蓄，包容肾中之阳，使其留恋于命门；二是涵养阳气，取阳主升发之性激发人体的生化功能而化生阴精。治肾阴虚禁用苦劣、清凉之品，主张用甘平、甘温之滋润，注重滋补，不忘生发，虽然目的是育阴、补水，但又给阳气的升发留有几分生机。是综合"壮水以制阳""以精气分阴阳，阴阳不可分"及"寒凉缺乏生意"的认识而形成的。《傅青主女科·种子》记载骨蒸夜热不孕："妇人有骨蒸夜热，遍体火焦，口干舌燥，咳嗽吐沫，难于生子者……治法必须清骨中之热。然骨热由于水亏，必补肾之阴，则骨热除，珠露有滴濡之喜矣。壮水之主，以制阳光，此之谓也。"

（刘艳霞）

# 第三章

# 女 性 不 孕

"不孕"作为病名，首见于《素问·骨空论》"督脉者……此生病……其女子不孕"。其后，陆续有"绝嗣""断绪""全不产"等称谓。目前中医妇科学教材中将女性不孕症定义为：育龄期夫妻同居未避孕而未孕 2 年及以上者，且男方生殖功能无异常，称为女性不孕症。不孕症是妇科常见病，也是疑难病，所涉及的病种较多，病情复杂，病程较长，往往给女性生理、心理带来巨大压力。郭老从事不孕症的研究已五十余载，积累了丰富的临床经验，取得了显著疗效，现一一介绍如下，望同道能够学习借鉴，给患者带来福音。

## 第一节　黄体功能不全

黄体功能不全（luteal phase defect，LPD）是指女性排卵后，卵泡所形成的黄体分泌功能不足或提前退化，而导致孕激素水平低下、子宫内膜对孕激素的敏感性降低，导致子宫内膜在分泌期发育缓慢或停滞。临床表现为月经前后的不规则出血、不孕和复发性流产，是造成女性不孕的主要原因之一。LPD 在育龄期女性的患病率是 5% 左右，在不孕症的患者中约占10%，在复发性流产中高达 60% 左右。严重影响不孕症妇女的身心健康。中医学本无此病名，多根据其临床特点将其归属于"月经不调""崩漏""无子""胎漏""滑胎"等范畴。《内经》曰："肾者，主蛰，封藏之本，精之处也。"《素问·上古天真论》云："女子七岁，肾气盛，齿更发长；二七而天癸至，任脉通，太冲脉盛，月事以时下，故有子……七七，任脉虚，太冲脉衰少，天癸竭，地道不通，故形坏而无子也。"阐明了肾为先天之本。女性的月经、生殖发育与肾精、肾气及天癸盛衰密切相关。《针灸甲乙经·妇人杂病》中提出"瘀血不孕";《诸病源候论》提出"劳伤血气或风寒致月水不利、月水不通、带下、子脏冷、结积"等为导致不孕的原因;《太平圣惠方》认为"妇人夹疾无子,皆由劳伤血气生病",认为血气损伤而致病;《医宗金鉴》中谓"女子不孕之故,由伤其任、冲也",认为冲任损伤所致不孕症;《景岳全书·妇人规》中提出了"阴虚不孕论";《圣济总录》指出"妇人所以无子,由冲任不足,肾气虚寒也"。郭老认为,以上多种原因皆可引起黄体功能不全而引发不孕症。

# 【发病机制与病因病机】

## 一、西医病因与发病机制认识

目前,临床及基础研究仍未阐明黄体功能不全明确的发病机制。

### (一) 生殖激素影响

女性月经维持与下丘脑、垂体、卵巢神经内分泌调节密切相关,三者分别合成与分泌相关激素,通过正反馈及负反馈双向调节机制,共同维持着女性神经内分泌系统功能,即下丘脑-垂体-卵巢轴。常见的生殖激素有促卵泡生成素(FSH)、促黄体生成素(LH)、雌二醇($E_2$)、孕激素(P)、催乳素(PRL)等。

其中 LH 是黄体形成的重要激素,排卵期 LH 形成排卵高峰,可以诱导卵泡排卵。黄体期 LH 与黄体发育及维持黄体功能密切相关。

FSH 对黄体功能具有重要的间接影响,能够促进卵泡生长发育,具有启动卵泡发育、募集优势卵泡的作用。

#### 1. 卵泡期失调

黄体是卵泡排出后的延续,卵泡发育成熟正常是黄体功能健全的前提条件。若 FSH 水平降低,则会导致卵泡闭锁,$E_2$ 分泌不足,对于下丘脑负反馈减弱,导致黄体功能不全。FSH 水平低,卵泡期卵泡内膜颗粒细胞上 LH 受体缺陷,黄体期颗粒黄体细胞黄素化不良,孕激素合成减少,子宫内膜分泌反应差。而高 FSH 能够降低卵泡 FSH 受体的敏感性,使雌激素分泌减少,降低雌激素对子宫内膜作用的时限和总体强度,影响子宫内膜的发育及孕激素的受体形成。LH 可以促进卵泡发育、触发卵母细胞的减数分裂和卵泡的黄素化。若 LH 水平过低,会导致雌激素分泌不足。LH 水平过高会抑制颗粒细胞增殖，使卵泡闭锁，卵泡提前黄素化。

**2. 黄体期失调**

排卵后卵泡颗粒细胞和卵泡内膜细胞进一步黄素化，分别形成颗粒黄体细胞及卵泡膜黄体细胞，黄体的体积和功能逐渐达到高峰水平。持续性LH 脉冲式分泌是黄体功能维持及黄体分泌孕激素的重要依据。LH 峰及 LH脉冲水平降低，则黄体分泌功能减低，合成孕激素水平降低，引起黄体功能不全。黄体同时分泌雌孕激素水平升高或降低均引起子宫内膜发育不良。雌孕激素比值失调可能会影响子宫内膜容受性及胚胎着床能力，从而影响受孕。

**3. 血清泌乳素水平异常**

黄体功能不全与血清泌乳素密切相关，任何原因导致 PRL 水平异常均可导致 LPD。高 PRL 作用于下丘脑多巴胺细胞，刺激多巴胺释放，从而影响 GnRH 分泌方式，使 LH/FSH 比值反转，影响卵巢性激素分泌，从而导致闭经或排卵障碍的临床表现。有研究表明，口服溴隐亭使 PRL 水平降低时，黄体期血清孕酮水平明显低于正常水平，导致黄体功能不全。

### （二）子宫内膜因素

子宫内膜是雌激素、孕激素作用的主要靶器官，雌激素、孕激素主要通过与子宫内膜上的孕激素受体结合来实现对子宫内膜的调节。有研究表明，黄体功能不全可能与子宫内膜局部孕激素受体量减少有关。由于子宫内膜相关激素的受体不足，使子宫内膜对激素水平的反应性降低，影响子宫内膜增殖期至分泌期的正常转化，降低子宫内膜容受性，使胚胎不能顺利着床，导致不孕。

### （三）子宫内膜异位症

因子宫内膜异位症（endometriosis，EM）所致不孕的患者中黄体功能不全发生率为 25% ~45%。在黄体晚期，EM 患者 $E_2$ 水平降低，P 分泌作用减弱，出现下个周期卵泡期的发育异常，造成黄体功能不全。异位的内膜也可以刺激血泌乳素的反应性增高，从而引起黄体功能不全，或者异位内膜刺激腹膜上皮及巨噬细胞，使前列腺素分泌增多，血液及腹腔液前列腺素增高，促使黄体过早退化。

### （四）微量元素

微量元素在体内有着重要作用，是机体内许多酶、激素、维生素及多种活性因子的不可或缺的组成部分，其参与调节机体各种功能活动，与人体的生殖功能密切相关。研究表明，低锌可使垂体分泌的 FSH、LH 水平下降，影响卵泡发育，从而影响黄体功能。微量元素铜具有抗生育的作用，能够影响子宫内膜的分泌反应。

### （五）卵巢血供

成熟黄体的血供占大部分卵巢血供，黄体血管化不足可导致黄体功能不足，在黄体退化时卵巢血流明显减少，故卵巢血供障碍可造成不同程度的卵泡发育不全和黄体功能不全。

### （六）其他因素

目前不孕症患者增多，辅助生殖技术使用广泛，卵泡穿刺术也可毁伤卵泡固有构造，因卵泡被抽吸掉大量颗粒细胞而导致黄体期分泌 $E_2$、$P$ 下降，导致黄体功能不足。临床应用某些药物，如抗雌激素的克罗米芬（CC）、促性腺激素、合成孕激素等，可反馈抑制 LH 的分泌，或抑制孕烯醇酮转变为孕酮，引起黄体溶解和过早萎缩。各种妇科手术对黄体功能影响也较大。其他如药物、运动、免疫功能、甲状腺功能等均可导致黄体功能下降，有待进一步研究。

## 二、中医病因病机认识

### （一）病因

黄体功能不全表现为月经周期缩短、基础体温高温期维持时间短、阴道不规则出血、妊娠早期阴道出血等症状，属于中医"崩漏""月经先期""胎漏"等范畴。其主要中医病因与外感六淫、七情内伤、饮食失节、劳倦失度、病后体虚等密切相关。经前期阴充阳长，肾阳逐渐充盈。多种病因影响可引起肾阳不足，冲任不固而致月经先期及不孕症。

#### 1. 外感六淫

《傅青主女科·调经》说："先期而来多者，火热而水有余也。"感受热邪，热邪易耗气伤津，损伤正气，血分伏热，热扰冲任，迫血妄行而出现月经过多、月经先期、崩漏等。又有《神农本草经》记载："女子风寒在子宫，绝孕十年无子。"感受寒邪，寒邪直达胞宫，损伤阳气，肾阳虚衰，不能摄精成孕，故引发不孕症。

#### 2. 七情内伤

《景岳全书·妇人规》云："妇人之病不易治也……此其情之使然也。"妇人以血为基本，若素性忧郁，或七情所伤伤及肝木，肝气不舒，阻滞冲任，冲任不固，引发月经先期、崩漏或滑胎；多思忧虑损伤脾气，脾虚失于统摄，冲任亏虚不固，出现月经过多、经期延长、崩漏。

### 3. 饮食失节

平素饮食不节（过饱和过饥），饮食偏嗜，损伤脾胃，脾胃运化失司，气血生化乏源，导致不孕症或胎漏；或嗜食辛辣，内生湿热，迫血妄行，导致月经先期、经期延长、崩漏；或嗜食肥甘油腻，内生痰湿，阻滞冲任，发为不孕症。

### 4. 劳倦过度

《灵枢·五音五味》所说："妇人之生，有余于气，不足于血，以其数脱血也。"妇人劳倦过度，劳则气耗，劳神、劳力过度，耗伤气血，气血虚弱，导致经期延长及崩漏；冲任不固，不能摄精成孕或胎元不固，引起不孕或滑胎。

### 5. 病后体虚

《女科经纶·月经门》按语云："妇人有先病而经不调者……如先因病而后经不调，当先治病，病去则精自调。"久病先天肾气不足，后天之气失养，气血不足，阴阳失衡，脏腑失调，引起月经失调、崩漏及不孕症等诸多妇科疾病。

## （二）病机

黄体功能不全病位主要在肾，与肝脾密切相关，其主要发病机制是肾虚、阴阳失调。主要有肾虚、脾肾阳虚、肝肾阴虚、肾虚血瘀、肝气郁结、气血两虚证。

### 1. 肾虚证

《傅青主女科》云"经水出诸肾"。肾主生殖，肾精化为肾气，肾气分阴阳，肾阴与肾阳相互资助、促进、协调全身脏腑之阴阳。先天肾气不足，或久病大病，或房事劳倦，损伤肾气。肾气虚，肾精不足，则冲任虚衰不能摄精成孕，或胎元不固引发胎漏、胎动不安。或素体肾阳虚衰，命门火衰，冲任失于温煦，阴转阳化迟缓，阳气不及，则黄体期缺陷，致不孕。或素体肾阴不足，或久病耗伤阴津，肾虚精血不足，冲任血虚导致不孕或胎元失养；或阴虚生内热，热伏冲任，迫血妄行，可致月经先期、经期延长或胎漏、胎动不安。肾虚导致"肾气－天癸－冲任－胞宫"生殖轴功能紊乱是本病发生的重要原因。

### 2. 脾肾阳虚证

脾为后天之本，气血生化之源；肾为先天之本，元阴元阳之根。脾阳久虚，不能充养肾阳；肾阳虚衰，不能温煦脾阳。均可致脾肾阳虚，冲任失养，则可能导致经前点滴出血、痛经、不孕等黄体功能不健的表现。

### 3. 肝肾阴虚证

女子以肝肾为先天，肝藏血，肾藏精，肝血可转化为肾精，肾精又可滋养肝血，肝肾同源，肝血充，肾精旺，冲任方可通盛。若素体肝肾阴虚，或热病伤阴，冲任亏虚，血海不盈，胞宫不能按时满溢，则出现不孕、月经失调、滑胎等黄体不全表现。

### 4. 肾虚血瘀证

《妇科心法要诀·妇人不孕之故》云："或因宿血积于胞中，新血不能成孕。"先天肾气不足，房劳多产，损伤肾气，气虚推动血液无力致瘀；肾阴虚，血热内生致瘀；肾阳虚，寒凝血运不行致瘀，血瘀内阻胞宫而致不孕。气血运行不畅，影响卵巢血供，导致黄体功能不全。

### 5. 肝气郁结证

《问斋医案·肝郁》中提到"女子肝无不郁"。妇人以血为基础，素性忧郁或七情内伤，导致肝气不舒，气机不畅。肝气郁结，折郁乃成，则冲任阻滞，不能摄精成孕；或肝气横逆犯脾，脾虚不固，引起滑胎、胎漏；或肝郁化火，热扰冲任，迫血妄行，致月经先期、月经过多、崩漏。肝失疏泄，影响肾的封藏功能，则冲任胞宫不能正常盈泄，导致黄体功能不全的发生。

### 6. 气血两虚证

《傅青主女科》所言"不损天然之气血便是调经之大法"，《沈氏女科辑要·求子》曰"求子全赖气血充足，虚衰即无子"。妇人经、带、胎、产均耗伤气血，气为血之帅，血为气之母，久病或脾虚气血生化乏源，血虚致冲任血海亏虚，则经血乏源导致闭经，冲任失养，排卵失常或黄体失养而成疾病。

## 三、郭氏理论特色

郭老认为，黄体功能不全主要与肾、脾、肝、冲任密切相关，主要病位在肾、脾，主要中医病机为脾肾阳虚。肾为先天之本，主藏精，是人体生长发育和生殖的根本。脾为后天之本，化生水谷精微，内养五脏外润肌肤，其居中焦，为气机升降之枢，后天之本补充先天之本。肾为元阴元阳之根，脾阳根于肾，则气血生化有源，经水充足，经调孕自易成。素体肾阳虚，或感受寒邪，或饮食不节损伤阳气，致肾阳或脾阳损伤，肾阳虚不能温煦脾阳，脾阳虚不能滋养肾阳，致使脾肾阳虚，肾－天癸－冲任－胞宫轴失调，引起黄体功能不全，导致经前点滴出血、月经量或多或少、膜样痛经、不孕、自然流产。《傅青主女科》曰："夫脾胃之虚寒，原因心肾之虚寒耳……脾土非肾火不能化。心肾之火衰，则脾胃失生化之权，即不能消水谷以化精微矣……自无津液以灌溉于胞胎之中，欲胞胎有温暖之气以养胚胎，必不可得。"

妇女之经、带、胎、产、乳，均耗阴伤血。朱丹溪认为，人常为"阴常不足，阳常有余"。后世医家亦多遵循其理。郭老则认为，阴为阳之基，气为血之帅，所以凡伤阴血者，必随之耗伤阳气，加之现代女性因生活环境、生活习惯等原因数伤于阳，如夏天空调温度较低，贪食生冷，穿着露脐、露腰，睡眠不规律等，均易耗伤阳气，则时常表现为"阴常不足，阳亦常虚"。常伴有腰腹不温或畏寒，经期腰腹冷痛，经血中夹大血块及内膜组织，经期便溏，平日大便质薄，夜尿、带下清稀，手足不温等症状。

## 【诊断】

由于目前 LPD 的发病机制尚不明了，因而其诊断标准也尚未确立，目前临床上多采用测基础体温 BBT、测黄体期雌孕激素来综合诊断本病。

### 一、临床表现

黄体功能不全主要临床表现为月经周期缩短，经期延长，经量多少不一，经前阴道点滴出血，或有不孕，或早孕流产史。

### 二、子宫内膜活检

子宫内膜活检是诊断黄体功能不全的金指标。子宫内膜形态一般表现为分泌期内膜，腺体分泌不良，间质水肿不明显或腺体与间质发育不同步。活检显示分泌反应至少落后 2 天，即可诊断。但活检时间目前并未统一，且活检属于有创检查，目前较少使用。

### 三、基础体温监测

孕激素通过上调人体的体温调定点，使排卵后基础体温升高 $0.3 \sim 0.5\,℃$。

（1）低温到高温（移行期）为坡状上升，超过 3 天。

（2）高低温差 $< 0.3\,℃$。

（3）高温相体温波动 >0.1℃，且此期 <11 天。

BBT 测定简单、经济、可行性强，但也存在局限性，基础体温可因精神、睡眠等因素影响，并且个体体温中枢对孕激素敏感性存在差异，此法只用来辅助诊断。

## 四、孕酮测定

孕激素是黄体分泌的主要激素，孕激素水平可以反映黄体功能，黄体中期，即 BBT 上升 7～8 天，测血清孕酮值 <10ng/mL 对诊断有意义。由于孕激素呈脉冲式分泌，其波动比较大，一般选择在排卵后第 5、7、9 天监测血清孕激素值，取平均值，若平均值 <15ng/mL 或任意一次值 <10ng/mL 则对诊断有意义。

## 五、B 超监测

B 超可观测卵泡发育、排卵及内膜增长情况。从月经周期第 10 天起行卵泡监测，隔天 1 次，若卵泡直径 <17mm 即排卵者，形成黄体功能多减低。黄体中期子宫内膜厚度 >11mm 多提示黄体功能较好，有利于胚胎植入。

# 【治疗】

## 一、西医治疗

### （一）促排卵治疗

黄体细胞是由优势卵泡破解后塌陷形成的，并同时分泌孕激素，若卵泡质量不佳或者成熟程度不够，其形成的黄体功能必然受到影响，导致黄体功能不全。具体促进卵泡正常排卵的药物有以下几种。

**1. 克罗米芬（CC）**

CC 是促排卵的一线用药，适用于体内有一定雌激素水平。服用方法：①自然月经或人工诱发月经周期第 5 天开始初起每天 50mg，共 5 天；②应用 3 个周期后若无排卵，则加大剂量至每天 100～150mg，共 5 天。

**2. 来曲唑（Letrozole，LZ）**

用于 CC 抵抗或 CC 促排卵后内膜偏薄的患者的治疗。服用方法：起始量是每天 2.5mg，反应不佳则每次递增 2.5mg，最大剂量不超过 7.5mg，每个月经周期连续服药 5 天。

### 3. 促性腺激素 （Gn）

主要为 FSH 和人类绝经期促性腺激素 （HMG），HMG 是从绝经后妇女的尿中提取的 FSH 和 LH 的混和产品。Gn 临床用药是根据超声监测卵泡发育，同时检测雌激素水平指导用药剂量。

### 4. 促性腺激素释放激素 （GnRH）

促性腺激素释放激素激动剂 （GnRH-a） 作用于垂体的 GnRH 受体，促进垂体释放 Gn，从而促进卵泡生长发育。

## （二） 辅助黄体功能

### 1. 黄体功能补充疗法

一般选用天然黄体酮制剂，其给药途径为口服、肌内注射、经阴道给药等。

### 2. 黄体功能刺激疗法

人绒毛膜促性腺激素 （HCG） 是一种有效促使黄体寿命延长的常用药物。可在黄体期单独使用或与诱发排卵药物协同应用。

### 3. 降低黄体血流动力

研究表明维生素 E 及左型精氨酸能够通过降低黄体血流阻力，即增加黄体血流量而提高黄体功能。

## （三） 其他

### 1. 溴隐亭

血清 PRL 水平高患者，先排除垂体肿瘤。口服溴隐亭促进催乳素抑制素的释放，降低血 PRL 水平，调整 FSH 与 LH 释放与合成，促进卵泡发育正常。使用初始溴隐亭剂量为 1.25mg，7 天后患者可耐受头晕、恶心等不良反应后改为 2.5mg。用药期间定期监测血 PRL 水平，降至正常后以最小剂量长期维持治疗。

### 2. 地塞米松

黄体功能不全性不孕患者常合并其他内分泌失调或者复发性流产，可给予地塞米松治疗。

### 3. 生长激素 （GH）

补充 GH 可促进垂体分泌 Gn，提高卵巢对 Gn 的反应性，从而促进卵泡生长，改善卵泡质量。

### 4. 雌激素

雌激素提高子宫内膜受体含量，改善内膜对雌激素、孕激素的反应性，与黄体替代疗法配合可增加其疗效，提高妊娠率。

### （四）HCG 使用

**1. 促排卵（LH 峰形成）**

卵泡成熟后，肌内注射 5000～10000 单位。

**2. 黄体功能刺激疗法**

基础体温升高后立即给予肌内注射 HCG 1000～2000 单位，隔天 1 次，共 5 次。

**3. 黄体功能不全所致复发性流产**

发现妊娠第 1 周肌内注射 2000 单位，隔天 1 次。第 2 周两次，第 3 周开始每周 1 次，直至妊娠 3 个月。

## 二、中医辨证要点

黄体功能不全常表现为月经提前、经期延长，或月经前后的不规则出血、不孕和复发性流产等，虚证多，实证少，根据月经的期、量、色、质，结合病史、全身症状、舌脉进行辨证。肾虚者常有复发性流产史，月经提前、量少、色淡暗、质稀，伴有腰膝酸软、头晕耳鸣、夜尿频多，舌淡暗，脉沉细。偏于脾肾阳虚者，畏寒肢冷、腰腹冷坠、大便溏薄、舌胖大苔白滑，脉沉细；偏于肝肾阴虚者，两颧潮红、手足心热、咽干口燥、舌红少苔，脉细数。夹有血瘀者，经量少，色暗，有血块，经行腹痛，舌暗边有瘀斑，苔薄白，脉涩。肝气郁结者月经先期或月经先后不定期、量或多或少、经行不畅、色暗红、质稠有块，伴有经前乳房胀痛、胸胁胀满、口苦咽干，舌质红苔薄白，脉弦涩。

## 三、中医辨证论治

**1. 肾虚证**

主症：月经周期提前，经量或多或少，色淡暗，质清稀；或妊娠早期阴道少量出血，色淡暗，腰酸、腹痛、下坠，或屡孕屡堕。

次症：腰膝酸软，头晕耳鸣，面色晦暗或有暗斑，夜尿多。

舌脉：舌淡暗，苔白润，脉沉细滑尺脉弱。

治法：补肾益气，固冲调经；或补肾固胎。

主要药物：枸杞子、女贞子、熟地黄、山药、墨旱莲、五味子、龟甲等以滋肾阴；菟丝子、淫羊藿、巴戟天、鹿角霜、狗脊、仙茅、补骨脂、鹿茸、山茱萸、杜仲等温补肾阳。妊娠期用药：菟丝子、桑寄生、续断、阿胶、党参、白术、杜仲、覆盆子、益智仁等。

**2. 脾肾阳虚证**

主症：经前点滴出血，月经量或多或少，经期延长，膜样痛经，伴腰腹不温或畏寒，经期腰腹冷痛，经血中夹大血块及内膜组织，经期便溏。

次症：大便质薄，夜尿多，带下清稀，手足不温。

舌脉：舌质淡暗，苔白，脉沉细弱。

治法：温补脾肾，调经助孕。

主要药物：熟地黄、覆盆子、枸杞子、菟丝子、当归、锁阳、仙茅、淫羊藿、白术、茯苓等。

**3. 肝肾阴虚证**

主症：月经先期，量少或多，色红，质稠；或者妊娠阴道少量出血，色鲜红或深红，质稠。

次症：两颧潮红，手足心热，咽干口燥。

舌脉：舌质红，苔少，脉细数。

治法：滋补肝肾或补肝肾固胎。

主要药物：生地黄、地骨皮、玄参、麦冬、阿胶、当归、白芍等。妊娠期用药：生地黄、熟地黄、续断、当归、白芍、黄芩、白术等。

**4. 肾虚血瘀证**

主症：月经先期或后期，量多或少，夹有血块，色淡暗；或孕后腰酸腹痛下坠，阴道不时出血，色淡暗。

次症：头晕耳鸣，腰膝酸软。

舌脉：舌暗边有瘀斑或瘀点，苔薄白，脉弦细涩。

治法：补肾益气，活血化瘀；或活血补肾安胎。

主要药物：熟地黄、山药、山茱萸、茯苓、当归、枸杞子、菟丝子、桃仁、红花、川芎等。妊娠期用药：菟丝子、续断、桑寄生、阿胶、茯苓、桃仁、牡丹皮、芍药等。

**5. 肝气郁结证**

主症：月经先期或月经先后不定期，量或多或少，经行不畅，色暗红，质稠有块。

次症：经前乳房胀痛，胸胁胀满，口苦咽干。

舌脉：舌质红，苔薄白，脉弦涩。

治法：柔肝解郁。

主要药物：香附、当归、白芍、柴胡、白术、茯苓、泽兰、益母草等。

**6. 气血两虚证**

主症：月经先期，量多或量少，色淡质稀；或妊娠少量阴道出血，色淡红、质清稀；或小腹空坠而痛，腰酸。

次症：神疲肢倦，面色㿠白或萎黄，气短懒言。

舌脉：舌质淡，苔薄白，脉细弱或略滑。

治法：益气养血。

主要药物：黄芪、白术、党参、当归、白芍、熟地黄、龙眼肉、酸枣仁等。妊娠用药：人参、白术、当归、白芍、熟地黄、杜仲、陈皮等。

## 四、郭氏治疗特色

郭老效法"种子必先调经，经调自易成孕"和"调经之要，贵在补脾肾以资血之源，养肾气以安血之室，知斯二者，则尽善矣"的医训，在治疗黄体功能不全性不孕时重视脾肾，在此基础上，郭老强调了肾的重要性，肾气－天癸－冲任－子宫为女性生殖功能与月经周期调节的核心，肾主生殖，而肾之阴阳为人体之元阴元阳，故调经、助孕均以肾为主。

《本草纲目》中说："女子，阴类也，以血为主，其血上应太阴，下应海潮，月有盈亏，潮有朝夕，月事一月一行，与之相符，故谓之月水、月信、月经。"月经周期是女性生理过程中阴阳消长、气血变化节律的体现，亦是天人相应的生理现象。郭老认为，肾为阴阳之本，生殖之根，经水出诸肾，在肾的主导与天癸的泌至及肝藏血、脾统血、心主血、肺主气帅血的共同作用下，冲任胞宫发生周期性的阴阳气血盈虚消长变化。若阴阳气血消长变化发生紊乱，即会引起月经失调、不孕症、崩漏等疾病。在临床上提出了以中药周期序贯疗法治疗 LPD。

### （一）行经期

中医学认为，月经第 1～3 天，在肾中阳气司开阖作用下，血海由满而溢，泄而不藏排出经血，此期呈现"重阳转阴"的特征，即肾的阳气增长至一定程度转化为阴的过程。胞宫为"奇恒之府"，具有泻而不藏的生理特点。故此期气血以下为顺。以养血、活血、调经为主，使经血通畅，推陈出新。郭老临床自拟养血调经汤，组成：党参、莪术、丹参、益母草、当归、赤芍、川芎、肉桂、熟地黄、泽兰、川牛膝。

### （二）经后期

月经的第 4～13 天，经后胞宫、胞脉相对空虚，此期血室已闭，血海空虚渐复，胞宫呈现"藏而不泄"特点，呈现"阴血长养"状态，在肾司封藏作用下，使精血渐长，气血调和，冲任二脉充盛，为孕卵着床奠定基础。治疗应以补肝肾之阴精、调脾胃之气血为主，自拟育胞汤，组成：菟丝子、枸杞子、女贞子、当归、熟地黄、黄精、党参、益母草、川续断、牛膝。

### （三）经间期

月经第 14～15 天，也为氤氲之时，或称"的候""真机"期。此期肾中阴精充沛，冲任阴血旺盛，重阴必阳，在肾中阳气推动下，阴精化生阳气，是重阴转阳、阴盛阳动之际，正是种子之时。本期治疗应因势利导，温肾助阳，行气活血，使阳气升发，促进阴阳转化为主，自拟促排卵汤（能自主排卵者除外），组成：菟丝子、当归、丹参、枸杞子、川续断、羌活、益母草、怀牛膝、党参。

### （四）经前期

月经的第 16～28 天，此期阴盛而阳气渐长，到达重阳阶段，此时阴阳俱盛，冲任、胞脉、胞宫皆气血满盈，为种子育胎做好准备。"阴阳互为其根，阳根于阴，阴根于阳；无阳则阴无以生，无阴则阳无以化"（《医贯砭·阴阳论》），即在肾阴充盛的基础上有形之阴能够化生阳气，发挥阳的功能。张景岳曰："善补阳者，必于阴中求阳，则阳得阴助而生化无穷；善补阴者，必于阳中求阴，则阴得阳升而泉源不竭。"故在治疗时遵循"精中生气，气中生精"思想，以补肾健脾、养血益气为主，自拟两固汤，组成：熟地黄、枸杞子、菟丝子、覆盆子、山药、当归、川续断、锁阳、怀牛膝。

【案5】

女患者，26 岁，2015 年 11 月 18 日初诊。

主因"胎停育 1 次及生化妊娠 1 次，未避孕未孕 2 年"就诊。

月经史：LMP：2015 年 11 月 1～4 日，月经平素规律，5 天/24～26 天，量少，BBT 上升 7～9 天，前 3～5 天呈褐色分泌物，后转红色，少量血块，腹痛可忍，轻度腰酸，腰腹凉，乳胀痛。刻下症：平素易小腹凉，怕冷，足凉有冷汗。纳可，眠差，大便稀，2～3 次/天，小便调。舌胖有齿痕，苔薄白，脉细滑。婚育史：G2P0，2013 年 4 月胎停育 1 次，2013 年 7 月生化妊娠 1 次。西医诊断：继发性不孕；中医诊断：断续（肾虚证）。治疗原则：益肾填精，调经助孕。处方：①两固汤加巴戟天、补骨脂、党参、阿胶、炒白术，14 剂，经前停服。②养血调经汤加桃仁、红花、小茴香、炒白术，3 剂，经期 1～3 天服。③育胞汤加紫河车、淫羊藿、阿胶、川芎、炒白术、川椒，12 剂，月经第 4 天开始服。

二诊：2015 年 12 月 16 日，LMP：11 月 25 日，5 天干净，量可，有少量血块，脱膜状物，经前腹痛。刻下症：经前腹部发凉，下腹部不适，肠鸣音著，大便稀，每天 1 次。舌质淡红，有齿痕，苔白。初诊①方，14 剂，经前停。初诊②方，3 剂，经期 1~3 天服。初诊③方加玫瑰花，12 剂，月经第 4 天开始服。

三诊：2016 年 3 月 16 日。LMP：2 月 16 日，高温期 9 天，波动大，经期 6 天，色先暗后红，有血块，小腹微胀，腰酸好转、怕凉。入睡难，大便稀，1~2 次/天。3 月 8 日至今少量褐色分泌物。舌质淡，有齿痕，苔薄白，脉细弦滑。处方：①养血调经汤加桃仁、红花、小茴香、三棱、红芪，3 剂，经期 1~3 天服。②育胞汤加紫河车、淫羊藿、阿胶、红芪、川芎、炒白术、川椒、肉桂、荜澄茄，12 剂，月经第 4 天开始服。③两固汤加肉桂、巴戟天、阿胶、红芪、炒白术、补骨脂，14 剂，经前停。

四诊：2016 年 4 月 13 日，LMP：3 月 12 日，高温期 13 天，波动大，经期第 1 天下腹部坠胀痛，量中，色暗红有血块，乳胀，冷减，入睡可，易醒，舌淡红齿痕，脉细滑。处方：①养血调经汤加桃仁、红花、肉桂、鸡血藤、生山楂、三棱、红芪，3 剂，经期 1~3 天服。②育胞汤加紫河车、淫羊藿、阿胶、红芪、川芎、炒白术、肉苁蓉、川椒、肉桂，12 剂，月经第 4 天开始服。③两固汤加肉桂、巴戟天、阿胶、红芪、炒白术、补骨脂，14 剂，经前停。

五诊：2016 年 5 月 18 日。LMP：5 月 5 日，高温期 12 天，后 4 天差，经期 6 天，量可，色先暗后红，有血块，经前腰酸，腹痛改善。胃肠不适，纳可，入睡难，夜间盗汗，便溏。经前 5 天少量褐色分泌物。舌质淡，有齿痕，苔薄白，脉细弦滑。处方：①育胞汤加紫河车、淫羊藿、阿胶、红芪、川芎、炒白术、川椒，12 剂，月经第 4 天开始服。②两固汤加肉桂、巴戟天、阿胶、红芪、炒白术、补骨脂、党参，14 剂，经前停。③养血调经汤加桃仁、红花、炒白术、鸡血藤、生山楂、三棱、红芪、黑附子，3 剂，经期 1~3 天服。

六诊：2016 年 9 月 14 日。LMP：8 月 26 日，高温期 14 天，平稳，量中，色暗红有血块，腹痛较前减轻，入睡可，易醒，舌淡红齿痕，脉细滑。处方按周期序贯疗法加减。

七诊：2016 年 11 月 2 日。LMP：10 月 22 日，高温期 13 天，经期 5 天，量可，色先暗后红，有血块，经前腰酸，腹痛基本改善。胃肠不适，纳可，入睡易醒，便溏。舌质淡，有齿痕，苔薄白，脉细弦滑。处方按周期序贯疗法加减。

八诊：2016 年 11 月 23 日。11 月 20 日，自测早孕试纸（＋），BBT 升高 16 天，食欲较差，晨起恶心，反酸，饭后有胃痛，腰酸腰痛，手足虚汗，头晕，耳鸣，眠差，大便成形，舌胖大，齿痕，脉滑。治则：固肾安胎。保胎方加减，处方：桑寄生、菟丝子、炒川续断、阿胶、炒山药、炒白芍、炙甘草、炒白术、党参、炙黄芪、炒杜仲、枸杞子、山茱萸。

孕后二诊：2016 年 12 月 7 日。LMP：10 月 22 日，孕 45 天，纳差，饭后恶心，无呕吐，小腹偶有疼痛、坠，自 11 月 28 日起阴道偶有褐色分泌物，便溏，日行 2～3 次，小便调，多梦，入睡困难，舌红有齿痕，苔薄白。处方：桑寄生、菟丝子、炒川续断、阿胶、炒山药、炒白芍、炙甘草、炒白术、党参、炙黄芪、杜仲炭、枸杞子、巴戟天、茯苓、炒扁豆、砂仁、糯米。14 剂。

坚持中药保胎至孕后五诊（2017 年 1 月 6 日）。LMP：10 月 22 日，孕 10 周＋，无阴道出血，无恶心，舌红有齿痕，苔白腻，脉细滑。嘱回家休养，定期产前检查。后产 1 子，体健。

**按语**：患者初诊时，既往胎停育 1 次及生化妊娠 1 次，月经平素规律，5 天/24～26 天，BBT 上升 7～9 天，量少，前 3～5 天呈褐色分泌物，后转红色，少量血块，腹痛可忍，轻度腰酸，腰腹凉，怕冷，乳胀痛。平素易小腹胀，排气多，怕冷，足凉有冷汗。纳可，眠差，大便偏干，2～3 天一次，小便调。舌胖有齿痕，苔薄白，脉细滑。患者素体肾阳虚，肾阳虚不能温养脾阳，故平素月经先期，加之后天饮食不节，脾胃失养，亦不能滋养肾阳，脾虚不摄血，故经前点滴出血，阳虚推动无力，气滞不通，故有少量血块，伴乳房胀痛，脾肾阳虚，故腰酸、腰腹凉，怕冷，足凉有冷汗，结合舌脉，全然一派脾肾阳虚之证，治疗以温补脾肾、调理冲任为主，方药以郭老中药序贯疗法治疗。患者初诊，根据末次月经时间推断当时已经排卵，为经前期，此期阴盛阳生渐至重阳。此时阴阳俱盛，以备种子育胎。使用两固汤以温补脾肾，加巴戟天补肾助阳，补骨脂补肾活血，党参、炒白术补气健脾，阿胶养血止血，共奏温补脾肾、调经固冲之效。行经期使用养血调经汤，新旧交替时期，排出应泻之经血，祛除陈旧的瘀浊，以利于新周期的开始，加肉桂、小茴香温阳止痛，桃仁、红花活血化瘀，炒白术补气健脾，使旧血去而新血生。经后期胞宫血海阴精空虚，处于阴长之阶段，当滋补肝肾、养血填精，使用育胞汤加淫羊藿、川椒温补肾阳，取其阳中求阴之义；紫河车补肾益精、益气养血，兼可温通督脉；阿胶养血止血；川芎活血调经；炒白术补气健脾，顾护胃气。如此按序而无期，因人因时因地制宜，遵循阴阳气血变化规律立法统方，因势利导，逐渐使月经周期趋于正常。如此经过周期序贯疗法之后几个周期，患者症状明显好转，月经周期趋于正常，基础体温高温相逐渐延长稳定，后终至妊娠。妊娠后表现为腰酸腰痛，阴道少量褐色分泌物，食欲较差，晨起恶心，反酸，饭后有胃痛，手足虚汗，头晕，耳鸣，眠差。患者素体肾虚，冲任损伤，胎元不固，出现腰酸腰痛，阴道出血，头晕耳鸣等表现，仍需继续顾护胎气，治宜补肾固胎。郭老自拟保胎方，方中菟丝子补肾益精、固摄冲任，桑寄生、炒川续断、炒杜仲补益肝肾、养血安胎，枸杞子、山茱萸滋补肝肾，阿胶补血，炒白芍柔肝补血，炙黄芪、炒白术、党参健脾益气，炙甘草调和诸药。经治疗患者胎元稳固，胎心胎芽正常，后健康产子。

（王必勤、杨亚莉）

## 第二节　多囊卵巢综合征

多囊卵巢综合征（polycystic ovary syndrome，PCOS）是最常见的与排卵障碍相关的生殖内分泌代谢紊乱导致的症候群，由 Stein 和 Leventhal 于 1935 年首次报道本病的经典症状，故又称 Stein-Leventhal 综合征。PCOS 以无排卵或稀发排卵、高雄激素血症和/或高雄激素表现、卵巢多囊改变为特征，临床表现具有高度的异质性。此外多具有血清黄体生成素（LH）异常增高，LH/FSH 比值 >2～3 的血清性激素变化特点，且常伴有胰岛素抵抗、肥胖、血脂异常等代谢紊乱。PCOS 影响女性身心健康，导致不孕，也是子宫内膜癌、心脑血管疾病、2 型糖尿病的高危因素。中医学本无此病名，多根据其临床症状将其归属于"月经后期""月经过少""闭经""崩漏"或"不孕"等中医病证范畴。结合中医理论和临床实践，现代中医医家多认为多囊卵巢综合征的基本病机为肾虚，兼及肝、脾二脏，主要病理产物为痰湿、瘀血等，最终使肾－天癸－冲任－胞宫轴紊乱。治疗以补肾为大法，辅以化痰、祛瘀等方法。

因调查的对象、种族、地区、诊断标准的不同，报道的 PCOS 的患病率差异较大。根据鹿特丹诊断标准调查得出我国育龄期妇女的患病率为 5.6%。近年来其发病率逐年上升，被中西医领域视为难治性妇科疾病。PCOS 在育龄期最大的危害是由于不排卵造成的不孕，甚至有些患者病情顽固，难以进行促排卵的治疗。因此，这类患者不孕的治疗也是一个世界性难题。

## 【发病机制与病因病机】

### 一、西医病因与发病机制认识

生理状态下，每一周期有部分始基卵泡启动生长发育，在多种激素的调控下协调有序地进行募集、选择、闭锁，经历窦前卵泡、窦状卵泡、初级卵泡、次级卵泡，最终发育为成熟卵泡并排卵。PCOS 患者早期募集大量的卵泡，但之后的卵泡选择障碍，大量卵泡发育停滞在窦卵泡期，无法形成优势卵泡及排卵。PCOS 患者的卵泡发育异常与其内分泌代谢紊乱相关，但目前其复杂的发病机制尚未完全阐明，研究较多的有以下几个方面，如下丘脑－垂体－卵巢轴功能紊乱，胰岛素抵抗和高胰岛素血症，肾上腺分泌功能异常等。环境因素与遗传易感性相互作用是目前较公认的主要机制。此外，神经内分泌免疫系统复杂的调控网络也参与其中。

#### （一）遗传因素

遗传因素是 PCOS 的重要病因之一。研究表明，PCOS 有家族聚集性，患者一级亲属患病率增高。其遗传方式呈不完全遵循孟德尔定律的常染色体显性遗传或伴 X 染色体连锁的显性遗传。PCOS 与多种基因均相关，目前研究主要涉及胰岛素、高雄激素、慢性炎症因子等相关基因。

#### （二）环境因素

出生前后的环境均与 PCOS 发病密切相关。研究证实胎儿时期暴露于高雄激素环境是成人后发生 PCOS 的高危因素。环境中存在的内分泌干扰物，如双酚基丙烷等能增加 PCOS 患病风险。此外不健康的生活习惯、较大的压力、家庭环境、职业等均对 PCOS 的发生有影响。

### 二、中医病因病机认识

多囊卵巢综合征临床表现多为月经后期、闭经、不孕，部分可表现为无排卵型功能失调性子宫出血等，属于"月经后期""闭经""不孕""崩漏"等中医病证范畴。其发病原因与体质因素、劳逸过度、饮食失节、情志失调等密切相关，致病因素长期作用于人体，耗伤肾气，导致痰浊、瘀血阻滞胞宫，使肾－天癸－冲任－胞宫轴紊乱而发病。

## （一）病因

### 1. 体质因素

《医理辑要·锦囊觉后》云："要知易风为病者，表气素虚；易寒为病者，阳气素弱；易热为病者，阴气素衰；易伤食者，脾胃必亏；易劳伤者，中气必损。须知发病之日，即正气不足之时。"指出发病与体质因素密切相关。先天禀赋的不同，加之后天调摄的差异，可以形成不同的体质。《景岳全书·妇人规》指出"经候不调，病皆在肾经"，若禀赋不足，以致肾虚，可引发月经后期，甚至闭经、不孕症等。《女科切要·调经门》指出："肥白妇人，经闭而不通者，必是痰湿与脂膜壅塞之故。"若素体肥胖，痰湿停滞，躯脂满溢，痰湿之邪下注胞宫，可壅滞气血，引发闭经、不孕等。

### 2. 劳逸过度

《素问·举痛论》指出"劳则气耗"，《素问·宣明五气论》指出"久卧伤气，久坐伤肉"。可见劳逸过度均会耗伤气血。《本草衍义》指出："夫人之生以气血为本，人之病未有不先伤其气血者……女则月水先闭。"血是月经的物质基础，气是血行的动力，两者和调，是经候如常的前提和条件。劳逸过度，耗气伤血，是气虚血亏，冲任血海空虚，可引发月经后期、闭经、不孕等。

### 3. 饮食失节

《素问·痹论》指出"饮食自倍，肠胃乃伤"。《明医杂著》指出："妇人女子经脉不行，有脾胃损伤而致者，不可便认作经闭血死，轻用通经破血之药。遇有此症，便须审其脾胃如何？若因饮食劳倦损伤脾胃，少食恶食、泄泻、疼痛。"饮食不节，会损伤脾胃，脾虚可致痰湿内生，痰湿阻滞胞宫胞脉，可引发月经后期、不孕等。

### 4. 情志失调

朱丹溪云："或因七情伤心，心气停结，故血闭而不行。"《傅青主女科》指出："有年未至七七而经水先断者，人以为血枯经闭也，谁知是心肝脾之气郁乎！"可知月经与情志因素密切相关。《女科经纶》引方约之曰："妇人以血为海，妇人从于人，凡事不得专行，每多忧思愤怒，郁气居多。"指出妇人之病与郁气相关，情志失调，可使奇迹不畅，气滞则血瘀，引发月经先期、月经后期，甚至闭经、不孕症等。

## （二）病机

PCOS 的基本病机是肾虚，以肾的功能失调为本，以痰浊、瘀血阻滞为标，证候特点是虚实夹杂，以虚为本。

《血证论》云："故行经也，必天癸之水至于胞中，而后冲任之血应之，亦至胞中，于是月事乃下。"正常情况下，机体发育至生殖功能成熟时，肾中精气亦充盛到一定的程度，产生了天癸泌至的结果，以肾为主导，各脏腑经络和调，协同作用于胞宫，使气血周期性的满盈胞宫，且开阖藏泄有度，经血应时而下，则为月经。病理情况下，各种病因损伤，使肾气亏虚，精不化血，冲任血海匮乏，可致月经后期、月经量少、闭经、不孕等。

肾虚是多囊卵巢综合征的基本病机，先天禀赋不足或后天失养，均可导致肾虚。《校注妇人良方》指出："女子二七而天癸至，肾气全盛，冲任流通，经血既盈，应时而下。"说明肾气全盛是经血应时而下的前提条件，若肾气亏虚，则会导致经血不能按时满盈。肾阴虚，则阴精不足，失于濡养，由于精虚血亏、冲任匮乏，而导致月经后期、稀发等；肾阳虚，则温养失司，失于温煦，由于影响气血津液运行，导致水聚为痰，血停为瘀，痰瘀胶结，而导致月经错后、闭经等。

朱丹溪指出"经不行者，非无血也，为痰所碍不化"。《万氏妇人科》指出："盖妇人之身，内在脏腑开通，无所阻塞，外而经隧流利，无所碍滞，则气血和畅，经水应期。""肥硕者，膏脂充满，元室之户不开；夹痰者，痰涎壅滞，血海之波不流。"可见痰湿是经水不利的重要病因。痰湿之邪可阻滞气机，壅滞胞宫，常导致月经后期、闭经、不孕等。《景岳全书·痰饮》指出："痰即水也，其本在肾，其标在脾。""痰即人之津液，无非水谷之所化……但化得其正，则形体强，营卫充，若化失其正，则脏腑病，津液败，而气血即成痰涎。"痰湿的形成，与脾肾密切相关。《陈素庵妇科补解·调经门》指出："妇人月水不通，属瘀血凝滞者，十之七八。"可见瘀血是导致经水不利的另一重要原因。各种病因，影响血液运行，血停为瘀，血行迟滞亦可为瘀，瘀血阻滞于冲任胞宫，使血液不能按时充盈血海或血不得下，则见月经后期或闭经；若瘀阻脉内，使血不循经而外溢则见崩漏；若瘀阻胞宫，使精卵不能结合，则可导致不孕。由此看出，月经后期、闭经和不孕症的基本病机皆为肾虚，即以肾虚为主，痰湿、瘀血为标。

## 三、郭氏理论特色

PCOS以排卵障碍、月经周期紊乱为特征。郭老认为其与月经周期中气血阴阳的盈虚消长转化失衡密切相关。在肾－天癸－冲任－胞宫轴的调节作用下，妇人每周期经历一次气血阴阳的盈亏消长转化。PCOS 患者这一周期性的过程被各种病因所扰动，最终导致了 PCOS 的发病。主要表现为卵泡期阴长迟滞，大量的卵泡停滞在发育的早期，表现为卵巢内存在大量的 2 ~ 9mm 的小卵泡，而无优势卵泡出现或优势卵泡出现迟滞；排卵期阴阳转化障碍，不能顺利地由阴转阳，导致排卵障碍；黄体期阳长乏源，由于卵泡期阴长迟滞，导致不能达到很好地"重阴"状态，黄体期的阳长是在卵泡期积累的"重阴"基础上化生而来，欠佳的"重阴"状态导致阳长的乏源，引起黄体功能不健；月经期重阳转阴欠佳，卵泡期阴长的迟滞、黄体期阳长的乏源均导致血海满盈欠佳，祛瘀生新之力不足。凡此种种，相互影响，互为因果，形成恶性循环。

## 【诊断与鉴别诊断】

### 一、多囊卵巢综合征诊断

#### （一）病史

应注意询问病史。体重的改变情况，饮食和生活习惯；家族中是否有糖尿病、肥胖、高血压及体毛过多的病史；女性亲属的月经异常情况、生育状况、妇科肿瘤病史。

#### （二）症状

主要为月经异常，以稀发排卵导致的月经稀发最常见，也可导致月经量少、闭经及阴道不规则出血、不孕等。

#### （三）体征

患者可存在高雄激素导致的多毛、痤疮及胰岛素抵抗导致肥胖、黑棘皮征等表现。多毛常见于上唇、下腹部、大腿内侧等，部分乳晕、脐周可见粗毛。痤疮为炎症性，常见于面颊下部、颈部、前胸和上背部。肥胖多为腹型肥胖（腰围/臀围比值≥0.80）。黑棘皮征常见于阴唇、颈背部、腋下、乳房下和腹股沟等处的皮肤皱褶部位。

#### （四）辅助检查

**1. 子宫附件 B 超示**

多囊卵巢（PCO），即单侧或双侧卵巢内直径 2 ~ 9mm 的卵泡数≥12个，和（或）卵巢体积≥10mL（卵巢体积按 0.5 × 长径 × 横径 × 前后径计算）。

**2. 性激素六项**

T 水平正常或轻度升高，多伴有 LH/FSH 比值≥2。部分患者伴有 PRL 轻度升高。

**3. 抗苗勒氏管激素（AMH）**

较正常水平明显升高。

**4. 代谢指标评估**

OGTT 提示糖耐量受损或 2 型糖尿病；血脂、肝功能检测。

**5. 其他内分泌激素**

酌情检测甲状腺功能、胰岛素释放试验、皮质醇、肾上腺皮质激素释放激素、17-羟孕酮测定。

PCOS 的诊断是排除性诊断。根据 2011 年中国 PCOS 的诊断标准，月经异常即月经稀发或闭经或不规则子宫出血是诊断的必要条件。同时符合高雄激素血症和/或高雄激素临床表现及超声下 PCOS 表现两项中的一项即可诊断为疑似 PCOS。逐一排除其他可能引起高雄激素的疾病，如库欣综合征、非经典型先天性肾上腺皮质增生（NCCAH）、卵巢或肾上腺分泌雄激素的肿瘤等，以及引起排卵异常的疾病才能确诊。

## 二、鉴别诊断

### （一）功能性下丘脑性闭经

指中枢神经系统及下丘脑功能疾病引起的闭经。常有精神应激、体重下降、过度运动等诱因，属低促性腺激素性闭经。通常 FSH、LH 水平降低，FSH 高于 LH。

### （二）甲状腺疾病

甲状腺疾病可以导致月经异常，通常根据甲状腺功能及抗甲状腺抗体测定可诊断。指南建议疑似 PCOS 患者常规检测甲状腺功能。

### （三）高 PRL 血症

指血清中 PRL 水平明显升高，可能与垂体占位性病变相关。通常表现为血清 PRL 明显升高，而 LH、FSH 水平偏低。

### （四）早发性卵巢功能不全（POI）

主要表现为 40 岁之前出现月经稀发、月经量少或闭经，并伴有卵泡刺激素升高（FSH > 25U/L）及雌激素（$E_2$）降低。

# 【治疗】

## 一、西医治疗

由于目前 PCOS 病因尚不明确，缺乏治愈方案，主要根据患者不同的年龄和治疗需求，采取对症治疗措施。由于 PCOS 是终身性进行性疾病，不能被治愈，且远期并发症对健康危害较大，故需长期的健康管理。

### （一）生活方式干预

生活方式干预是首选的也是最主要的治疗，尤其是对超重或肥胖的患者。主要包括饮食、运动和行为干预，主要目的是控制体重，减轻胰岛素抵抗。胰岛素抵抗是 PCOS 发病的一个重要的环节。体重减轻对恢复排卵、提高药物的敏感性及预防远期并发症都有重要作用。

### （二）调整月经周期

主要针对无生育要求的月经紊乱的患者，如青春期、育龄期无生育要求及围绝经期的患者。若患者虽月经稀发但有规律排卵，且月经周期 < 2 个月，且无生育或避孕要求，可暂不用药仅随诊观察。主要方法是人工周期治疗，可以使用孕激素、短效复方口服避孕药及雌孕激素周期序贯治疗，但需注意使用的指征与禁忌证。

### （三）高雄激素的治疗

主要是针对高雄激素症状，可以口服药物，如短效避孕药（COC）、螺内酯等。针对多毛的症状也可以采用物理的方法治疗。

### （四）代谢调整

主要针对合并代谢异常的 PCOS 患者。在生活方式干预的基础上，加用胰岛素增敏剂，如二甲双胍、吡格列酮等。主要的不良反应是胃肠道反应，部分患者的耐受性较差。

### （五）促进生育

主要针对有生育需求的 PCOS 患者。建议 PCOS 患者进行孕前咨询，完善夫妇双方的孕期检查，尽可能纠正可能引起生育失败的危险因素。对持续性无排卵或稀发排卵的患者，可以采取诱导排卵治疗，一线使用 CC、来曲唑、HMG 等药物诱导排卵，但此类药物有排卵率高而受孕率低的特点。

不常规推荐腹腔镜卵巢打孔术，此类手术主要针对 CC、来曲唑治疗无效，顽固性 LH 分泌过多，或因其他疾病需要腹腔镜检查治疗的患者。此外作为三线治疗，还可以采用辅助生殖的手段促进生育，但对于 PCOS 患者要格外注意卵巢过度刺激综合征的问题。

### （六）远期并发症的预防与随访管理

PCOS 患者远期并发症是严重影响健康生活质量的因素，对 PCOS 患者的治疗需要重视远期并发症的预防，需要建立长期有效的健康管理策略。对与并发症密切相关指标进行监测，做到疾病治疗与并发症预防相结合。对年轻、长期不排卵的 PCOS 患者，要重视子宫内膜病变的发生。进入围绝经期后，子宫内膜病变及代谢相关问题在 PCOS 患者中风险更高。

## 二、中医辨证要点

主要应辨清辨虚实夹杂的不同情况。PCOS 的基本病机是肾虚，以肾的功能失调为本，以痰浊、瘀血阻滞为标，证候特点是虚实夹杂、以虚为本。PCOS 的病机复杂，且相互影响，互为因果。PCOS 具有高度的异质性，因此，对于 PCOS 患者应该辨清虚实夹杂的不同情况，以指导立法处方用药，取得更好的临床疗效。月经病的辨证重点在于依据月经的经期、经量、颜色、质地的改变和身体特征，判断寒、热、虚、实的属性及脏腑部位。在 PCOS 中主要是辨明肾虚的程度，痰浊、瘀血的兼夹程度等。

### （一）肾虚

肾虚是 PCOS 的基本病机，但仍有肾气虚、肾阴虚及肾阳虚的不同。肾气虚常伴有腰酸腿软，头晕耳鸣，小便频数，精神不振，面色晦暗，舌淡红、苔薄白，脉沉细。肾阴虚在肾气虚的基础上兼有口燥咽干，颧红，手足心热，失眠盗汗，舌红而干，少苔或无苔，或花剥，脉细数，尺脉无力等阴虚之象。肾阳虚在肾气虚的基础上常伴有畏寒肢冷，小便清长，夜尿多，性欲减退，精神萎靡，泄泻，水肿，舌淡，苔薄白而润，脉沉细而迟，或沉弱。此外患者子宫、乳房发育差，常提示患者先天肾气不足。

### （二）痰浊

禀赋不足或后天失养或素体肥胖，痰浊之邪流注于冲任胞宫，可以使冲任不能相资，胞宫藏泄失常，导致 PCOS 的发生。因痰浊而致者，其辨证要点为形体肥胖，经量少，质黏，带下量多，色白质稠，舌淡胖，苔白腻，脉滑等。

### （三）瘀血

妇人有经、带、胎、产、乳等特有的生理活动，均以血为本，血瘀与月经病有密切关系。因瘀血而致者，其辨证要点为小腹或少腹疼痛，固定不移，月经淋沥不尽，时多时少，时流时净，或月经中夹有血块，面部紫暗，肌肤干燥，甚至肌肤甲错，舌质紫暗，或有瘀点瘀斑，脉沉迟弦涩等。

## 三、中医辨证论治

### （一）肝肾亏虚证

主症：婚久不孕，月经延后，乃至经闭不行，经量少色淡，质稀薄，或月经错后2~3月一行，或崩中漏下交替。

次症：头晕耳鸣，性欲减退，夜尿多，性欲淡漠，或多毛，形体肥胖。

舌脉：舌质淡嫩，多裂纹，脉弦细。

治法：滋补肝肾，养血调经。

方药：左归丸加减（《景岳全书》）。处方：熟地黄、山药、山茱萸、枸杞子、鹿角胶、菟丝子、当归、怀牛膝、淫羊藿、党参、花椒等。

带下甚少、子宫小，加紫河车补元阴元阳；夜尿多、腰臀凉、恶寒喜温，加附子、肉桂温补肾阳；便秘加肉苁蓉、瓜蒌润肠通便；脾虚便溏加炒白术止泻；体胖加半夏、贝母等化痰祛湿；经前乳胀、烦躁易怒加白芍、月季花疏肝理气；崩漏不止者参见相关章节。

### （二）肾虚痰阻证

主症：婚久不孕，月经紊乱或者经闭不行，量少，体胖，痰多。

次症：头晕头重，体倦乏力，多毛，带下黏稠，大便不实。

舌脉：舌质淡边有齿痕，苔白腻，脉细滑或濡。

治法：补肾健脾，化痰生血。

方药：苍附导痰汤加减（《叶天士女科诊治秘方》）。处方：苍术、茯苓、半夏、陈皮、炙香附、胆南星、炒枳壳、淫羊藿、山药、当归、炒白术等。

月经后期或闭经，加丹参、枸杞子、锁阳等补肾活血调经；痤疮频发，加山慈菇清热散结；带下甚少者去香附以防温燥伤阴；卵巢增大，加鳖甲、昆布软坚散结、化痰消癥。

### （三）肾虚血瘀证

主症：婚久不孕，月经延后或经闭不行，量少不畅，色暗红，有血块，经行腹痛，块出痛减。

次症：妇检卵巢明显增大。

舌脉：舌质淡暗或有瘀斑瘀点，脉弦或涩。

治法：补肾填精，活血调经。

方药：补肾活血汤加减（《郭志强不孕不育治验录》）。处方：菟丝子、枸杞子、何首乌、巴戟天、鹿角胶、丹参、鸡血藤、红花、桃仁、当归、熟地黄、川芎。

月经量少或闭经，带下甚少者，加阿胶滋阴养血；带下过多加芡实、白果利湿止带；卵巢增大，瘀血显著，加三棱、莪术活血化瘀消癥。

## 四、郭氏治疗特色

### （一）以郭氏中药序贯疗法为基本方，因势利导，以平为期

PCOS 是排卵障碍性疾病，以月经周期失常为特征。郭老认为，肾虚精亏，肾－天癸－冲任－胞宫轴失衡是卵子难以发育、成熟及排出障碍的原因，月经周期中气血阴阳的盈虚消长转化受到干扰而不能正常进行是月经周期紊乱的根源。治疗当以恢复月经周期中气血阴阳的盈虚消长转化的平衡，恢复肾－天癸－冲任－胞宫轴的平衡为原则，采用郭氏中药序贯疗法为基本方，结合具体情况辨证加减，因势利导，逐渐使月经周期趋于正常，恢复排卵。郭老在辨证过程中，重视 BBT、超声、拉丝白带、宫颈黏液涂片、性激素测定等检查手段的应用，以辅助判断阴阳气血状态，为选方用药提供指导。

### （二）侧重健脾化痰祛瘀

围绕 PCOS 中心病机，肾虚而致痰湿瘀血阻滞胞宫，终究都是气血失调的病理产物，与脾有密切的关系。《血证论》中有："须知痰水之壅，由瘀血使然……然使无瘀血，则痰气自有消容之地。"痰乃津液之变，瘀乃血液凝滞，由于津血同源，所以痰瘀不仅互相渗透而且可以互相转化，因痰致瘀或因瘀致痰。痰瘀阻滞在 PCOS 的发病中起到了重要的作用，故郭老在治疗 PCOS 时常在补肾的同时加用土茯苓、薏苡仁健脾化痰，同时在月经期敢于并且善于应用活血化瘀药物，如用水蛭活血祛瘀生新。郭老在临床上特别注重对脾胃的顾护，常用白术健脾，若便溏者加炒白术健脾止泻，若便秘者加生白术健脾通便。

### （三）慎用香附

香附，味辛、微苦、微甘，性平，归肝、脾、三焦经，可行气解郁，

调经止痛。香附是常用来治疗肾虚痰阻证之月经失调的名方苍附导痰汤中的主药。《本草纲目》曰："香附……散时气寒疫，利三焦，解六郁，消饮食积聚，痰饮痞满，跗肿，腹胀，脚气，止心腹、肢体、头、目、齿、耳诸痛，痈疽疮疡，吐血，下血，尿血，妇人崩漏带下，月候不调，胎前产后百病。"郭老认为，妇人以血为本，经、胎、产、乳，莫不以血为用，月经的主要成分是阴血。血与气相互资生，相互为用，气为血之帅，血为气之母，若气血失调，则是机体各项生理活动失常，即正气耗伤，百病丛生，因此，调经之法，皆应顾护气血使其充盈平和，调经之法首先应顾及气血生化之源，气血旺盛，则脏腑、经络得以充养，血海得以满盈，经血才能调畅。而张锡纯指出"香附伤血甚于水蛭"，对"以血为本"的妇女来说，要慎用香附。对 PCOS 患者也是如此，PCOS 患者虽多表现为肥胖，痰湿内蕴，但对其体内正常的津液而言常常是处于亏虚的状态，表现为带下量少，阴中干涩。而香附辛散香燥，有伤阴伤血之弊，对于"阴血常虚"的妇人应用时应该慎重。

【案6】

女患者，31 岁，2013 年 4 月 11 日初诊。

主因"结婚 3 年，未避孕未孕两年余"就诊。月经不规律，后错，5～6/45～60$^+$天，量中，色红，经行无腹痛。就诊时末次月经 2013 年 3 月 29 日。曾在外院诊为多囊卵巢综合征，服达英-35 治疗半年，经量少，现已停药 1 年余。平素痤疮，经前较重，带下正常，未见透明带，纳可，二便调，眠可。上月用排卵试纸可见弱阳性。舌尖中裂，脉沉细。查体：身高 150cm，体重 56kg，乳房下垂、增生，无长毛，无溢液，腹中线无长毛。2012 年 11 月 23 日查：雄烯二酮 16.4nmol/L（↑），胰岛素（2h）253.7pmol/L（↑）。西医诊断：不孕症，多囊卵巢综合征；中医诊断：无子（肝肾亏虚证），月经后期（肝肾亏虚证）。治宜滋补肝肾、养血调经。予郭氏中药序贯疗法：①服至见透明拉丝白带换方，育胞汤加紫河车 10g，淫羊藿 10g，川芎 10g，川椒 10g，连翘 10g，山慈菇 15g，生黄芪 25g，白术 20g，半夏曲 12g，20 剂，水煎服，日 1 剂。②从出现透明拉丝白带至基础体温升高，服促排卵汤加肉桂 10g，淫羊藿 12g，炙黄芪 25g，川芎 12g，月季花 12g，川椒 10g，4 剂，水煎服，日 1 剂。③基础体温升高至月经期服两固汤加巴戟天 10g，煅紫石英 15g，炒杜仲 12g，党参 20g，炒白术 25g，山慈菇 15g，连翘 15g，地骨皮 10g，14 剂，水煎服，日 1 剂。④月经 1～3 天服养血调经汤加炙黄芪 25g，桃仁 12g，红花 12g，三棱 15g，3 剂，水煎服，日 1 剂。嘱测基础体温，行超声检查、性激素六项检查，男方行精液常规检查。

二诊：2013 年 5 月 23 日，末次月经 5 月 20 日，本次月经量偏少，小腹微坠，小血块，无夹膜，经行无乳胀，血色暗红，纳佳，睡眠好。服药后大便 2~3 次/天，一般不成形，舌淡红中裂，脉细弦。2013 年 5 月 21 日复查性激素：T 2.64 ng/mL，FSH 9.05 IU/L，LH 19 IU/L。患者症状及检查均有改善，效不更方，在前方基础上加减。①服至见透明拉丝白带换方，初诊①方白术改 30g，20 剂，水煎服，日 1 剂。②从出现透明拉丝白带至基础体温升高服初诊②方，4 剂，水煎服，日 1 剂。③基础体温升高至月经期，初诊③方白术改 30g，加川楝子 10g，14 剂，水煎服，日 1 剂。④月经1~3 天，初诊④方，加生山楂 15g，3 剂，水煎服，日 1 剂。

三诊：2013 年 7 月 4 日，末次月经 5 月 20 日，尿 HCG 阳性，6 月 22 日 β-HCG 67.38mIU/mL，BBT 升高 26 天，提示 6 月 8 日排卵。孕 5W+，乳稍胀，脉细滑，舌淡红中裂，大便或不成形。确认妊娠，治疗原则以补肾健脾、养血安胎为主，方以寿胎丸合胎元饮加减：菟丝子 20g，炒川续断20g，山药 15g，桑寄生 30g，生黄芪 25g，炒白芍 30g，党参 20g，炙甘草10g，炒杜仲 12g，炒白术 25g，阿胶 10g，当归身 12g，苎麻根 12g，14 剂。

**按语**：患者初诊之时，未避孕未孕已两年余，月经不规律，外院已诊断为多囊卵巢综合征。结合患者病史及性激素检查结果等，西医诊断为不孕症和多囊卵巢综合征；中医诊断为不孕、月经后期（肝肾亏虚证）。根据患者月经错后，5~6/45~60+天，痤疮，舌尖中裂，脉沉细，可知患者肝肾阴亏明显，确定治疗方案，滋补肝肾，养血调经，予郭氏中药序贯疗法加减治疗。PCOS 是排卵障碍性疾病，以月经周期失常为特征，合并内分泌代谢的紊乱。初诊时患者为月经的第 13 天，未见拉丝白带，提示患者尚未达到"重阴"的状态，应先滋补肝肾、长养卵泡。同时针对患者痤疮的症状，适当配伍清热消疮之品，先用育胞汤加味，共服 20 剂，以育胞汤滋补肝肾，加紫河车以血肉有情之品补养奇经八脉；加淫羊藿、川椒阳中求阴；炙黄芪补气，川芎行气活血，白术健脾，半夏曲化痰，连翘、山慈菇清热消疮。待出现拉丝白带，到达"重阴"之时、氤氲之时，再予促排卵汤加味促阴阳转化，促卵泡排出，用在补阴的基础上温阳活血促排卵的促排卵汤为基础方，加肉桂、淫羊藿、川椒助阳，炙黄芪益气，川芎、月季花行气活血。基础体温上升后，继予两固汤加味温补脾肾，固本调经，加紫石英暖宫，杜仲补肾，白术健脾，党参益气，山慈菇、连翘、地骨皮清热。

最后予养血调经汤加味活血化瘀、祛瘀生新，方中加桃仁、红花、三棱活血化瘀，肉桂助阳温养胞宫，炙黄芪益气。患者经过中药序贯治疗，月经周期为52天，无特殊不适，继予中药序贯疗法治疗。患者最终成功受孕。

（韩琳、张帆）

# 第三节　卵巢储备功能低下及卵巢早衰

卵巢储备功能（Ovarian Reserve，OR）是指女性的生育潜能，即卵巢皮质区卵泡生长、发育、形成可受精的成熟卵泡的能力。卵巢储备功能低下（decreasing ovarian reserve，DOR）指卵巢产生卵子能力减弱，卵泡质量下降，导致女性生育能力下降，也称为卵巢储备功能下降、卵巢功能减退等。其中发生于40岁以前者，称为早发性卵巢功能不全（premature ovarian insufficiency，POI）。若不及早干预治疗，一般经过1～6年即可发展为卵巢早衰（premature ovarian failure，POF）。卵巢早衰即卵泡过早衰竭，是指妇女在40岁之前出现闭经、月经量少、围绝经期综合征等表现，并伴有FSH、LH升高及$E_2$降低。中医学本无此病名，多根据其临床症状将其归属于"月经过少""月经后期""闭经""不孕""血枯""血竭"等中医疾病范畴。结合中医理论和临床实践，现代中医医家多认为卵巢储备功能低下的基本病机为肾虚，兼有肝郁、脾虚、气滞、血瘀、痰湿等。治疗以补肾为大法，辅以调肝、行气、养血、活血等方法。

流行病学调查发现POF发病率在一般人群中为1%～3%，而在原发性闭经患者中患病率高达10%～28%，在继发性闭经中为4%～18%。近年来发病率有上升趋势，对女性的身心健康产生严重危害，由此导致不孕率、流产率增加。及早诊断及治疗DOR，防止或推迟发展成为POF，是当今妇科及生殖医学领域的一大难题。

## 【发病机制与病因病机】

### 一、西医病因与发病机制认识

女性出生时卵巢内始基卵泡数目为100万～200万个，随着年龄增长，卵泡不断闭锁退化。月经初潮时，卵巢中仅剩存30万～40万个卵泡。此后，每一周期都有部分始基卵泡被启动，经历向初级卵泡、次级卵泡的转化、选择、闭锁，最终排出优质卵子，而多数卵泡在这一过程中凋亡。到37.5 岁时卵泡数目达到临界值后卵泡以翻倍的速度下降，45 岁后部分女性开始逐渐进入更年期。因此先天性卵细胞数量减少，或各种病因使卵泡闭锁加速，或卵泡被破坏，使卵泡功能失调或衰竭，均可导致 DOR 及 POF，但机制尚不够明确。目前主要病因可分为遗传因素、医源性因素、免疫因素、环境因素等。

### （一）遗传因素

遗传是发生 DOR 的危险因素之一，20% ~ 30% 的卵巢早衰患者均具有家族史。具体机制尚不明确，目前发现 X 染色体异常、常染色体变异等均为导致遗传性 DOR 发生的原因之一。

### （二）医源性因素

常见的医源性因素包括手术、放疗和化疗。手术引起卵巢组织缺损或局部炎症，影响卵巢血液供应而导致 DOR 或 POF。化疗药物可诱导卵母细胞凋亡或破坏颗粒细胞功能，其对卵巢功能的损害与药物种类、剂量及年龄有关。放疗对卵巢功能的损害程度取决于剂量、照射部位及年龄，年龄越大放疗的耐受性越差，越易发生 DOR 或 POF。

### （三）代谢性疾病

一些代谢性疾病也可损伤卵巢功能。如半乳糖血症可导致育龄期女性发生闭经、不孕症及卵巢早衰；17-羟化酶缺乏可导致卵巢不能合成雌激素，患者卵巢内有始基卵泡，但出现原发性闭经和第二性征不发育；类固醇激素脱氢酶、碳链裂解酶和还原酶的缺陷也可引起卵巢功能低下。

### （四）免疫及其他因素

5% ~ 30% 卵巢早衰患者患有自身免疫系统疾病，如肾上腺皮质功能减退综合征、慢性甲状腺炎、系统性红斑狼疮、类风湿性关节炎、特发性血小板减少性紫癜、儿童期及青春期时患病毒性腮腺炎性卵巢炎等。这些疾病使自身免疫功能亢进，产生相应抗体通过一系列机制作用，造成卵巢功能下降。

不良的环境因素、不良生活方式也可能影响卵巢功能。

## 二、中医病因病机认识

卵巢储备功能低下临床表现多为月经量少、月经提前，或者月经稀发甚至闭经、不孕等，当属于"月经过少""月经先期""月经后期""闭经""不孕症"等中医疾病范畴。其发病原因与情志失调、体质因素、劳倦过度、饮食失节、外感六淫等密切相关，致病因素长期作用于人体，久必耗伤肾精、阴血，不能维持卵泡的生长、发育，最终发展为 DOR 和 POF。

## （一）病因

### 1. 情志失调

《傅青主女科》云："其郁而不能成胎者，以肝木不舒，必下克脾土而致塞……则腰脐之气必不利……必不能通任脉而达带脉……则胞胎之门必闭，精即到门，亦不得其门而入矣。"指出闭经、不孕症与郁怒之气相关，病机可归纳为"气郁不能通任脉"。不良情绪的长期刺激，可致气郁、气滞、气结，或变生郁热、瘀血，引发月经先期、月经后期，甚至闭经、不孕症。

### 2. 劳倦过度

《景岳全书·妇人规》云："其有阴火内烁，血本热而亦每过期者，此水亏血少，燥涩而然。"妇人阴血素亏，加之作息欠规律、生活压力大等，皆耗伤精血，使化生乏源或冲任之脉气血不畅，即"精血亏虚，脉道不畅"。

### 3. 体质因素

《景岳全书·妇人规》云："凡人有衰弱多病，不耐寒暑，不胜劳役，虽先天禀弱者常有之……而早为斫丧，致伤生化之源，则终身受害。"若素体禀赋虚弱，肾精亏虚，则经水不化或不行，肾主生殖之力不足，则经孕失常。

### 4. 饮食失节

《傅青主女科》云："肥胖之妇，内肉必满，遮隔子宫，不能受精，此必然之势也。"饮食不节，伤及脾胃，可使纳运失常，痰湿内生，久之湿热瘀血阻滞冲任、胞宫，藏泄失司，不能摄精成孕。

### 5. 外感六淫

《景岳全书·妇人规》云："若寒滞于经，或因外寒所逆，或素日不慎寒凉，以致凝结不行。"指出外邪与月经失调、不孕症密切相关，尤其腰腹感寒，腰脐之气不利，易致带脉拘急，急而不舒，则月经后期、月经过少，甚至不孕。

## （二）病机

DOR 的基本病机是肾虚，与肝、脾密切相关，证候特点是虚实夹杂，以虚证为主。

《傅青主女科》云"经水出诸肾""经本于肾""经原非血也,乃天一之水,出自肾中,是至阴之精而有至阳之气,故其色赤红似血,而实非血,所以谓之天癸"。肾藏精,主生殖,为天癸之源,肾经与冲脉下行支相并,与任脉交会于关元,故肾为冲任之本。而肾有阴阳二气,为气血之根。肾与胞宫相系,司开阖,主子宫藏泄。故在肾、天癸调节下,冲任二脉广聚脏腑之精血津液,协调作用于胞宫,使气血充盈,月事以时下,故有子。由此看出,肾精充盛,血海满盈是月经如常和妊娠的基本条件。《医学正传》云:"月水全借肾水施化,肾水既乏,则经水日以干涸。"《景岳全书·妇人规》云:"而肾气日消,轻则或早或迟,重则渐成枯闭。"肾虚精血亏少,冲任不足,血海不能按时满盈或者化源不足,则经行后期甚或闭经。

《女科经纶》曰:"血者,水谷之精气也,和调五脏,洒陈六腑。在男子则化为精,在妇人则上为乳汁,下为月水。""妇人经水与乳,俱由脾胃所生。"《经脉别论》云:"食气入胃,其清纯津液之气归于心,入于脉,变赤而为血。血有余,则注于冲任而为经水。"脾胃为后天之本,气血生化之源,水谷盛,则冲脉之血盛,月事以时下。而脾胃虚弱,常导致月经过少、闭经和不孕。《兰宝秘藏·妇人门》云:"妇人脾胃久虚,或形羸气血俱衰,而至经水断绝不行。"《景岳全书·妇人规》云:"若脾胃虚弱,不能饮食,营卫不足,月经不行……难于子息。"肝藏血,主疏泄;冲脉附于肝,肝经与冲脉交会于三阴交,与任脉交会于曲骨,与督脉交会于百会,其通过冲任督与胞宫相通,助子宫藏泻有序。《女科撮要·经闭不行》云:"夫经水,阴血也……其为患,有因脾胃虚不能生血而不行者……有因胃火消脾郁伤血,耗损而不行者……有因胃火消铄而不行者……有因劳伤心血,少而不行者……有因肾水亏不能生肝血而闭者……有因肺气虚不能行血而闭者。""倘心、肝、脾有一经之郁,则其气不能入于肾中,肾之气即郁而不宣矣……又何能盈满而化经水外泄耶?"由此看出,月经过少、闭经和不孕症的基本病机皆为肾虚,即以肾虚精血亏少为主,伴有不同程度的肝郁、脾虚。

## 三、郭氏理论特色

郭老深究古代典籍和现代西医学。他认为肾藏精气是天癸泌至、经调子嗣的根本,而妇人阴血常虚状态是妇科疾病发生的重要内因。肾精、天癸是卵泡生长、发育的物质基础,若肾精不足,卵泡大量闭锁而减少或者不能发育成熟，导致卵巢储备功能低下之月经失调和不孕。肾藏精，肝藏血，相互化生，有"肝肾同源""乙癸同源"之说。肾精、肝血不足，冲任血海亏虚则胞宫不能满盈，经血渐少而至停闭；精化气，肾精亏虚，肾气不足，则冲任虚衰不能摄精成孕。妇人经、孕、产、乳数伤于血，加之体质因素、情志过极化火、劳倦失度耗血、饮食失常伤阴等，极易导致肝肾阴亏，虚火（热）内生。肝体阴而用阳，肝阴血亏虚，失于濡养，肝气易怫郁不舒，甚则化火进一步伤阴，形成恶性循环。若肾精不足，"水不涵木"，可致肝阳上亢，则头晕头痛、烦躁易怒等；肝肾阴亏，不能濡养，则眩晕、失眠多梦、耳鸣、心悸、性欲低下等；阴虚内热，阳气迫津外泄，则潮热盗汗、五心烦热。此外，郭老认为妇人"阴常不足，阳亦常虚"。今时之妇人，从小恣啖生冷，不分冬夏；短衣薄衫，暴脐露腰，赤足涉水；更有甚者，恣意直吹冷风。凡此种种无一不戕伐妇人之阳气。临诊时，妇人多有手足欠温，腰腹部清冷，经期大便溏薄，皆为阳虚之征。脾为后天之本，脾阳虚则气血生化无源，精血不足，天癸失充，导致经水早绝。心主血脉，心气下通于肾，心肾相交，血脉流畅，反之，心肾不交，或心阳不能温暖肾水，致肾水泛滥；或肾水匮乏不能凉润心阳，使心火上亢，皆可使肾阴阳平衡失调，肾精化生不足，导致卵巢储备功能低下。总之，郭老认为DOR病位主要在肾，涉及心、肝、脾诸脏，与肝、脾尤为密切。病性虚实夹杂，以虚证为主。初期基本病机是肝肾阴虚，兼见肝郁化火、心肾不交。若不积极治疗，肾精日益亏虚，阴损及阳，出现脾肾阳虚，使可发育成熟的卵泡进一步减少，导致卵巢早衰。

## 【诊断与鉴别诊断】

### 一、卵巢储备功能低下诊断

#### （一）病史

患者可有妇科手术史、放化疗史、代谢性或免疫性疾病，或既往生活习惯不良，或情志刺激等。

#### （二）症状

DOR初期无特异性临床表现，无明显月经异常，但有不孕或胚胎停育等病史，逐渐出现月经周期缩短，月经量少，继而月经错后甚至闭经，并出现烘热汗出、心烦易怒等绝经过渡期表现。

### （三）体征

患者可存在性器官和第二性征发育不良或萎缩、体态和身高发育异常、阴毛腋毛脱落等表现。

### （四）辅助检查

**1. 性激素六项**

10IU/L＜基础 FSH＜40IU/L 和（或）基础 FSH/基础 LH 比值＞2～3.6 和（或）$E_2$＞80pg/mL。

**2. 抗苗勒氏管激素（AMH）**

成年女性的 AMH 主要由直径 3～8mm 卵泡的颗粒细胞产生，其水平的高低能在一定程度上反应卵巢储备的数量。AMH 值越高，预示着卵巢储备的卵子数量越多，生育能力越强。AMH 越低则预示着卵巢储备功能越差，一般认为 AMH 低于 1.1ng/mL 是卵巢储备功能及生育力降低的标志，需要全面评估后尽早怀孕。

**3. 窦卵泡（AFC）**

早卵泡期子宫附件彩超提示卵巢体积≤3cm³，或者 AFC＜5 个。

**4. 基础卵巢动脉血流**

基础卵巢动脉血流搏动指数≥0.65、阻力指数≥0.50 或者收缩期峰值与舒张期低值比值≥2。

辅助检查中以上 4 项符合任何一项即可。

## 二、卵巢早衰诊断

### （一）病史

与 DOR 类似。

### （二）症状

40 岁以前闭经，性欲减退、淡漠、生殖器官萎缩等围绝经期症状。

### （三）体征

与 DOR 类似。

### （四）辅助检查

**1. 性激素六项**

两次或者两次以上血清 FSH＞40IU/L（两次检查间隔 1 个月以上），和（或）LH＞35IU/L，和（或）雌二醇 $E_2$＜20pg/mL。

## 2. 盆腔 B 超

子宫偏小或者正常，卵巢未见明显窦卵泡。

辅助检查性激素六项必须具备。

## 三、鉴别诊断

### （一）卵巢不敏感综合征（ROS）

ROS 属有卵泡型高促性腺激素性闭经，是指原发性闭经或 30 岁以前发生继发性闭经，高内源性促性腺激素水平，卵巢内存在有正常卵泡，但对外源性促性腺激素大剂量刺激仍呈低反应者。

### （二）卵巢低反应（POR）

POR 指在卵巢刺激周期出现血 $E_2$ 峰值低、发育卵泡数量少、Gn 用量多、周期取消率增高、获卵数量少和低临床妊娠率。

# 【治疗】

## 一、西医治疗

### （一）激素替代治疗（HRT）

激素替代治疗是最早的，也是最普遍的卵巢早衰治疗方法，使用激素替代治疗方法可以消除更年期的一些症状，同时也可以使女性产生一定的排卵反应以及妊娠反应。一方面可以为患者胚胎移植做前期的准备，缓解低雌激素和泌尿生殖道萎缩的病情，另一方面也能够防止骨质疏松等并发症的出现。可以使用周期序贯疗法，但长期进行激素替代治疗，对人体会产生一定风险，子宫内膜癌及乳腺癌发生的概率都会有一定程度的升高。

### （二）诱导排卵治疗

主要是使用促性腺激素（HMG）或者人绒毛膜促性腺激素（HCG）促进女性排卵。但是该治疗方法对于患者的要求比较高，同时治疗效果也并不明朗。具体方法为首先使用 HRT 或 GnRHa 将人体内部内源性促性腺激素有效降低，然后给足够剂量的促性腺激素或者人绒毛膜促性腺激素促进人体排卵，同时一定要使用 B 超技术进行监控。

### （三）赠卵治疗方法

随着社会的发展，现此方法是卵巢早衰患者成功受孕的最好的方法，但是卵子的费用较高，一般家庭很难承担，且传统观念和认识对于这种治疗方法也是一个障碍。

### （四）免疫抑制剂应用疗法

由于免疫因素是造成卵巢早衰的一个重要因素，所以对于是由于免疫因素患病的卵巢早衰患者来说，免疫抑制剂应用疗法是目前最有效果的治疗方法，研究表明糖皮质激素和雄激素可能对于 POF 具有一定疗效，但用药量及给药方法还没有明确的结论，而且使用该方法有很严重的不良反应。

## 二、中医辨证要点

### （一）首辨肾亏程度

DOR 是 POF 的初期阶段，两者基本病机均是肾虚，天癸渐衰或已衰。相对而言 DOR 较 POF 预后较好，POF 病程越长越难以恢复月经和生育功能。因此，对于 DOR 和 POF 患者应该首辨肾亏程度，以明确预后，对于有治愈希望的患者应给予信心，使患者能够积极并坚持治疗。郭老辨别肾亏程度主要从月经、带下、乳腺和借助彩色超声等方面进行。

**1. 月经**

"经水出诸肾"，肾精充盛，血海才能有血可藏、有血可下，因此闭经时间越长往往说明肾精亏损越严重。

**2. 带下**

"女子生而即有，津津常润，非本病也"，是健康女性从阴道排出的一种阴液，无色透明，黏而不稠，无腥臭气。带下属阴液，可润泽胞宫、阴道、外阴，反映阴液的充盛与亏虚。

**3. 乳腺**

乳腺为女性的第二性征，亦能反映肾气是否充盛。女童肾气充盛到一定程度后乳腺才能开始发育；围绝经期妇女，肾气亏虚，天癸渐竭，乳腺也开始萎缩。因此，如果乳腺还比较坚挺，往往说明肾亏程度较轻。

**4. 彩色超声**

从彩色超声上，可以了解到子宫的大小、子宫内膜的厚度、窦卵泡数量、子宫和卵巢的血供等情况，都可以反映卵巢功能。

### （二）辨兼夹症

月经病的辨证要点是根据月经的期、量、色、质，结合全身症状和舌脉进行辨证。兼有肝血不足者，可见月经量少、闭经、腰膝酸软、五心烦热、咽燥口干、舌红少苔、脉沉细；兼肝郁者，伴有心烦易怒、失眠多梦、乳房胀痛等；兼有脾阳虚者，常见婚久不孕、月经量少、色淡暗、质稀、腰腹及下肢不温、神疲、乏力等；兼血虚者，则见面色萎黄、头晕眼花、心悸；兼血瘀者，月经量或多或少，色暗红，有血块，小腹疼痛，痛处固定不移。

## 三、中医辨证论治

### （一）肝肾阴虚证

主症：婚久不孕，月经提前，或月经稀发，或闭经，量少，经色深红，质稍稠，腰骶酸痛，五心烦热，咽燥口干。

次症：头晕耳鸣，性欲减退，潮热颧红，便结，尿短赤。

舌脉：舌质红，少苔或者无苔，脉沉细数。

治法：滋补肝肾。

方药：归肾丸加减（《景岳全书》）。处方：熟地黄、山药、山茱萸、菟丝子、鹿角胶、茯苓、当归、白芍、枸杞子等。

小腹冷，夜尿多，手足不温加益智仁、淫羊藿温补肾阳；五心烦热，颧红口干加女贞子、白芍、龟甲滋补阴血；面色苍白加黄芪、鸡血藤益气养血；伴经行涩少、色紫暗，有血块加桃仁、红花活血祛瘀。

### （二）脾肾阳虚证

主症：婚久不孕，或月经稀发，或者闭经，量少，经色淡暗，质薄，腰腹及下肢不温，神疲、乏力。

次症：面色萎黄，头晕头重，形寒肢冷，便溏。

舌脉：舌质淡边有齿痕，苔薄，脉滑沉细无力。

治法：温补肾阳为主，佐以温补脾阳。

方药：毓麟珠加减（《景岳全书》）。处方：人参、白术、茯苓、白芍、川芎、炙甘草、当归、熟地黄、菟丝子、杜仲、鹿角霜、巴戟天、川椒等。

妇人经迟腹痛，宜加补骨脂、肉桂，甚者再加吴茱萸，以温通经脉；如带多腹痛，加补骨脂、五味子补肾固涩；如子宫寒甚，或泄或痛，加制附子、炮姜温补命门；如多郁怒气，有不顺而为胀为滞者，宜加香附，甚者再加沉香以行气止痛。

### （三）肝郁肾虚证

主症：月经提前或者错后，或者先后不定期，月经量偏少，心烦易怒，经前乳房胀痛，腰骶酸痛。

次症：经色暗红或者夹有血块，头晕耳鸣，性欲减退，经行腹痛，时有叹息。

舌脉：舌红苔少，脉沉细或沉弦或弦细。

治法：补肾调肝。

方药：开郁种玉汤（《傅青主女科》）合逍遥散加减（《太平惠民和剂局方》）。处方：当归、白芍、熟地黄、山茱萸、柴胡、茯苓、炙甘草、炒白术、薄荷、牡丹皮、川椒等。

如肝火旺，烦躁易怒，口苦咽干，加郁金、月季花清肝火、疏肝郁；失眠多梦，加远志、五味子、合欢皮安神定志；胸胁乳房胀痛，加荔枝核、橘核疏肝理气止痛；月经量少、夹血块，经期加益母草、丹参养血活血、祛瘀生新。

### （四）肾虚血亏证

主症：婚久不孕，月经稀发或者闭经，月经量少，色淡，腰骶酸痛，面色萎黄。

次症：头晕、耳鸣、眼花、心悸、失眠、性欲减退。

舌脉：舌淡暗，苔薄白，脉沉细弱。

治法：补肾养血。

方药：固阴煎（《景岳全书》）合四物汤加减（《兰室秘藏》）。处方：当归、川芎、白芍、熟地黄、菟丝子、杜仲、山茱萸、人参、山药、炙甘草等。

畏寒肢冷、腰腹酸冷者，加淫羊藿、巴戟天温补肾阳；月经提前、量少色淡者，加阿胶、麦冬、炙黄芪益气养血；带下量少、阴部干涩，加枸杞子、鹿角胶、紫河车补肾填精。

### （五）肾虚血瘀证

主症：婚久不孕，或月经先后不定期，量多或者少，色暗红，有血块，小腹或少腹疼痛，腰骶酸痛，痛处不移。

次症：头晕，耳鸣，性欲减退，口干不欲饮。

舌脉：舌质紫暗或者瘀斑瘀点，脉沉弦或沉涩。

治法：补肾活血。

方药：归芍地黄汤（《景岳全书》）合桃红四物汤加减（《医宗金鉴》）。处方：当归、白芍、怀山药、熟地黄、杜仲、山茱萸、怀牛膝、丹参、川芎、桃仁、红花等。

如下部虚寒，畏寒肢冷，加肉桂，甚者加附子温补肾阳、振奋阳气；如多带浊，去牛膝，加金樱子，或加补骨脂补肾固精止带；如气短乏力，属气虚者，加人参、炙黄芪大补元气、益气养血。

## 四、郭氏治疗特色

### （一）以郭氏中药序贯疗法为基本方，治疗有序而无期

卵巢储备功能低下是卵巢早衰的初级阶段，虽然此时患者往往无明显临床症状，但肾精已经出现亏损、天癸渐衰，常出现小卵泡排卵、不孕及流产的发生率均有所增加，已经出现生育能力下降。郭老遵中医"治未病"的思想，力挽卵巢储备功能，以补肾填精、调经促孕为法，顺应月经周期中阴阳气血盈虚消长变化，补其不足，采用郭氏中药序贯疗法为基本方辨证加减治疗，尽早受孕，防止疾病进展为卵巢早衰。若已发展成POF，则卵巢功能衰竭，残存的窦卵泡数量极少，难以发育成熟。郭老认为POF阶段肾精亏虚、天癸衰竭，所出现的月经停闭当属"血枯经闭"，不可一味采用攻伐的方法治疗，竭泽而渔。治疗的目的应是减少消耗残存的卵泡，并使其能够发育成熟、自发排卵，所以强调有序采用中药序贯疗法治疗，以育胞汤加味使精血充足、血海充盛，水到渠成，月经自然来潮。而不主张月经周期一定恢复成28天左右。

### （二）侧重于滋肾养肝

部分DOR患者表现为月经提前、经量少，伴有心烦易怒、失眠多梦，辨证属肝郁肾虚，医家多用香附、柴胡等辛燥之品疏肝。但郭老提出此"肝郁"乃由肾精不足、肝血亏虚使肝失所养、疏泄失常，治疗应"柔肝胜于疏肝"，当采用山茱萸、白芍之类养血柔肝。另外，针对肾精亏虚，郭老强调当用紫河车、阿胶、鹿角胶等血肉有情之品补肾填精、养血润燥。烘热汗出、口干咽燥，属阴虚阳亢、虚火上炎者，用地骨皮养阴清虚热。

### （三）喜用淫羊藿

淫羊藿，又名仙灵脾，味辛、甘，性温，归肝、肾经，可补肾阳，强筋骨。《本草纲目》曰："淫羊藿，味甘气香，性温不寒，能益精气，乃手足阳明、三焦、命门药也。真阳不足者宜之。"《景岳全书》亦曰："凡男子阳衰，女子阴衰，艰于子嗣者，皆宜服之。"卵巢功能下降初期常为阴精不足，但是随着疾病进展，常可阴损及阳，导致阴阳俱虚。郭老在育胞汤滋

阴填精的基础上，加入淫羊藿，既有"善补阴者，必阳中求阴"之意，加强补肾填精之力；又有"既病防变"，用淫羊藿温补肾阳以提高卵巢功能，防止疾病进展。

### （四）注重生活指导

现代人生活节奏加快、工作压力大、精神紧张、熬夜失眠等，均可损耗肾精，导致女性"未老先衰"，DOR 和 POF 的发病率升高。因此，郭老在中药治疗的基础上，强调勿贪凉饮冷、勿熬夜，尤其要有和谐的性生活。和谐的性生活、愉悦的心情能够调动女性自身的内分泌功能，产生性激素，延缓卵巢功能衰退。

【案7】

女患者，37 岁，2013 年 1 月 3 日初诊。

主因"夫妇同居，未避孕未孕 2 年"就诊。2005 年因右卵巢子宫内膜异位囊肿行腹腔镜下卵巢囊肿剔除术，2008 年因右肾癌行右肾切除术，术后未行放、化疗。13 岁月经初潮，既往月经规律，6～7/30 天，量色质均正常。20 岁时因人流术后出现月经量少，2～3 天即净。2009 年再次行人流术，术后月经紊乱，有时停经 4～5 个月，偶有经行半月余，外院诊断为卵巢早衰，间断接受补佳乐加黄体酮行人工周期治疗。就诊时末次月经 2012 年 9 月 1 日，已停经 4 个月，伴腰酸，带下量少，阴部干涩，烘热汗出，盗汗，心烦易怒，寐少多梦。舌尖红、少苔，脉沉弦细。2012 年 12 月 27 日查性激素：$E_2$ 16.01 pmol/L，促 FSH 111.58 IU/L，LH 64.19 IU/L。B 超提示子宫大小约 5.2cm × 4.5cm × 4.5cm，回声欠均匀；前壁有一个 2.4cm × 1.4cm × 1.0cm 结节，子宫内膜厚约 0.5cm，右卵巢显示不清，左卵巢 2.3cm × 1.8cm × 1.0cm，窦卵泡 2 个。西医诊断：继发性不孕症，卵巢早衰。中医诊断：断绪（肝郁肾虚证），月经后期（肝肾阴虚证）。治宜滋肾养肝、调理冲任。予育胞汤加紫河车 10g、山茱萸 15g、白芍 15g、川芎 10g、淫羊藿 12g、川椒 10g、阿胶 10g、炙黄芪 25g，25 剂，水煎服，日 1 剂。嘱测基础体温，增加性生活次数，忌辛辣、寒凉。

二诊：2013 年 2 月 21 日。末次月经 1 月 18 日，月经量中，色鲜红，无块。服药后腰酸、心烦易怒、潮热盗汗诸症减，纳眠佳，二便调。基础体温单相。2013 年 1 月 14 日复查性激素：$E_2$ 174.54 pmol/L，FSH 29.61 IU/L，LH 31.34 IU/L，P 2.92nmol/L。患者症状及辅助检查均有改善，效不更方，治疗继以滋肾养肝、调理冲任为法。①先予初诊方 20 剂，见透明拉丝白带换方。②从出现透明拉丝白带至基础体温升高，服促排卵汤加肉桂10g，淫羊藿12g，炙黄芪25g，川芎12g，月季花12g，5剂，水煎服，日1剂。③基础体温升高至月经期服两固汤加山茱萸15g，白芍15g，巴戟天10g，煅紫石英15g，炒杜仲12g，阿胶10g，党参20g，炒白术25g，炙黄芪25g，14剂，水煎服，日1剂。④月经1~3天服养血调经汤加炙黄芪25g、桃仁12g、三棱15g，3剂，水煎服，日1剂。

三诊：2013年3月21日。末次月经3月4~6日，量偏少，鲜红、无块，伴腰酸，白带量少，无乳房胀痛，纳眠可，二便调。基础体温双相，高温期11天，上升缓慢。2013年3月5日复查性激素：$E_2$ 7.4pg/mL，FSH 24.3IU/L，LH 5.3IU/L，P 0.3ng/mL。患者已出现基础体温双相，说明有排卵，疗效较好，继续以滋肾养肝、调理冲任为主，以郭氏中药序贯疗法治疗。①方育胞汤加紫河车10g，山茱萸12g，白芍15g，淫羊藿12g，川椒10g，阿胶10g，炙黄芪25g，15剂。②方促排卵汤加肉桂10g，淫羊藿12g，炙黄芪25g，川芎12g，月季花12g，川椒10g，5剂。③方两固汤加煅紫石英15g，炒杜仲12g，阿胶10g，补骨脂15g，14剂。④方养血调经汤加炙黄芪25g，桃仁12g，三棱15g，刘寄奴15g，3剂。

四诊：2013年4月18日，末次月经3月4日，停经45天，乳房胀痛，余无所苦，脉弦细滑，基础体温升高13天，测β-HCG 758.4mIU/mL。确认妊娠，治疗原则以补肾健脾、养血安胎为主，方以寿胎丸合胎元饮加减：菟丝子20g，桑寄生20g，川续断20g，阿胶10g，党参20g，炙黄芪25g，山药15g，白芍20g，炙甘草10g，当归身12g，苎麻根12g，炒杜仲12g，枸杞子15g，炒白术20g，山茱萸12g。保胎治疗至孕3月。

停止治疗后，仍定期随访，孕期顺利，于2013年12月25日剖宫产一女婴，出生体重3040g。

按语：患者初诊之时，未避孕未孕已2年，月经稀发已4年，外院已诊断为卵巢早衰，就诊时月经停闭已4月余。结合患者病史及性激素、B超检查等，西医诊断为继发性不孕症和卵巢早衰；中医诊断为断绪、月经后期（肝肾阴虚证）。根据患者诸多伴症：腰酸，带下量少，阴部干涩，烘热汗出，盗汗，心烦易怒，寐少多梦，舌尖红、少苔，脉沉弦细，可知患者肝肾阴亏明显，确定治疗方案，宜滋肾养肝、调理冲任，予郭氏中药序贯疗法加减治疗。卵巢早衰患者卵巢内的卵子数量少、质量差，分泌性激素量少，子宫内膜薄，初诊时患者停经4个月，B超（2012年12月27日）提示子宫内膜0.5cm，说明患者胞宫血海空虚，无血可下，当务之急为滋补肝肾、养血填精、养卵泡、长内膜，而不强求月经来潮。先用育胞汤加味，共服 25 剂。方中菟丝子平补肾、肝、脾，与枸杞子、女贞子共奏滋肾益阴之功，山茱萸、白芍养血柔肝，当归、川芎、熟地黄养血活血填精；川续断、怀牛膝助滋补肝肾之功，炙黄芪、阿胶增补气养血之效，加紫河车、淫羊藿、川椒补肾助阳，阳中求阴，使阴得阳生而泉源不竭。待阴长至盛，氤氲之时，再予促排卵汤加味促阴阳转化，丹参、益母草、肉桂温阳活血、促卵泡成熟排出；羌活通督脉开窍，振奋肾阳，可促进阴阳转化；加川芎、月季花行气活血、疏肝解郁，增重阴转阳之力。排卵后，继予两固汤加味温补脾肾，固本调经，菟丝子、淫羊藿温补脾肾；枸杞子、覆盆子、锁阳助补肾阳、益肾精之功；山药、续断、怀牛膝补肾健脾；当归、熟地黄养血填精；山茱萸、白芍养血柔肝；加巴戟天、紫石英助肾阳；党参、白术、炙黄芪助山药补气健脾；炒杜仲补肾强腰膝；阿胶养血。最后顺应血海满盈、经血自下，予养血调经汤加味活血化瘀、祛瘀生新，方中四物汤养血活血；丹参、益母草、莪术活血化瘀、推陈出新；"血不利则为水"，泽兰活血化瘀、利水消肿；党参补脾益气，佐制活血之力，防止大量活血药耗气伤血；川牛膝为使药，引血下行，且能滋补肝肾。方中加桃仁、红花、三棱助活血化瘀，使瘀血去而新血生；肉桂引火归元，温养胞宫；炙黄芪益气，助党参之功。

患者经过中药序贯治疗，服药后即月经来潮，但基础体温单相，为无排卵型月经。复测性激素提示 FSH、LH 较治疗前明显降低，$E_2$ 升高，说明卵巢内卵子生长和发育的机会较治疗前增加，治疗有效，继予中药序贯疗法治疗。1 个周期治疗未结束，月经再次来潮，基础体温双相，高温期 11天，但上升缓慢。复测性激素 FSH、LH 继续下降，效果明显，继续服药。经过 3 个周期的郭氏中药序贯疗法，患者最终成功受孕，并顺利产下女婴，母女均健。

（李军、邓越、严培嘉）

## 第四节　子宫内膜异位症

子宫内膜异位症（Endometriosis，EMT）是指具有生长功能的子宫内膜组织（腺体和/或间质），在子宫腔被覆内膜和宫体肌层以外的部位生长、浸润，并反复周期性出血，继而引发疼痛、不孕及包块等症状的一种常见妇科病。近年文献报道其临床发病率为 10% ～ 15%，且有逐年增加的趋势。

本病多见于30岁左右的育龄妇女，生育少、生育晚的女性发病率高于多生育者。不孕症妇女中罹患此病的概率为正常妇女的7～10倍，发病率高达20%～40%。偶见于青春期发病，多与梗阻性生殖道畸形有关。而青春期前如婴儿、儿童或青少年极少发生。绝经后，子宫内膜异位病灶将随卵巢功能衰退而萎缩退化，再发病者极少，一旦发生多与雌激素替代有关，提示病变的发生及发展与卵巢功能密切相关。

子宫内膜异位症在组织学上是一种良性疾病，但却具有增生、浸润、种植、复发、恶变等恶性生物学潜能。90%的子宫内膜异位病灶位于盆腔，特别是卵巢、子宫直肠陷凹、宫骶韧带等部位最为常见，也可以出现在直肠阴道隔、阴道、宫颈、直肠、膀胱、会阴切口部位、剖宫产切口部位、输卵管、阑尾、结肠、腹股沟管及腹膜后淋巴结等处，甚至在远离子宫的鼻腔、胸腔、脑膜、乳腺及四肢也偶有发生。子宫内膜异位症病灶分布如此之广，在良性疾病中极其罕见。

中医学本无此病名，多根据其临床症状将其归属于"痛经""月经不调""不孕""癥瘕"等中医疾病范畴。结合中医理论和临床实践，现代中医医家多认为子宫内膜异位症的基本病机为瘀血阻滞，临床可见气滞、寒凝、肾虚、痰湿、气血虚弱、湿热兼有血瘀等证型，治疗以活血化瘀为大法，辅以行气、温经、祛痰、补虚、清热等方法。

近10年来，对子宫内膜异位症的发生发展及诊治有了新的认识，从生育年龄妇女的常见病到世界范围内的社会问题、健康问题；从经典的经血逆流理论到在位内膜决定论，再到"源头治疗"，多种学说互为补充；从根治性的手术到"缓解疼痛，改善生育，综合治疗，长期管理"的治疗理念，这些变化体现了对生命、对器官、对生育、对人性、对个体观念的改变和进步，而改善患者的生命质量成为子宫内膜异位症治疗的核心内容。其中对子宫内膜异位症引起的不孕诊治一直是热点，也是研究的难点。

子宫内膜异位症的病因不明或病因难以去除，经血逆流的现象也很常见，保守性手术后容易复发、难以根治；子宫内膜异位症具有易侵袭的类似恶性肿瘤的生物学行为，常常累及肠管、泌尿系统等重要器官，手术治疗难以彻底；子宫内膜异位症可以发生癌变，可以危及患者的生命。子宫内膜异位症应被视为"慢性病"，需要长期管理，使用药物控制病情，避免重复手术操作。上述这些原因促使在新的诊治观念的背景下强调、重视、推广和规范子宫内膜异位症的长期管理，是目前业界的共识。因此，尽管子宫内膜异位症不孕的诊治是育龄期的核心问题，仍然需要把对子宫内膜异位症横贯女性一生的长期管理重视起来。

## 【发病机制与病因病机】

### 一、西医病因与发病机制认识

子宫内膜异位症的发病机制至今尚未明了，关于异位子宫内膜的来源，有诸多经典学说，如经血逆流与种植学说、体腔上皮化生学说、淋巴及血行转移学说、免疫学说、遗传学说、干细胞学说等。以 Sampson 经血逆流种植为主导理论，逆流至盆腔的子宫内膜需经黏附、侵袭、血管形成等过程得以种植、生长、发生病变。目前，关于子宫内膜异位症的病因研究已深入至细胞分子和基因的水平，并涌现出许多新的假说，如表观遗传改变、在位内膜决定论等，但尚无单一理论可以解释所有内膜异位症的发生。上述前三种学说仅能解释不同部位的子宫内膜组织的由来，但能否发展为子宫内膜异位症，可能主要决定于机体的免疫功能，尤其是细胞免疫功能，性激素及遗传基因决定个体易感性。

#### （一）子宫内膜异位症所致不孕的病因病理

目前为止，针对子宫内膜异位症发生机制所做的基础研究、动物实验和临床研究，还没有确认子宫内膜异位症造成不孕的明确机制，可能与解剖、内分泌、免疫、心理等多种因素有关，目前的主要看法有以下几种。

**1. 盆腔结构改变**

子宫内膜异位症多合并盆腔内广泛粘连及包块压迫异位，可导致盆腔内器官解剖结构改变，影响卵巢排卵、输卵管伞端拾卵及受精卵的运输。这种情况在中度、重度子宫内膜异位症患者中更为常见。

**2. 内分泌异常**

临床和试验研究观察到，子宫内膜异位症患者容易合并卵巢排卵功能及卵细胞质量的异常、黄体功能不足、未破裂卵泡黄素化综合征（LUFS）和高泌乳素血症等，提示内分泌和卵巢功能异常是子宫内膜异位症不孕的重要原因之一。

**3. 腹腔免疫环境改变**

子宫内膜异位症患者腹膜腔液中含大量高度活化的巨噬细胞，可分泌白细胞介素-6（IL-6）、肿瘤坏死因子（TNF）和干扰素（IFN）等，此类细胞因子不仅可影响精子活性，阻碍受精，还对胚胎具有明显的毒性作用，影响早期胚胎发育及胚胎种植而致不孕和早期流产。此外，瘦素、血小板活化因子等异常亦是盆腹腔微环境异常的因素之一，影响子宫内膜异位症患者的生育功能。

**4. 子宫内膜容受性降低**

根据影响子宫内膜容受性的因素包括抗磷脂抗体、$C_3$ 补体水平升高；黄体中期子宫内膜腺上皮整合素 av 影响表达缺失或延迟；HOXA10 的表达缺陷等证据，推测子宫内膜异位症可能对内膜有负面影响，降低子宫内膜容受性和胚胎着床率。

### （二）子宫内膜异位症临床病理类型

**1. 腹膜型子宫内膜异位症或腹膜子宫内膜异位症**

腹膜型子宫内膜异位症或腹膜子宫内膜异位症（peritoneal endometriosis）指盆腔腹膜的各种子宫内膜异位症种植病灶，主要包括红色病变（早期病变）、棕色病变（典型病变）及白色病变（陈旧性病变）。

**2. 卵巢型子宫内膜异位症或卵巢子宫内膜异位囊肿**

卵巢型子宫内膜异位症或卵巢子宫内膜异位囊肿（ovarian endometriosis）又根据子宫内膜异位囊肿的大小和粘连情况分为Ⅰ型和Ⅱ型。

Ⅰ型：囊肿直径多 <2cm，囊壁多有粘连、层次不清，手术不易剥离。

Ⅱ型：又分为 A、B、C 3 种。ⅡA：卵巢表面小的子宫内膜异位症种植病灶合并生理性囊肿如黄体囊肿或滤泡囊肿，手术易剥离；ⅡB：卵巢囊肿壁有轻度浸润，层次较清楚，手术较易剥离；ⅡC：囊肿有明显浸润或多房，体积较大，手术不易剥离。

**3. 深部浸润型子宫内膜异位症**

深部浸润型子宫内膜异位症（deep infiltrating endometriosis，DIE）指病灶浸润深度≥5mm，包括位于宫骶韧带、直肠子宫陷凹、阴道穹隆、直肠阴道隔、直肠或者结肠壁的子宫内膜异位症病灶，也可以侵犯至膀胱壁和输尿管。

**4. 其他部位的子宫内膜异位症**

其他部位的子宫内膜异位症（other endometriosis）包括瘢痕子宫内膜异位症（腹壁切口及会阴切口）及其他少见的远处子宫内膜异位症，如肺、胸膜等部位的子宫内膜异位症。

## 二、中医病因病机认识

子宫内膜异位症临床表现多为经行腹痛、月经不调、不孕、盆腔肿块等，当属于"痛经""月经不调""不孕""癥瘕"等中医疾病范畴。其发病原因与情志失调、寒湿入侵、体质因素或手术损伤等密切相关，致病因素长期作用于人体，久必引起冲任、胞宫气血运行不畅或失于濡润，"离经"之血瘀积，瘀血阻滞胞宫则痛经，瘀血阻滞胞络则不孕，瘀血阻滞脉道则经血量多或淋沥不尽，瘀血日久，渐成癥瘕积聚，逐渐发展为子宫内膜异位症。

### （一）病因

**1. 寒凝血瘀**

由于行经产后，血室正开，余血不净，摄生不当，感受寒邪，血寒则凝，导致寒凝血瘀，胞脉阻滞。

**2. 气滞血瘀**

素有抑郁，或经期情志不畅，导致肝气怫郁，气滞血瘀，经血运行不畅，不通则痛。

**3. 痰瘀互结**

血停日久，阻滞气机，脾运失常，痰湿内生，痰瘀互结，停于胞中，日久化生癥瘕。

**4. 热郁血瘀**

素体阳盛，或肝郁化热，或外感热邪，或过食辛辣，致邪热内盛，热伏冲任血海，热灼营血，质稠致瘀，瘀阻胞宫冲任。

**5. 气虚血瘀**

素体脾虚或饮食劳倦、忧愁思虑所伤，或由于本病迁延日久，耗伤正气，气虚运血无力，因虚致滞，由滞成瘀，瘀阻冲任、胞宫。

**6. 肾虚血瘀**

"肾主生殖""胞胎系于肾"，肾精不足则引起月经病、不孕症等；精血同源，肾亏精血不足，脏腑失养，血行缓慢易成瘀阻；肾阳虚衰，冲任胞脉失于温煦，血为寒凝，亦结癥瘕。

### （二）病机

子宫内膜异位症的基本病机是瘀血阻滞。气滞、寒凝、肾虚、手术等均可导致瘀血阻滞，瘀血日久导致肾之阴阳俱虚，肾主生殖功能失调，卵子无肾阴之滋润、肾阳之温煦无以生发，因而不能受孕，瘀血停留，胞脉受阻，两精不能相搏，亦不能摄精成孕。

《女科指南》指出："妇人忧、思、愤、怒。忧思过度则气凝，气凝则血亦凝；愤怒已甚则气结，气血凝结则涩而不流。"《傅青主女科》云："寒湿乃邪气也，妇人有冲任之脉居于下焦……经水由二经而外出，而寒湿满二经而内乱，两相争而作疼痛。"《景岳全书·妇人规》云："瘀血流滞作癥，惟妇人有之，其证则或由经期，或由产后，凡内伤生冷……气弱而不行。总由血动之时，余血未净，而一有所逆，则留滞日积而渐以成矣。"《医宗金鉴·妇科心法要诀》曰："女子不孕之故，由伤其任、冲也……或因宿血积于胞中，新血不能成孕。"因此情志失调、肝失调达、外感寒邪、素体阳虚及手术损伤等均可导致"离经"之血瘀积，瘀血阻滞胞宫，不通则痛，故痛经；瘀血日久，渐成癥瘕积聚；瘀血停留，胞脉受阻，两精不能相搏，故不孕。

肾藏精，主生殖，为冲任之本。《傅青主女科》谓："妇人受妊，本于肾气旺也，肾旺则以摄精。"《医学衷中参西录·治女科学》云："男女生育皆赖肾气作强……肾旺自能萌胎也。"子宫内膜异位症以血瘀为本，病程长，久病及肾，肾阳亏虚，命门火衰，冲任胞宫失于温煦，阳虚则不能摄精成孕；肾阴亏虚，精亏血少，血不足以养胎，亦致不孕。同时，肾阳虚不足以温煦筋脉，遂致寒凝血瘀；肾气虚运血无力，血行不畅则瘀血内停；肾阴虚内热灼血，又可导致血瘀证的产生。由此看出，子宫内膜异位症的病程中，肾虚和血瘀常相互影响，互为因果，病机为本虚标实，本虚在肾，标实在血，血脉不通而作痛，日久则成瘕，肾虚则不能摄精成孕。

### 三、郭氏理论特色

郭老从事中医妇科临床 50 余载，经验丰富，融汇中西，尤其擅长于黄体功能不足、卵泡发育障碍及盆腔炎症所致输卵管问题等引起的不孕症的研究。因此，由子宫内膜异位症引起的上述三方面原因而致的不孕诊治，亦可参照上述相关章节的内容进行学习。

对于其他不孕合并有子宫内膜异位症的情况，郭老治疗则根植于对妇科病病因病机的核心认识——妇人"阴常不足，阳亦常虚"。妇人经历经、孕、产、乳，数伤于血，故阴常不足。此外，由于现代生活方式、生活习惯、生活环境的改变，尤其是贪凉饮冷，导致外寒侵袭，损伤人体阳气；加之工作、生活压力增大，勉力劳作，暗损阳气，因此阳亦常虚；妇人以肝脾肾为用，脾肾阳虚最为常见，在妇科疾病应当予以重视顾护脾肾阳气，并以此理论指导临床辨证及用药。子宫内膜异位症病程长，反复发作，缠绵难愈，临床表现以下腹疼痛喜温、腰骶酸痛、遇劳则剧、月经色暗有块、痛经严重，体倦乏力、畏寒肢冷，舌淡暗或有瘀斑瘀点为常见，即气不足便是寒，阳气虚，无力推动血液运行而成瘀。"血遇寒则凝，得温则行"，郭老在治疗子宫内膜异位症过程中，着重于"温通"二字。因此，子宫内膜异位症合并不孕的治疗是在调补肝肾周期治疗的基础上，辅以温经活血、化瘀止痛的药物。

## 【诊断与鉴别诊断】

### 一、子宫内膜异位症诊断

#### （一）病史

患者可有进行性加剧的痛经病史，或不孕史，或剖宫产、人流术等手术史。

#### （二）症状

**1. 疼痛**

70%～80%的子宫内膜异位症患者均有不同程度的盆腔疼痛，与病变程度不完全平行。包括痛经（典型者为继发性痛经，并进行性加重）、非经期腹痛（慢性盆腔疼痛、性交痛以及排便疼痛等），卵巢子宫内膜异位症囊肿破裂可引起急性腹痛。

**2. 不孕**

子宫内膜异位症患者不孕率高达40%。

**3. 月经异常**

15%～30%患者有经量增多、经期延长、月经淋沥不尽或经前点滴出血。

**4. 其他症状**

若为肠道子宫内膜异位症，见腹痛、腹泻或便秘，甚至周期性少量便血。若为尿道子宫内膜异位症，出现周期性尿血。若为呼吸道子宫内膜异位症可出现经期咳血或气胸。若为腹壁瘢痕子宫内膜异位，则切口瘢痕处有结节或肿块，经期增大，疼痛加重。

#### （三）体征

典型盆腔子宫内膜异位症双合诊时，可发现子宫后倾固定，直肠子宫陷凹、宫骶韧带或子宫后壁下方可扪及触痛性结节，一侧或双侧附件处触及囊实性包块，活动度差。病变累及直肠阴道间隙时，可在阴道后穹隆触

113

及，触痛明显，或直接看到局部隆起的小结节或紫蓝色斑点。卵巢异位囊肿较大时，妇科检查可扪及与子宫粘连的肿块。囊肿破裂时腹膜刺激征阳性。

### （四）辅助检查

#### 1. 影像学检查

B 超检查是诊断卵巢异位囊肿和膀胱直肠子宫内膜异位症的重要方法，可确定异位囊肿位置、大小和形状。

#### 2. 血清 CA125 测定

大多数子宫内膜异位症患者的血清 CA125 浓度增高，重症患者更为明显，动态检测 CA125 水平有助于评估疗效和预测复发。

#### 3. 腹腔镜检查

腹腔镜检查是目前国际公认的子宫内膜异位症诊断最佳方法。

### （五）临床分期及子宫内膜异位症生育指数

#### 1. ASRM 分期

目前，常用的子宫内膜异位症分期方法是美国生殖医学学会（American Society for Reproductive Medicine，ASRM）分期，即 1996 年第 3 次修订的美国生育学会修订的子宫内膜异位症分期（r-AFS）。ASRM 分期主要根据腹膜、卵巢病变的大小及深浅，卵巢、输卵管粘连的范围及程度，以及直肠子宫陷凹封闭的程度进行评分。共分为 4 期：Ⅰ 期（微小病变）1 ~ 5 分；Ⅱ 期（轻度）6 ~ 15 分；Ⅲ 期（中度）16 ~ 40 分；Ⅳ 期（重度）>40 分。评分方法见表 3 – 1。ASRM 分期是目前国际上最普遍使用的子宫内膜异位症临床分期，其主要缺陷是对患者的妊娠结局、疼痛症状、复发无很好的预测性。

表 3 – 1　子宫内膜异位症 ASRM 分期评分表

| 类别 | 异位病灶 | | | | | 粘连 | | | | 子宫直肠陷凹封闭的程度 | |
| --- | --- | --- | --- | --- | --- | --- | --- | --- | --- | --- | --- |
| | 位置 | 大小（cm） | | | 程度 | 范围 | | | | 部分 | 完全 |
| | | <1 | 1 ~ 3 | >3 | | <1/3 包裹 | 1/3 ~ 2/3 包裹 | >2/3 包裹 | | | |
| 腹膜 | 表浅 | 1 | 2 | 3 | – | – | – | – | | – | – |
| | 深层 | 2 | 4 | 6 | – | – | – | – | | – | – |
| 卵巢 | 右侧，表浅 | 1 | 2 | 4 | 右侧，轻 | 1 | 2 | 4 | | – | – |
| | 右侧，深层 | 4 | 16 | 20 | 右侧，重 | 4 | 8 | 16 | | – | – |

| 类别 | 异位病灶 | | | | 程度 | 粘连 | | | 子宫直肠陷凹封闭的程度 | |
|---|---|---|---|---|---|---|---|---|---|---|
| | 位置 | 大小（cm） | | | | 范围 | | | | |
| | | <1 | 1~3 | >3 | | <1/3 包裹 | 1/3~2/3 包裹 | >2/3 包裹 | 部分 | 完全 |
| 输卵管 | 左侧，表浅 | 1 | 2 | 4 | 左侧，轻 | 1 | 2 | 4 | – | – |
| | 左侧，深层 | 4 | 16 | 20 | 左侧，重 | 4 | 8 | 16 | – | – |
| | – | – | – | – | 右侧，轻 | 1 | 2 | 4 | – | – |
| | – | – | – | – | 右侧，重 | 4 | 8 | 16 | – | – |
| | – | – | – | – | 左侧，轻 | 1 | 2 | 4 | – | – |
| | – | – | – | – | 左侧，重 | 4 | 8 | 16 | – | – |
| 直肠子宫陷凹封闭 | – | – | – | – | – | – | – | – | 4 | 40 |

注：如果输卵管伞端完全粘连，评 16 分；如果患者只残留 1 侧附件，其卵巢及输卵管的评分应乘以 2；– 无此项；子宫内膜异位症：子宫内膜异位症；ASRM：美国生殖医学学会

## 2. 子宫内膜异位症生育指数

子宫内膜异位症生育指数（endometriosis fertility index，EFI）主要用于预测子宫内膜异位症合并不孕患者腹腔镜手术分期后的自然妊娠情况，评分越高，妊娠概率越高。预测妊娠结局的前提是男方精液正常，女方卵巢储备功能良好且不合并子宫腺肌病（表 3 – 2）。最低功能评分（least function，LF）指单侧（左侧或右侧）输卵管、输卵管伞端、卵巢 3 个部位各自进行评分，两侧均取单侧评分最低者，两者相加即为 LF 评分，以此纳入最后的统计。根据 3 个部位的情况，将评分分成 0 ~ 4 分，4 分：功能正常，3 分：轻度功能障碍，2 分：中度功能障碍，1 分：重度功能障碍，0 分：无功能或缺失（表 3 – 3）。

表 3 – 2　子宫内膜异位症生育指数（EFI）的评分标准（分）

| 类　　别 | 评　分 |
|---|---|
| 病史因素 | |
| 　年龄≤35 岁 | 2 |
| 　年龄 36 ~ 39 岁 | 1 |
| 　年龄≥40 岁 | 0 |
| 　不孕年限≤3 年 | 2 |

续　表

| 类　别 | 评　分 |
|---|---|
| 不孕年限 >3 年 | 0 |
| 原发性不孕 | 0 |
| 继发性不孕 | 1 |
| 手术因素 | |
| 　LF 评分 7 ~ 8 分 | 3 |
| 　LF 评分 4 ~ 6 分 | 2 |
| 　LF 评分 0 ~ 3 分 | 0 |
| 　ASRM 评分（异位病灶评分之和） <16 分 | 1 |
| 　ASRM 评分（异位病灶评分之和） ≥16 分 | 0 |
| 　ASRM 总分 <71 分 | 1 |
| 　ASRM 总分 ≥71 分 | 0 |

表 3 - 3　输卵管最低功能评分标准（分）

| 部　位 | 描　述 | 评　分 |
|---|---|---|
| 输卵管 | | |
| 　正常 | 外观正常 | 4 |
| 　轻度受损 | 浆膜层轻微受损 | 3 |
| 　中度受损 | 浆膜层或肌层中度受损，活动度中度受限 | 2 |
| 　重度受损 | 输卵管纤维化或轻中度峡部结节性输卵管炎，活动度重度受限 | 1 |
| 　无功能 | 输卵管完全阻塞，广泛纤维化或峡部结节性输卵管炎 | 0 |
| 输卵管伞端 | | |
| 　正常 | 外观正常 | 4 |
| 　轻度受损 | 伞端轻微损伤伴有轻微的瘢痕 | 3 |
| 　中度受损 | 伞端中度损伤伴有中度的瘢痕，伞端正常结构中度缺失伴轻度伞内纤维化 | 2 |
| 　重度受损 | 伞端重度损伤伴有重度的瘢痕，伞端正常结构大量缺失伴中度伞内纤维化 | 1 |
| 　无功能 | 伞端重度损伤伴有广泛的瘢痕，伞端正常结构完全缺失伴轴卵管完全性梗阻或积水 | 0 |

续　表

| 部 位 | 描 述 | 评 分 |
|---|---|---|
| 卵巢 | | |
| 正常 | 外观正常 | 4 |
| 轻度受损 | 卵巢体积正常或大致正常，卵巢浆膜层极小或轻度受损 | 3 |
| 中度受损 | 卵巢体积减小在 1/3～2/3，卵巢表面中度受损 | 2 |
| 重度受损 | 卵巢体积减小 2/3 或更多，卵巢表面重度受损 | 1 |
| 无功能 | 卵巢缺失或完全被粘连所包裹 | 0 |

注：将双侧输卵管和卵巢分别评分，左右两侧相加的分值等于 LF 评分。若一侧卵巢缺如，则将对侧卵巢评分的两倍作为 LF 评分

## 二、鉴别诊断

### （一）卵巢恶性肿瘤

早期无症状，有症状时多呈持续性腹痛、腹胀，病情发展快，一般情况差，B 超图像显示包块为混合性或实性，血清 CA125 显著升高，一般大于 100IU/mL。腹腔镜检查或剖腹探查可鉴别。

### （二）盆腔炎性包块

多有急性或反复发作的盆腔感染史，疼痛无周期性，平时亦有下腹隐痛，可伴有发热及血常规检查白细胞升高等，子宫触痛明显，抗生素治疗有效，可与子宫内膜异位症并存。

### （三）子宫腺肌病

痛经症状与子宫内膜异位症相似，但多位于下腹正中且更剧烈，子宫多呈均匀性增大，质硬。经期检查时，子宫触痛明显，此病常与子宫内膜异位症并存。

## 【治疗（子宫内膜异位症的长期管理）】

子宫内膜异位症长期管理的原则和目标：①坚持以临床问题为导向，以患者为中心，分年龄阶段处理，综合治疗；②长期管理的目标：重在减轻和消除疼痛、促进和保护生育能力、降低和减少复发、警惕和早期发现恶变，提高患者的生命质量；③规范手术的时机、术式的选择，重视术后的综合治疗、长期管理，使患者的手术获益最大化、手术损伤最小化；

④提高患者的生命质量，分年龄阶段管理，解决不同年龄阶段最主要的临床问题。

## 一、青春期子宫内膜异位症患者的长期管理

青少年子宫内膜异位症也是一种进展性的疾病，影响青少年患者的生命质量及未来的生育能力。对于青少年子宫内膜异位症患者，要警惕合并梗阻性生殖器官畸形，如阴道闭锁或阴道斜隔综合征。

青少年子宫内膜异位症主要的问题是疼痛和卵巢囊肿。长期管理的目标主要是控制疼痛、保护生育、延缓进展、预防复发。

### （一）疼痛

疼痛的控制以药物治疗为主。在疼痛时，可经验性使用非甾体类消炎药（NSAID）。非经期药物选择应考虑青少年的发育特点。口服避孕药是青少年子宫内膜异位症患者的一线治疗药物，对于年龄＜16岁的子宫内膜异位症患者也是安全、有效的。孕激素治疗有效，但长期使用需要警惕骨质丢失，因此，青少年子宫内膜异位症患者应慎用单一的孕激素类药物。促性腺激素释放激素激动剂（GnRH-a）是目前公认的治疗成年子宫内膜异位症最有效的药物，也用于青少年子宫内膜异位症的治疗。但由于可引起骨质丢失，对于尚未达到骨密度峰值的青少年子宫内膜异位症患者，应用GnRH-a对骨质的沉积有一定的影响。因此建议，对年龄≤16岁的青少年子宫内膜异位症患者，选用连续或周期性口服避孕药作为药物治疗的一线方案，＞16岁的患者可考虑使用GnRH-a。

### （二）囊肿

青少年子宫内膜异位症患者的卵巢子宫内膜异位囊肿手术方式首选腹腔镜手术，但要注意掌握手术指征。单侧卵巢囊肿，直径＜4cm，可使用药物缓解疼痛，减缓疾病进展。用药后，如症状缓解或改善，可长期药物治疗；需每6个月随访影像学、妇科检查、肝功能、肿瘤标志物等检查。如疼痛未缓解，建议行影像学检查除外其他疾病，必要时行腹腔镜检查评估。对于双侧卵巢囊肿，手术可能影响卵巢储备功能，且有囊肿复发的风险，建议由有经验的医师进行诊治。需充分告知患者手术的利弊，术后需要辅助药物治疗，以减少复发，保护生育功能，并根据青少年的特点进行心理治疗和健康教育。对合并有梗阻性生殖器官畸形的患者，应及时解除梗阻。

### （三）青少年子宫内膜异位症长期管理的随访

建议青少年子宫内膜异位症患者每6个月随访1次，随访内容应包括疼痛控制情况、药物不良反应、妇科超声检查，有卵巢囊肿者应复查肿瘤标志物，同时应对青少年患者及其家属进行健康教育。

## 二、育龄期子宫内膜异位症患者的长期管理（子宫内膜异位症合并不孕的长期管理）

育龄期子宫内膜异位症患者长期管理的目标：①控制疼痛；②保护、指导和促进生育；③预防复发。控制疼痛和预防复发不是本篇的重点，本篇重点介绍指导和促进生育的长期管理，即子宫内膜异位症合并不孕的长期管理。

### （一）子宫内膜异位症合并不孕的长期管理应明确的几个问题

1. 子宫内膜异位症的发生机制不清，相关的不孕常常是多因素共同作用的结果。

2. 治疗时机主张积极治疗，不宜等待。

3. 治疗方案应根据男方精液的检查情况、患者年龄、病情程度、既往治疗过程、卵巢囊肿大小、卵巢储备功能及子宫情况等充分评估，制定个体化的方案。

### （二）子宫内膜异位症合并不孕的长期管理

1. 首先应该按照不孕症的诊疗路径进行全面的不孕症检查，排除其他的不孕因素。

2. 临床上可疑合并不孕的子宫内膜异位症患者，建议腹腔镜探查，以确定子宫内膜异位症的诊断、类型、分期并行生育能力的全面评估［子宫内膜异位症生育指数（endometriosis fertility index，EFI)］，同时行子宫内膜异位症病灶清除，术中大量生理盐水清洗盆腔以改善盆腔微环境，提高术后妊娠率。

由于手术有可能对卵巢储备功能产生损害，因此，术前需行卵巢储备功能评估，尤其是对于年龄大（>35岁）、双侧卵巢子宫内膜异位囊肿、术前有月经紊乱等高危因素的患者，如已有卵巢储备功能低下者，不宜手术应直接行体外受精－胚胎移植（IVF-ET）。

3. 腹腔镜是首选的手术治疗方式。手术前需要评估子宫内膜异位症的类型、分期及EFI评分，可评估子宫内膜异位症病变的严重程度并评估生育预后，根据 EFI 评分给予患者生育指导。年轻、轻中度子宫内膜异位症，腹腔镜探查 EFI 评分≥5 分者，可于术后在生育指导下自然试孕，如果未孕，建议行促排卵加宫腔内人工授精（IUI）3～4 个周期治疗。EFI 评分≤4 分，有高危因素者（年龄在 35 岁以上、不孕年限超过 3 年，尤其是原发性不孕者；重度子宫内膜异位症、病灶切除不彻底者；输卵管不通畅者）、男方因素不孕及促排卵加 IUI 治疗 3～4 个周期未孕者，建议行 IVF-ET。

4. 腹腔镜手术后半年内或术后 GnRH-a 药物治疗停药半年内，是子宫内膜异位症不孕患者的最佳妊娠时间，应对患者给予妊娠指导。

5. 复发性卵巢子宫内膜异位囊肿伴不孕者不主张反复手术，此时手术不能提高患者的生育能力，反而有可能加重卵巢储备功能的损害，临床评估卵巢子宫内膜异位囊肿无恶变的前提下，建议经 B 超引导下穿刺治疗、GnRH-a 2～3 个月预处理及 IVF-ET。如果出现如下的手术指征：疼痛症状严重或可疑卵巢子宫内膜异位囊肿恶变、囊肿逐渐增大无法穿刺、穿刺无效、IVF-ET 治疗反复失败者，仍需腹腔镜探查、手术，病理检查确诊，手术本身不能明显改善术后妊娠率。

6. 对于 DIE 合并不孕的患者，手术可能不会增加术后妊娠率，且创伤大、并发症多，如疼痛症状不明显的患者，首选 IVF-ET 治疗不孕，手术作为 IVF-ET 失败的二线治疗方法。

7. 子宫腺肌病是影响术后妊娠率的独立因素，子宫腺肌病术后的长期管理见其他部分论述。

8. 子宫内膜异位症合并不孕的诊治流程图（图 3 - 1）。

9. 子宫内膜异位症合并不孕患者长期管理的随访建议：每 3～6 个月随访 1 次，随访的重点应包括子宫内膜异位症症状的控制、对子宫腺肌病及卵巢囊肿的监测及再次生育的指导。随访内容包括妇科检查、盆腔超声检查、卵巢储备功能监测等。

## 三、围绝经期子宫内膜异位症患者的长期管理

围绝经期子宫内膜异位症的长期管理需关注与子宫内膜异位症相关的肿瘤，特别是警惕子宫内膜异位症恶变的风险。临床有以下情况应警惕子宫内膜异位症恶变：①围绝经期子宫内膜异位症患者的疼痛节律改变；②卵巢囊肿过大、增长过快、直径 >10cm；③影像学检查发现卵巢囊肿内部实性或乳头状结构，病灶血流丰富，阻力指数低；④血清 CA125 水平过高 >200 kU/L（除外感染或子宫腺肌病）。围绝经期卵巢子宫内膜异位囊肿

患者出现以上情况时应积极手术治疗，可行患侧附件切除或子宫加双侧附件切除术，对 DIE 病灶最好一并切除，或至少活检行病理检查。

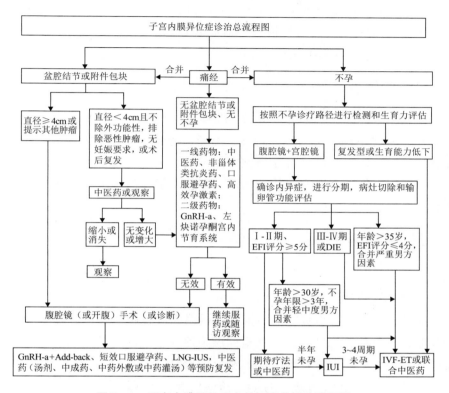

**图 3 - 1　子宫内膜异位症合并不孕的诊治流程图**

注：GnRH-a 表示促性腺激素释放激素激动剂；Add-back 表示反向添加；LNG-IUS 表示左炔诺孕酮宫内缓释系统；EFI 表示子宫内膜异位症生育指数；DIE 表示深部浸润型子宫内膜异位症；IUI 表示宫腔内人工授精；IVF-ET 表示体外授精 - 胚胎移植。

子宫内膜异位症有恶变的风险，主要的恶变部位在卵巢，卵巢囊肿恶变率文献报道为 0.5% ~ 1.0%，称为子宫内膜异位症相关的卵巢恶性肿瘤（EAOC）；其他部位如直肠阴道隔、腹壁或会阴切口子宫内膜异位症恶变较少。目前的证据显示，子宫内膜异位症增加卵巢上皮性癌（卵巢癌）如卵巢子宫内膜样癌和透明细胞癌的风险。EAOC 治疗应遵循卵巢癌的治疗原则。由于 EAOC 发病年龄较轻，期别较早，预后较非 EAOC 好。

对于既往有子宫内膜异位症病史的围绝经期患者如何管理围绝经期症状目前还缺乏高质量的研究证据，激素补充治疗对子宫内膜异位症复发和恶变的风险目前还未知。

围绝经期子宫内膜异位症患者长期管理的随访建议：建议围绝经期子宫内膜异位症患者每 3～6 个月随访 1 次。随访的重点应包括子宫内膜异位症症状的控制、卵巢囊肿情况、卵巢囊肿良恶性质的监测及盆腔其他肿瘤的发生。随访内容包括妇科检查、盆腔超声检查、卵巢肿瘤标志物（如CA125、CA199）、卵巢功能等。

## 四、中医辨证要点

子宫内膜异位症以血瘀为特点，故其治疗总法则以活血化瘀为主，根据寒热虚实之不同，又当参以行气、温经、清热、补虚之法。因此，对于子宫内膜异位症患者应该首先辨别寒热虚实。主要从痛经发生的时间、性质、部位，月经的情况和包块的大小、部位，不孕的年限，不孕的原因以及体质和舌脉等方面进行。

## 五、中医辨证论治

### （一）内治法

**1. 寒凝瘀阻证**

临床症状：经行小腹冷痛、拒按、得温痛减，腰痛坠胀，经量少，经色紫暗，多血块，四肢不温，甚至四肢逆冷，易便溏，婚久无子，性交疼痛。妇科检查子宫直肠陷凹可扪及触痛性结节。

舌脉：舌质紫暗，瘀斑、瘀点，苔薄白滑，脉沉紧或沉弦。

治法：温经散寒，化瘀消癥。

方药：少腹逐瘀汤加减（《医林改错》）。处方：肉桂、干姜、小茴香、当归、川芎、赤芍、生蒲黄、五灵脂、没药、延胡索、水蛭、三棱、莪术、细辛、乌药等。

若少腹清冷，四肢不温，夜尿频多，可加黑附子以温阳散寒；大便溏薄者，加炒白术、茯苓以健脾止泻。

**2. 气滞血瘀证**

临床症状：经前经期小腹胀痛、拒按，经行不畅，色紫暗，夹有血块，块下痛减。经前乳房、胸胁胀痛，心烦易怒，久不受孕，性交痛。

舌脉：舌质紫暗，瘀斑、瘀点，脉弦或弦涩。

治法：理气行滞，活血化瘀。

方药：血府逐瘀汤加减（《医林改错》）。处方：当归、熟地黄、赤芍、川芎、桃仁、红花、柴胡、枳壳、牛膝、水蛭、虻虫、延胡索、没药等。

月经量少，带下亦少，目涩者，加枸杞子、何首乌、黄精以滋阴养血柔肝调经；少腹胀痛，心烦易怒者，加川楝子、郁金增强疏肝理气止痛之功。

### 3. 湿热瘀结证

临床症状：小腹及腰骶部疼痛，经前、经期疼痛加重，局部灼热，按之痛增，经行量多，色深红，质黏稠。小便色黄，大便不爽，小腹结块，久不孕育，带下色黄，质黏稠。

舌脉：舌质暗红，瘀斑、瘀点，苔黄腻，脉弦滑数。

治法：清热化湿，破瘀消癥。

方药：清热调血汤加减（《古今医鉴》）。处方：当归、川芎、白芍、生地黄、黄连、香附、桃仁、红花、延胡索、牡丹皮、莪术、红藤、败酱草等。

若大便黏腻不爽者，可加苍术、茯苓以健脾燥湿。

### 4. 气虚血瘀证

临床症状：婚久不孕，经期、经后小腹坠痛、拒按，腰骶坠痛，肛门坠胀，频欲临圊。月经量多，色暗质薄，经期延长。头晕眼花，气短乏力，小腹结块，性交痛，性欲淡漠，面色萎黄。

舌脉：舌质淡暗，瘀斑、瘀点，苔薄白，脉沉细。

治法：益气，活血，调经。

方药：补阳还五汤加减（《医林改错》）。处方：黄芪、当归尾、赤芍、地龙（去土）、川芎、红花、桃仁等。

若大便溏薄，经量过多者，加焦白术、炮姜以止泻止血；若四肢不温，形寒喜暖者，加肉桂、高良姜以温阳除寒。

### 5. 肾虚血瘀证

临床症状：经期、经后小腹、腰骶部坠胀酸痛，经行量少，色暗质薄。头晕耳鸣，腰膝酸软，婚久不孕，性欲低下，小腹结块，面色晦暗。

舌脉：舌质紫暗，瘀斑、瘀点，苔薄白，脉沉细，尺脉无力。

治法：补肾调经，化瘀消癥。

方药：调肝汤加减（《傅青主女科》）。处方：山药、阿胶、当归、白芍、山茱萸、巴戟天、甘草、莪术、丹参、赤芍、石见穿等。

若腰腹不温，夜尿频，下肢冷者，加附子、肉桂以补肾壮阳；若经行不畅，腹痛、腰痛较剧者，加血竭粉、苏木以活血化瘀止痛。

以上诸证经治疗病情减轻后，可用中药序贯治疗以助孕（湿热瘀结证除外）。

## （二）外治法

中医药保守治疗在缓解症状、调经助孕、提高生活质量等方面有一定的优势，但因本病疗程较长，攻伐日久易伤正，且内服药有一定的胃肠道反应，故中医外治法在临床上得到广泛应用。

**1. 中药灌肠**

本病的病位在盆腔，保留灌肠给药可使药液经直肠黏膜渗透吸收，既可减少药物对胃肠的刺激，又可使药力直达病灶，促进盆腔淤血状态的改善，有利于改善症状和消除病灶。拟用化瘀止痛汤：桂枝、三棱、莪术、水蛭、当归、苏木、没药、乳香、延胡索、昆布、土鳖虫。热者，去桂枝，加黄芩、黄柏、赤芍以清热利湿；痰盛者，加皂角刺、薏苡仁、贝母以化痰除湿；气虚者加白术、黄芪以补中益气；腰脊酸痛，腰膝酸软者，加狗脊、续断、杜仲以补肾强脊。

**2. 中药离子导入**

消癥止痛散：桂枝、透骨草、水蛭、虻虫、没药、海藻、血竭、川乌、草乌、三棱、莪术、穿山甲、乳香。研极细末，每次取药末 6～10g，黄酒、清水各一半，调成糊状，备用。每天离子导入治疗，15 天为 1 疗程，3 个月经周期。

**3. 中药热敷**

用当天所服中药药渣热敷小腹及腰骶部，交替应用。

**4. 针刺法**

选取关元、中极、三阴交等穴位给予电针刺激治疗。每次 15 天，3 个月经周期为 1 个疗程。

**5. 耳压法**

采用王不留行子或磁珠贴压在耳穴内生殖器、内分泌、肝、肾、神门、交感区，连续治疗 3～5 个月经周期。

**6. 贴敷法**

自拟活血化瘀散结镇痛中药共研细末，温开水调和成团涂于神阙穴；或采用中成药七厘散 1g，黄酒调和，敷贴于神阙穴。然后用艾条灸 20 分钟，艾灸后再用麝香止痛膏外贴。此法对子宫内膜异位症痛经、肛门坠胀痛、性交痛等症状改善明显。

**7. 其他方法**

阴道给药，以七厘散或血竭粉敷于阴道后穹窿，每天两次，能起到破瘀消癥的治疗作用。或依据足底反射原理，选取肾上腺、输尿管、脑垂体、甲状腺、甲状旁腺、生殖腺、子宫、肝脏、卵巢、淋巴结等足底反射区采用足底按摩的方式治疗。

## 六、郭氏治疗特色

### （一）以郭氏中药序贯疗法为基本方，治疗不忘活血化瘀

根据中医天人合一理论，自然有阴阳消长，人体亦与之相应。按月经不同时期阴阳气血的消长规律，将月经周期分为行经期（月经期）、经后期（卵泡期）、经间期（排卵期）、经前期（黄体期）4期。对于卵泡发育障碍的患者，郭老因势利导，模拟人体气血阴阳消长过程，在经后期（卵泡期）促进卵泡发育，经间期（排卵期）促排卵，经前期（黄体期）提高黄体功能以及行经期（月经期）通利经血，恢复患者卵泡发育、成熟、排卵，形成黄体的完整月经自然生理周期。郭老采用自拟的中药序贯疗法系列方为基础方，针对本病的基本病机为血瘀，佐以活血化瘀药物。常用的药有三棱、莪术，此二药不仅能攻逐血瘀，减轻疼痛，而且不会增加出血量。子宫内膜异位症的血瘀，道深途远，由脂膜、痰湿、血瘀凝结而成，非峻品逐瘀、温经助阳，不足以直捣窠臼、攻泻而祛除之。蒲黄、五灵脂乃失笑散，合三七粉化瘀止血，并有止痛之功。枳壳、益母草辅助子宫有规律地收缩，排出瘀滞，可缓解子宫在收缩时的痉挛性疼痛。《妇人大全良方》的温经汤和《金匮要略》的温经汤可化裁而用。

### （二）注重温肾健脾活血

女性孕育离不开肝、脾、肾三脏，其中肾气充盛，阴精充沛，阳气温煦，阴平阳秘，肾－天癸－冲任－胞宫轴功能协调，卵子才能够生长、发育、成熟，定期排出，故治疗不孕必先补肾，在上述序贯疗法中补肾贯穿始终。妇人经、孕、产、乳数伤于血，脾虚不运，妨碍津液水谷吸收，后天不足，胞宫阳虚，难以固摄胎元成孕。子宫内膜异位症不孕女性因为疼痛、手术等带来的不适可加重脾肾阳虚，因此在子宫内膜异位症所致不孕的治疗中要注重温肾健脾活血。

### （三）灌肠外治以化瘀消散粘连

血瘀是子宫内膜异位症的基本病理改变。首先，从妇女的生理特点上看，女子经、孕、产、乳皆以血为用。冲为血海，任主人身之精血津液，为阴脉之海。妇人经期、产后血室正开，余血未尽，易为六淫、七情、饮

食、劳倦及房劳所伤，影响冲任气血运行以致成瘀为患。如感受寒邪或阴寒内盛，寒性凝滞，血遇寒则凝滞，滞而成瘀；或热邪入里，煎熬于血，耗伤津液，使血液浓浊稠黏，循行不畅而成瘀；或湿浊之邪下注，湿性重浊，易困遏气机，气血运行不畅，湿与血结而成瘀为患，即《灵枢·百病始生》所云"湿气不行，凝血蕴里而不散"；或情志失调，气机不畅，盖肝经布少腹，循阴器，肝气郁滞，疏泄失常，血随气结亦常为瘀；或手术损伤，如人工流产、上环、取环等操作不慎，使冲任直接损伤，影响血气运行而为瘀。

化瘀宁坤液由水蛭、附子、桂枝、三棱、莪术、赤芍、牡丹皮、没药、昆布、槟榔、败酱草、虎杖、红藤等组成，是郭老二十多年来治疗慢性盆腔炎的经验方。根据子宫内膜异位症的病机特点为血瘀、寒凝，故立温经活血、化瘀止痛之法。郭老对奇经八脉之瘀滞，多用血肉有情之品以峻破其结。方中水蛭为君药，化瘀消癥，具有虫类搜剔之性，能达隐曲之所，祛络中之邪，破瘀血而不伤新血。《本草汇言》谓水蛭"逐恶血瘀血之药也"，张锡纯亦云："凡破血之药多伤气分，惟水蛭味咸专入血分，于气分丝毫无损，而瘀血默消于无形，真良药也。"附子辛热，通达十二经，走而不守，能温经散寒，血得温则行；又可助阳扶正，振奋衰弱的功能以抗邪，与水蛭共为君药。三棱、莪术破血行气，消积止痛，人皆以其开破力峻而不敢轻用，张锡纯却称之为"化瘀血之要药""性非猛烈，而建功甚速"，郭老临床上亦喜用此二药以活血化瘀。赤芍、牡丹皮活血化瘀，消肿止痛，善行血分之瘀滞。桂枝辛甘温，辛温发散，甘温助阳，可行里达表，有温经通阳、温阳化气祛湿之功，以上诸药为臣药。没药散血祛瘀，消肿定痛，又能祛腐生肌排脓。昆布取其咸能软坚散结之功。败酱草、虎杖、红藤均味苦，苦能燥湿，故取其祛湿之功以为佐药，且有活血化瘀止痛的作用，入大肠或肝经，性下行，能直入病所。《本草纲目》谓败酱草"古方妇人科皆用之"，《药性论》云："败酱草排脓破血，主破多年瘀血。"槟榔行气消积，功在下焦尤著，俾气行则血行。上药共为佐药。

给药采用保留灌肠的方法，药物通过直肠黏膜而被吸收。用法：患者每晚睡前排空二便，左侧卧位，药液温度 39~41℃，用 14~16 号导尿管插入肛门 15cm，缓慢注入药物 100mL，保留 40 分钟以上，每天 1 次，经期暂停。直肠给药有以下几个优点：①比口服吸收快；②药物温热产生的物理效应可以促进盆腔血液循环，利于疼痛缓解；③避免了胃肠酸碱或酶对药物的破坏；④减少药物对肝脏的毒不良反应和对胃的刺激；⑤通过直肠黏膜吸收，使盆腔局部药物浓度较高。

【案8】

方某，女，32岁，2010年6月10日初诊。

患者夫妇同居未避孕未孕3年。月经初潮13岁，5~6天/31天，量中，色深红，夹有血块及膜样物，乳胀痛，腰腹凉，小腹冷痛绞痛，大便调，无夜尿，带下一般。2008年11月3日B超示子宫6.0cm×6.5cm×5.3cm，肌层回声实性非均质，强回声多，后壁结节2.4cm×1.5cm，后壁外凸，子宫内膜厚度（Em）0.8cm，左侧卵巢大小（LOV）2.7，右侧卵巢大小（ROV）3.1。提示子宫多发肌瘤。2009年7月13日，行宫腹腔镜下子宫肌瘤剔除+腺肌瘤剔除+子宫内膜异位结节切除+腹腔内异灶烧灼+粘连松解+通液，术中示输卵管不通，行输卵管整形。2009年12月24日，输卵管造影示右侧输卵管迂曲，串珠样改变，上举，通而不畅；左侧输卵管迂曲，通而不畅。BBT双相或正常，或上升缓慢，或高度欠佳。乳腺无长毛，无溢液，腹中线无长毛。2010年1月11日（月经第2天），查性激素：LH3.68，FSH 6.50，PRL 8.48，$E_2$ 24.86，T 0.57。平素嗜冷饮，少衣，经常喝可乐。就诊时，末次月经2010年5月11日，乳房胀痛，下腹坠痛，畏寒肢冷，自测尿HCG阴性。西医诊断：继发性不孕症，子宫内膜异位症术后，子宫腺肌病；中医诊断：断绪（脾肾阳虚兼有血瘀证）。处方：①养血调经汤加炒杜仲12g，桃仁12g，红花12g，3剂，月经第1~3天服。②育胞汤加紫河车10g，淫羊藿10g，肉桂10g，炙黄芪15g，柴胡10g，白芍15g，10剂。③促排卵汤加肉桂10g，淫羊藿12g，川芎10g，4剂。④两固汤加巴戟天10g，肉桂10g，白术20g，炒杜仲12g，炙黄芪15g，14剂，经期停药。⑤化瘀宁坤液灌肠，每晚1次，经期停用。

二诊：2010年7月18日。停经37天。Lmp 6月11日，经行腹痛略减轻。6月26日BBT开始升高，乳房胀，昨晚阴道少量出血，呈咖啡色，腰酸痛，约10分钟消失，如厕出血，近日便溏，下肢凉。舌正常，脉弦滑。今日B超示子宫7.7cm×5.9cm×4.9cm，宫内胎囊1.6cm×1.4cm×0.9cm，未见清晰胎芽，隐约见卵黄囊，ROV 4.0内囊腔直径3.3，LOV 2.7。今日查血HCG 25257IU/L，P 43.43ng/mL。西医诊断：先兆流产；中医诊断：胎动不安（肾虚证）。治疗原则以补肾健脾、养血安胎为主。方以寿胎丸合胎元饮加减：菟丝子20g，山药15g，川续断30g，桑寄生30g，炙黄芪20g，党参20g，炙甘草10g，炒白芍30g，石莲子12g，白术30g，杜仲炭12g，阿胶10g（烊化），苎麻根12g，自加糯米12.5g。7剂。

**按语**：患者初诊之时，未避孕未孕已3年，就诊前1年，行宫腹腔镜下子宫肌瘤剔除等手术。BBT双相或正常，或上升缓慢，或高度欠佳。结合患者病史及各项检查等，考虑患者不孕的可能原因有子宫内膜异位症、子宫腺肌病、输卵管通而不畅及黄体功能不足等，病情复杂，应采用中医整体内治外治同时治疗。患者月经色深红、夹有血块及膜样物、乳胀痛、腰腹凉、小腹冷痛、大便溏，为脾肾阳虚兼有血瘀之证，治宜温肾健脾、调理冲任，兼顾化瘀，予郭氏中药序贯疗法加减治疗。

初诊时患者临近月经期，经期胞宫血海宜顺应其势，当拟温经活血化瘀通经为主。郭老自拟的养血调经汤顺应血海满盈、经血自下，达到活血化瘀、祛瘀生新。方中四物汤养血活血；丹参、益母草、莪术活血化瘀、推陈出新；"血不利则为水"，泽兰活血化瘀、利水消肿；党参补脾益气，佐制活血之力，防止大量活血药耗气伤血；川牛膝为使药，引血下行，且能滋补肝肾。方中加桃仁、红花助活血化瘀，使瘀血去而新血生；郭老对阳虚程度相当严重之膜样月经患者大胆运用附子、肉桂等温里药物，该患者处方加肉桂既有温经助阳的扶正作用，又能温经活血以散其瘀，还有温阳化气、利水溶脂以脱其膜的作用，可谓一举数得。加杜仲补肾助阳，补中并通利，经期用之甚合。

经期之后，宜拟补肾养血，温经活血，以育胞汤加味。方中菟丝子平补肾、肝、脾，与枸杞子、女贞子共奏滋肾益阴之功，山茱萸、白芍养血柔肝，当归、川芎、熟地黄养血活血填精；川续断、怀牛膝助滋补肝肾之功，炙黄芪、阿胶增补气养血之效，加紫河车、淫羊藿、肉桂补肾助阳，阳中求阴，使阴得阳生而泉源不竭。待阴长至盛，氤氲之时，再予促排卵汤加味促阴阳转化，丹参、益母草、肉桂温阳活血、促卵泡成熟排出；羌活通督脉开窍，振奋肾阳，可促进阴阳转化；加肉桂、淫羊藿、川芎温补肾阳，行气活血，增重阴转阳之力。

排卵后，继予两固汤加味温补脾肾，固本调经，菟丝子、淫羊藿温补脾肾；枸杞子、覆盆子、锁阳助补肾阳、益肾精之功；山药、续断、怀牛膝补肾健脾；当归、熟地黄养血填精；山茱萸、白芍养血柔肝；加巴戟天、肉桂助肾阳；白术、炙黄芪助山药补气健脾；炒杜仲补肾强腰膝。该患者因子宫内膜异位症手术后出现的血瘀所致盆腔粘连、输卵管不通，则辅以外用化瘀宁坤液灌肠治疗。患者经过中药序贯内服配合灌肠外治，1个周期治疗结束，月经未再次来潮，基础体温双相上升，检查发现妊娠，但患者有少许阴道出血、腰酸痛、便溏等脾肾阳虚、胎元不固的情况，故拟固肾健脾、养血安胎之方，继续服药。

（王清、郑志博）

# 第五节　女性高泌乳素血症

高泌乳素血症（hyperprolactinemia）是指各种原因导致的外周血泌乳素（PRL）水平持续增高的状态。一般认为 PRL > 1.14mmol/L（25µg/L）为异常，但目前鼓励各实验室根据本实验室的数据界定血清 PRL 的水平。泌乳素，又名催乳素，是主要由垂体的催乳细胞分泌的激素，具有促进乳汁分泌的功能。PRL 的分泌主要受下丘脑释放入门脉循环的多巴胺抑制性调节。同时，促甲状腺激素释放激素也能刺激 PRL 的分泌。泌乳素以脉冲式分泌，存在日际的变化。上午 10 点左右，泌乳素水平最低，睡觉期间泌乳素最高。进入睡眠后 1 小时，其水平逐渐升高，至早晨 5 点至 7 点之间达到高峰。PRL 有多种功能，主要是诱导小叶肺泡生长，并刺激分娩后乳汁分泌。女性高泌乳素血症，在临床主要表现为月经量少、闭经、溢乳、不孕症等。中医学无与之相应的病名，根据其临床表现，将其归为"闭经""月经量少""不孕症"等疾病的范畴。现代医家多认为高泌乳素血症病位主要在肝、脾、肾，肾虚、脾虚、肝郁都是其发病的主要病机，并且在临床常以补肾健脾、行气疏肝等法治疗高泌乳素血症。

据报道，高泌乳素血症在人群中的发病率达 0.4%，是导致 10% ~ 20% 未妊娠女性发生闭经的原因。高泌乳素血症在男女均可发生，但在女性更为多见。由于高泌乳素血症在临床症状多样，易导致闭经、不孕等，给患者带来了极大的痛苦。

## 【发病机制与病因病机】

### 一、西医病因与发病机制认识

泌乳素主要由脑垂体前叶分泌，近年来的研究发现除脑垂体外，其分泌还有多个来源。除了依赖于哺乳刺激外，其分泌也受到光、压力、嗅觉、听觉等因素的影响。正常情况下，PRL 的分泌受泌乳素抑制因子的负调控和泌乳素释放因子的正调节作用。同时，泌乳素也对自身的分泌产物有负反馈作用。

过量的泌乳素，会对下丘脑－垂体－性腺轴的多个位点产生影响，从而对生育能力产生不良的影响。高水平的泌乳素与下丘脑神经元的泌乳素受体相结合，降低了神经元的 GnRH 的脉冲式释放，减少了 LH 的释放，从而影响排卵。另外，它也会直接减少垂体性腺 GnRH 受体的数量，并干扰雌激素正负反馈。此外，也有研究认为，泌乳素的正常水平是雌激素和孕酮合成所必需的。过量的泌乳素会拮抗芳香酶活性对 FSH 的刺激作用，抑制雌激素的合成作用，也有报道高泌乳素血症的患者有黄体期缩短的现象。

一般来说，目前认为高泌乳素血症的发生有以下几个因素：

### （一）生理原因

妊娠期间，血清泌乳素会升高。如果产后没有母乳喂养，在分娩后的 6 周内，基线 PRL 浓度逐渐降至正常。由于乳头刺激会导致催乳素细胞增生，哺乳期的女性有 PRL 升高的情况。此外，心理压力或生理压力的增加均有导致泌乳素升高的可能。

### （二）下丘脑因素

下丘脑的肿瘤，包括颅咽管及炎症等病变会影响催乳素抑制因子的分泌，导致 PRL 水平升高。

### （三）垂体因素

垂体相关因素是引起高泌乳素血症最常见的原因，这之中又属垂体泌乳素瘤最为多见，部分患者为垂体微腺瘤。

### （四）药物因素

利培酮、吩噻嗪类、氟哌啶醇、丁酰苯类、甲氧氯普胺、舒必利、多潘立酮等药物也会导致 PRL 水平升高。急性使用这些药物会在数小时内升高 PRL 水平，长期给药停药后 2～4 天内恢复到正常水平。

### （五）甲状腺因素

促甲状腺激素释放激素（TRH）也是 PRL 有效的刺激物，当 TRH 升高时，也会导致 PRL 水平升高。

### （六）其他

近年来，关于多囊卵巢综合征与高泌素的相关性研究也被报道，提示多囊卵巢综合征患者也常伴有高泌乳素血症。还有一些自身免疫疾病也会导致高 PRL。除此外，目前仍有部分的高泌乳素血症无法明确其发生的原因，有待更多的研究发掘该病发生的机制。

## 二、中医病因病机认识

### （一）病因

#### 1. 情志失调

情志变化太过、突然、强烈或是持久地作用于人体，超过人自身能抵抗、应对的范围时，则会造成脏腑、气血、经络功能的失常。《素问·阴阳别论》提到"二阳之病发于心脾，有不得隐曲，女子不月"，提出了情志因素可造成闭经。

#### 2. 劳倦过度

《景岳全书》曰："劳倦不顾者，多成劳损。"《温病条辨》说："盖人身之动作云为，皆赖阳气为之主张，积劳伤阳。""气者，阳也。"长期的过度劳累可伤及阳气。《诸病源候论》提到"大虚劳损，肾气不足"，又"房劳伤肾""疲极伤肝""劳神伤心"。现代各种劳力、劳神过度常常发生，形成劳损，同时耗伤脏腑津液气血，可导致女性月经量少、闭经。

#### 3. 禀赋因素

"夫禀赋为胎元之本，精气之受于父母者是也。"人之禀赋不同，体质不同，禀赋的强弱决定了人是否容易受病，也决定了人患病的"易感性"，出现《灵枢》中所提到的"有人于此，并行并立，其年之长少等也，衣之厚薄均也，卒然遇烈风暴雨，或病或不病，或皆病，或皆不病"的情况。先天禀赋不足，或是先天结构性的异常，均可导致该疾病的发生。

#### 4. 饮食不节

《素问·本病论》曰："饮食劳倦即伤脾。"《景岳全书》论到饮食，"凡饥饱失时者，太饥则仓廪空虚，必伤胃气；太饱则运化不及，必伤脾气"，"有不因饥饱，而惟以纵肆口腹，遂致留滞不化者"。饮食不节，饥饱失时，抑或恣食肥甘厚味，损伤脾胃，进而可伤及脏腑的正常功能，导致疾病的发生。

### （二）病机

该病以冲任失调、气血紊乱为基本病机，与肝、肾、脾关系密切。常见肾虚肝郁、脾虚肝郁、痰湿阻滞等复合病机。

月经是脏腑、气血、冲任等协调作用于胞宫而产生的生理现象，冲任二脉均起源于胞宫，"任主胞胎""冲为血海"，冲任二脉与女子正常经带胎产均密切相关。任通冲盛才能维持女子正常生理功能。冲任正常功能的维持又赖以正常的脏腑功能，因此，当脏腑功能失调，尤其是肝、脾、肾功能失调时，易造成冲任不调。冲任亏虚则血海不盈，出现月经后期、闭经等。冲任逆乱、气血阻滞则见乳汁外溢。

《景岳全书·妇人规》曰："妇人乳汁，乃冲任气血所化。"乳汁是精血津液所化生，赖以气行，本为产后所特有的生理现象，今非哺乳期却乳汁自溢，究其病机，常为虚实夹杂。脾肾虚衰、气血不足、肝气内郁、肝火上冲、痰湿阻滞经络均可导致疾病的发生，出现月经失调、乳汁外溢等。

### 1. 肾虚肝郁

肾为先天之本，藏精，主生长发育与生殖。五脏之阴阳均以肾之阴阳为根本。大病久病、房劳多产等导致精不化血、冲任血虚，血海不能按时满溢则出现闭经等。肝主藏血，主疏泄，调畅气机，有贮藏血液、调节血量的功能。肝体阴而用阳，肾肝为母子之脏，肾精不足则肝阴亦虚，血不养肝，肝失疏泄，肝气郁滞，冲任失调，冲脉之气随肝气上逆，经血不得下注血海，反逆气而上，化为乳汁，导致闭经、泌乳等。

### 2. 脾虚肝郁

脾为后天之本，气血生化之源，主运化。饮食不节、思虑劳倦过度等因素伤脾，脾虚则气血生化无源。血不足则血海空虚，不见经行；气不足则精血不行，加之肝气郁结，疏泄失常，精血阻而逆上则化为乳汁。

### 3. 痰湿阻滞

过食肥甘厚味或脾虚水湿不化，则痰湿内生。痰湿可阻碍气机的运行，造成气血逆乱、冲任失调，出现月经失调、闭经、不孕等。痰湿随冲气上逆，则见不孕而溢乳。

## 三、郭氏理论特色

肾为先天之本，主生长发育与生殖。《素问·上古天真论》论到："女子七岁，肾气盛，齿更发长；二七天癸至，任脉通，太冲脉盛，月事以时下，故有子。"肾气的充足是人生长发育的前提，也是月事规律的基本条件。月经的失调与肾之不足密切相关。

阴血为构成人体、维持人体生命活动的营养物质，营养周身脏腑器官，为人生命活动的基础，阴血的充足保证了脏腑功能的正常。《灵枢·五音五味》中提到"妇人之生，有余于气，不足于血，以其数脱血也"，妇女之经、带、胎、产、乳无不耗伤阴血，因此妇人阴血常有不足。《笔花医镜·妇女证论》曰："妇女之症，不肯对人言，与小儿之不能自言，其难治一也。医家又逐细询问，则更暗中摸索矣。然大要不离乎中情郁结者近是，盖妇女坤阴啬啬之性，心地浅窄，识见拘墟，一有逆意，即牢结胸中，又不能散闷于外，则郁久而成病矣。"这里描述出了妇女性多抑郁的特点。郭老认为，"妇女多抑郁"与妇女常有阴血不足密切相关。《临证指南医案》提出"女子以肝为先天"，肝藏血，阴血不足则不能涵养肝木，肝气怫逆则易致郁。又肝主疏泄，肝气郁结则疏泄失常，经血不得下注血海，反逆气而上，化为乳汁，导致闭经、泌乳等。脾胃为后天之本，气血生化之源，气血的生成依赖于正常的脾功能。脾主统血、运化水液，脾虚则运化失常，血液不循常道下行至胞宫，亦可出现闭经。脾虚不化，气血运行无源，阻于内则痰浊、瘀血内生，亦可阻碍阴血正常循行，使阴血不得下行至胞宫反逆行而上，出现溢乳。

"任脉通，太冲脉盛，月事以时下。"冲脉被称为"血海"，血海气血的充盛与运行关系着月经的形成与正常的行经，脏腑气血的充盈也影响着任脉的正常功能。《景岳全书·妇人规·经脉之本》论到："经本阴血，何脏无之，惟脏腑之血皆归冲脉，而冲为五脏六腑之血海，故经言太冲脉盛，则月事以时下，可见冲脉为月经之本也。然血气之化，来于水谷，水谷盛则血气亦盛，水谷衰则血气亦衰。"冲脉的充盛与气血充盛密切相关，气血的充盛又依赖于各脏器的正常功能。因此，冲任二脉与正常的月经、生殖功能密切相关，而此二脉又依赖于脏腑气血的充盈。《素问·骨空论》曰："任脉为病，男子内结七疝，女子带下瘕聚。""冲脉为病，逆气里急。"任脉为病表现为男女各科的问题，男子以疝病多见，女子多以带下、瘕聚为多；冲脉与气机密切相关，发病可见与腹痛上逆、腹痛里急等。因此，当肝、脾、肾等功能失调，进而影响冲任二脉，血海不充则月事不行，冲气上逆则精血逆上化为乳汁外泌。

因此，高泌乳素血症，以各种因素导致的冲任失调、气血逆乱为基本病机，与肾虚、肝郁、脾虚、阴血不足等因素密切相关。

## 【诊断与鉴别诊断】

### 一、高泌乳素血症诊断

#### （一）临床表现

月经失调、溢乳、闭经、多毛、青春期延迟者均应将本病纳入考虑的范围。

### （二） 实验室检查

血清 PRL >1.14mmol/L（25μg/L）。建议检测时间在上午 9~12 点。

### （三） 影像学检查

当血清 PRL >4.55mmol/L（100μg/L），应行垂体 MRI 检查，明确垂体是否有病变。

### （四） 眼底检查

眼底、视野检查有助于确定垂体腺瘤的大小和部位，尤其适用于孕妇。

## 二、鉴别诊断

高泌乳素血症患者主要表现为月经失调、闭经、不孕等。若上诉症状伴有泌乳，首当排除高泌乳素血症。若无明确溢乳症状，当与造成月经失调、闭经、不孕的其他疾病相鉴别。先天生殖器官畸形、缺失及先天性的性腺发育不良亦可出现原发性闭经、不孕等，可通过西医学的影像学、宫腔镜等检查相鉴别；早发性卵巢功能不全亦可出现月经失调、闭经及不孕，可予激素六项检查相鉴别；多囊卵巢综合征患者亦可出现上述症状，除激素六项外，B 超、患者高雄激素表现为多囊卵巢综合征患者典型表现，可与鉴别；还当与手术操作后造成的宫腔粘连、卵泡黄素化相鉴别，可通过宫腔镜、B 超等相鉴别。

排除其他疾病导致的月经失调、闭经、不孕等，明确诊断后，应当建议患者复测，且建议患者静息状态下在上午 9~11 点复测，排除生理性、药物性高泌乳素血症。当患者确实存在高泌乳素血症时，应辨别功能性与器质性。持续升高或者升高 >100μg/L 时，建议行头颅 MRI 以及时辨别排除垂体、下丘脑的肿瘤，以免耽误患者的治疗。同时，在发现高泌乳素血症时，应当关注患者的甲状腺功能，以排除甲状腺功能异常引起的高泌乳素血症。当暂时排除已知的明确因素，在治疗的同时也应注意复查，关注患者泌乳素水平的情况，必要时再次排除器质性病变。

## 【治疗】

## 一、西医治疗手术治疗

诊断明确后，应进一步明确病因，及时治疗。

### （一） 药物治疗

**1. 甲磺酸溴隐亭**

甲磺酸溴隐亭为目前临床使用广泛的药物，用于高泌乳素血症已有 20 余年历史。溴隐亭能选择性地激动多巴胺受体，能够有效地降低催乳素。对于功能性或是器质性病变引起的高泌乳素血症均有作用。溴隐亭能够缩小肿瘤体积，使闭经－溢乳妇女月经和生育能力得以恢复。不良反应主要有恶心、头痛、眩晕、疲劳、嗜睡、便秘、直立性低血压等。

**2. 卡角麦林**

卡角麦林是在溴隐亭后发现的新型麦角生物碱衍生物，亦是一种多巴胺受体激动剂，通过剂量依赖性方式直接刺激垂体催乳素细胞的多巴胺受体，从而抑制垂体前叶合成释放泌乳素，不良反应较小。研究发现该药可能对溴隐亭具有抗药性的患者有效。

**3. 其他**

培高立特、喹高利特等，临床应用较少。亦有将维生素 $B_6$ 与溴隐亭同用，起到协同作用。

### （二） 手术治疗

当垂体肿瘤产生明显压迫及神经症状或者药物治疗无效、无法耐受药物治疗时，应当考虑手术切除。术后有腺瘤复发及高泌乳素血症复发的缺点。

### （三） 放射治疗

对于不能坚持或耐受药物治疗者，不愿意或者不能耐受手术者，考虑放射治疗。也用于预防术后残余肿瘤再次生长。放射治疗起效慢，有引起垂体功能低下、视神经损伤、诱发肿瘤等并发症，临床并不建议单纯放射疗法。

## 二、中医辨证要点

### （一） 辨虚实真假

高泌乳素血症患者，临床常见月经失调、闭经、溢乳，当辨清虚实真假。患者多有肾虚之本虚，有腰酸、月经量少、月经后期或经闭不行、不孕等表现；脾虚者见口淡纳少、腹胀便溏、倦怠乏力、月经量少、色淡等；肝血不足见月经量少、闭经、不孕，亦可在行经期见风疹频发、身痒等。

部分患者可出现溢乳、胸闷腹胀等症状，似为实证表现，实为本虚所产生的病理产物，如痰浊、气滞、气逆等造成的临床表现。临床当辨清虚实真假，去实当顾本虚，不伤正，以固其本。

### （二）辨脏腑

临床还当辨清病变的主要脏腑。除外常见的月经失调、闭经、泌乳，病变在肾者，见发育不良、腰膝酸软、头晕耳鸣、带下量少、夜尿频频等；病位在脾者，见乏力困倦、腹胀便溏、纳呆、月经色淡等；肝气郁结见情绪波动、胁肋胀痛、善叹息等。辨清主要病变脏腑，能帮助明确主要治疗方案，在此基础上兼顾他证。

## 三、中医辨证论治

该病以冲任失调、气血逆乱为基本病机，临床治疗以调经、退乳为基本治疗原则，辨证论治。

### （一）肾虚肝郁证

主症：久不孕育，月经紊乱，量少，色暗，或月经久闭不至。双侧乳房溢乳。腰膝酸软，情绪抑郁或易怒。

次症：头晕耳鸣，经前乳房胀痛，心烦，胸胁胀满，善叹息。

舌脉：舌淡，苔薄白，脉弦细，双侧尺脉弱。

治法：补肾调肝，退乳调经。

方药：左归丸加减。处方：生地黄、山药、山茱萸、枸杞子、菟丝子、鹿角胶、龟甲胶、炒麦芽、当归、川楝子等。

若心烦易怒、善叹息者，可酌情加醋柴胡、白芍等，注意柴胡的用量及适应证，切莫过量伤阴；夜尿频数，腰腹怕凉，可加仙茅、淫羊藿、益智仁补肾温阳，固精缩尿。

### （二）脾虚肝郁证

主症：月经后期或闭经，月经量少、色暗红，或久不受孕，乳汁自溢。口淡纳少，便溏，情绪不畅。

次症：倦怠乏力，胸闷胁痛，腹胀。

舌脉：舌质淡暗，脉细弱或细弦。

治法：健脾疏肝，退乳调经。

方药：香砂六君子加减。处方：党参、白术、茯苓、陈皮、半夏、木香、砂仁、炙甘草、当归、炒麦芽、香橼等。

乏力甚者加黄芪，腹胀者可加枳壳，胸闷胁痛者可加醋柴胡、白芍，情绪不畅加月季花。

### （三）痰湿阻滞证

主症：月经错后或月经停闭，月经量少，色淡，或孕育难成，乳房溢乳。形体肥胖，胃呆纳少。

次症：带下量多色白，困倦乏力，胸脘痞满。

舌脉：舌体淡胖，苔白腻，脉弦滑。

治法：健脾化痰，退乳调经。

方药：苍附导痰丸。处方：茯苓、半夏、苍术、陈皮、香附、胆南星、枳壳、枸杞子、炒麦芽、当归。

若带下量多色白，加白术、党参等，困倦乏力加黄芪、党参，胸脘痞满、腹胀者，可加荜澄茄、莱菔子、木香等。

## 四、郭氏治疗特色

针对不孕症的患者，郭老在临床仍是注重"调经"，当排卵、月经周期规律，怀孕就"水到渠成"。

高泌乳素血症的患者，临床主要表现为闭经、泌乳，因此治疗以调经回乳为主要治疗原则。郭老在临床常用炒麦芽，主要治疗原则仍以序贯疗法为基本大法。

### （一）炒麦芽

麦芽，又名大麦芽、麦蘖等。首见于《药性论》，"消化宿食，破冷气，去心腹胀满"。李中梓在《雷公炮制药性解》中论麦芽，"入脾、胃二经。主温中下气，开胃健脾，催生下胎，去宿食，除胀满，止吐逆，破癥结，消痰痞"，为消食药。《丹溪心法》最早提及以炒麦芽回乳，用于"产后发热，乳汁不通及膨，以及无子当消者"，后世医家也有诸多的验证及解释。《日华子本草》记载"麦蘖温中下气，开胃止霍乱，除烦，消痰，破症结，能催生落胎"。又《医学衷中参西录》论麦芽："至妇人之乳汁为血所化，因其善于消化，微兼破血之性，故又善回乳（无子吃乳欲回乳者，用大麦芽二两炒为末，每服五钱白汤下）。"认为麦芽有消化、破血之性，因此有回乳的功效，以炒麦芽研末回乳。众多的古籍均记载了麦芽炒用以"欲断乳"者，认为炒麦芽有回乳的功效。

目前对于麦芽回乳的功效，有医家认为生用、炒用均能回乳，也有人认为生麦芽通乳生乳、炒麦芽回乳。有现代研究认为，麦芽回乳、催乳的作用不在于生用或是炒用，而在于剂量，大剂量的生麦芽、炒麦芽均能回乳。就此来说，炒麦芽回乳的作用是确切的。

临床上用炒麦芽治疗高泌乳素血症已屡见不鲜，然而并非所有的高泌乳素血症均予炒麦芽，对于泌乳素水平高得不多的患者，可通过健脾补肾等治疗方法将泌乳素水平降至正常，恢复排卵及月经。对于泌乳素高于正常水平较多者，郭老常常在方药里加入炒麦芽，用量以大剂量为宜，多用到60g。当泌乳素明显高于正常水平，甚至辅助检查提示器质性病变但未达手术指征或患者要求药物治疗时，以西药（如溴隐亭等）联合中药治疗疗效亦佳。

### （二）中药周期序贯疗法

"妇人之道，始于求子。求子之法，莫先调经。"治疗不孕症，重在调经，因此作为高泌乳素血症的不孕患者，仍以调经为治疗的大法。泌乳素血症多见月经后期或停经，分别在经期、经后期、经间期、经前期以养血调经汤、育胞汤、促排卵汤、两固汤，针对周期的不同期不同的生理状况调补。以序贯疗法调经，注重月经周期的建立或恢复，通过药物调理，帮助患者在不同的时期恢复不同的生理情况，促进正常的排卵，助力怀孕。

【案9】

彭某，女，40岁。2011年11月10日初诊。

患者主因"未避孕未孕4年"就诊。G3P0，1997年曾行药流1次，2006年12月、2007年8月两次自然流产（均孕8周左右）。12岁初潮，7~9天/28~50天，Lmp：2011年10月6日，7天经净，月经量偏少，色暗褐，有血块，月经1~3天量可，后为点滴出血，至8~9天方净。乳房胀满不适，月经前小腹冷痛，经行则停。行经期头痛（双侧），跳痛，剧则恶心。倦怠乏力，纳差，不欲饮食，早醒，大便溏，小便调。脉细滑，舌红中裂苔少。既往高PRL病史（于西医院确诊，就诊时未提供近期确切数据），曾服溴隐亭10天，已停药。BBT双相，卵泡期长（17~19天），且小卵泡排卵（小于18mm）。查体见乳房下垂，腹中线无长毛。患者于西医院生殖科监测排卵，需西药辅助排卵。西医诊断：继发性不孕，高泌乳素血症。中医诊断：断绪（脾肾不足，肝气郁结）。中药序贯疗法治疗，同时嘱患者量基础体温。①两固汤加炒麦芽30g，煅紫石英15g，炒杜仲12g，党参15g，炒白术20g，炙黄芪15g，14剂，水煎服，日1剂，经行停服。②养血调经汤加肉桂10g，炙黄芪25g，桃仁12g，红花12g，三棱15g，3剂，月经第1～3天服。③育胞汤加炒麦芽30g，紫河车10g，山茱萸15g，川芎10g，淫羊藿10g，川椒10g，炙黄芪15g，月季花12g，15剂，BBT升高停药。

二诊：2011年12月22日。Pmp：2011年11月11日，经行7天；Lmp：12月14日，经行6天。月经量中等，色鲜红，少量血块。自诉小腹凉明显改善，已无坠胀感。乏力改善明显，纳可，睡眠正常。进食寒凉仍有大便质稀不成形。复查PRL：25.3μg/L。11月BBT双相，高温持续15天。患者自行监测排卵，未行西药辅助排卵方案，诉排卵期腹胀明显。治疗：①育胞汤加炒麦芽30g，紫河车10g，山茱萸15g，川芎10g，淫羊藿10g，川椒10g，炙黄芪15g，月季花12g，炒白术20g，干姜8g，12剂，见透明拉丝白带停。②促排卵汤加炒麦芽30g，肉桂10g，淫羊藿12g，炙黄芪25g，川芎12g，月季花12g，炒白术20g，4剂，从见透明拉丝白带服至基础体温升高。③两固汤加炒麦芽30g，煅紫石英15g，炒杜仲12g，党参15g，炒白术20g，炙黄芪15g，干姜8g，14剂，水煎服，日1剂，基础体温升高至经行停。④养血调经汤加肉桂10g，炙黄芪25g，桃仁12g，红花12g，三棱15g，炒白术25g，3剂，月经第1～3天服。

三诊：2012年1月11日。Lmp：2011年12月14日。12月26日BBT升高，目前BBT升高17天，当地查HCG（＋）。乳房胀，纳可，大便黏滞不爽，小便调。治宜固护脾肾、保胎，具体药物略。

此后患者规律复诊保胎至18周，后顺产。

按语：患者因"未避孕未孕4年"就诊，于西医院诊断为"高泌乳素血症"，就诊时月经后期，量少，排卵推后且小卵泡排卵，结合患者症状、病史及体征，中医诊断为断绪（脾肾两虚，肝气郁结）；西医诊断：继发性不孕，高泌乳素血症。患者曾短暂服用溴隐亭，就诊时已停药。患者既往不良妊娠史、药流病史，脏器气伤。脾肾不足，冲任亏虚，血海不能按期满溢则见月经后期，月经量少。情志不舒，肝气郁结，故见乳房胀满不适，行经期两侧头痛。脾气不足，则见倦怠乏力，不欲饮食，大便稀溏，乳房下垂，经期延长。肾阳不足以温养，故见小腹疼痛。脾虚日久，津液化生不足，痰饮内生，郁而化火，灼伤阴津，固见舌红有裂纹苔少，脉细滑。因此，治疗以补肾健脾，加以疏肝解郁，脾肾足则痰饮自去，阴津自生。因此初治之时以健脾补肾调经为主，治以序贯疗法。分别以两固汤固脾固肾，养血调经汤活血化瘀，使旧血去、新血生，经后期滋养肝肾为主，加以温阳疏肝之品。服药1个周期后，患者月经周期较前缩短，量增多，血块减少，小腹凉改善，坠胀感缓解，乏力改善，纳可。复查 PRL：25.3μg/L，基础体温高温相持续 15 天，进食寒凉仍有大便质稀不成形。仍治以序贯疗法，患者大便稀与进食寒凉密切相关，考虑脾胃阳虚，加干姜以温中，并在经间期加以促排卵汤，在重阴转阳、阴盛阳动之际。调理两个周期后，患者成功受孕。

（王必勤、陈怡瑾、杨绚如）

# 第六节　盆　腔　炎

盆腔炎（PID）是女性上生殖道及其周围组织炎症的总称，包括子宫内膜炎、子宫体炎、输卵管炎、卵巢炎、宫旁结缔组织炎及盆腔腹膜炎。临床发病率较高，是妇科常见疾病、多发病，占门诊患者的 1/4 ~ 1/3。盆腔炎的病变虽局限于盆腔部分，但常伴有不同程度的全身症状。严重者可影响女性的正常生活、工作，继发其他病变，甚至可危及妇女的生命，也是导致不孕症的重要原因。

盆腔炎的病变过程，与感染病菌的种类、毒力及患病个体对病菌的抵抗力等因素有着直接的关系。由于盆腔生殖器官的解剖位置、淋巴系统、血运等特点，使得病变常常不仅局限于单一器官。盆腔炎分为急性盆腔炎和慢性盆腔炎。急性盆腔炎发作后及时治疗可获治愈。如果失治或者治疗不彻底，则常常转化为盆腔炎性疾病后遗症。在一定条件下，后遗症又可呈现急性或者亚急性发作，由于盆腔的解剖特点，盆腔炎可反复发作，故使病程冗长，缠绵难愈，成为妇科疑难病症之一，在不孕症中占有很高比例。

## 【发病机制与病因病机】

### 一、西医病因与发病机制认识

#### （一）急性盆腔炎

急性盆腔炎常见的病原菌有厌氧性链球菌、溶血性链球菌、大肠埃希菌、葡萄球菌、变形杆菌、淋球菌、沙眼衣原体等，此外，如产气荚膜杆菌、铜绿单假胞菌、肺炎球菌、破伤风杆菌、类白喉杆菌、滤过性病毒等，亦可引起感染。

感染途径分为外来感染和自体感染两大类。外来感染是通过空气、飞沫、卫生用品、手术器械及敷料、衣服、手指等将病原体传入。自体感染多由寄居或潜伏在阴道内、子宫颈管及陈旧裂伤处的病菌或原来不致病的细菌（如厌氧性链球菌等）在有创伤、局部有血液或坏死组织残留的适宜环境下而发病。根据其临床表现，急性盆腔炎与中医妇科学之"热入血室""产后发热""产后腹痛""癥瘕"等病证相类似。

### （二）慢性盆腔炎（盆腔炎性疾病后遗症）

常因急性盆腔炎未得到彻底治愈，或发病时病情较轻，无明显急性炎症病史，或机体抵抗力差，病程迁延，日久而成，缠绵难愈。常表现为反复下腹疼痛、腰酸、性交痛等，以输卵管阻塞性炎症最为常见，多伴有盆腔广泛粘连，影响卵巢局部血供，使卵巢缺乏营养，导致卵巢功能障碍，并发卵泡发育不良、排卵障碍及黄体功能不足等疾病，发作次数越多，病情越严重，越容易导致异位妊娠及不孕等。

## 二、中医病因病机认识

中医古籍中并无盆腔炎及盆腔炎性疾病后遗症病名的记载，根据其慢性腹痛、带下多、包块、月经失调、不孕等临床表现，将其归属于"妇人腹痛""癥瘕""带下病""不孕"等病证范畴。《黄帝内经》云："上言脏气实，邪不能客而还于腑，其有邪中于脏者，必由七情、饮食、房劳等事，先伤脏气，邪得乘虚而入。"《医灯续焰·医家难事有兰情》云："又有冷热劳损、伤饱、房劳、惊悸、恐惧、忧恚、怵惕，又有产乳、落胎、堕下、瘀血，又有贪饵五石，求房中之乐，此皆病之根源，为患生诸枝叶也，不可不知其本末。"《三因极一病证方论》云："多因经脉失于将理，产褥不善调护，内作七情，外感六淫，阴阳劳逸，饮食生冷，遂致营卫不输，新陈干忤，随经败浊，淋露凝滞，为癥为瘕。"妇人摄生不慎，经期、产后血室正开，余血未尽，被六淫、七情、饮食、劳倦及房劳、跌仆刀刃所伤，影响冲任气血，"冲任阻滞，胞脉失畅"，不通则痛，或"冲任虚衰，胞脉失养"，不荣则痛。

### （一）病因

#### 1. 外感六淫

《素问·举痛论》记载："寒气客于脉外则脉寒，脉寒则缩踡，缩踡则脉绌急，绌急则外引小络，故卒然而痛。"《妇人大全良方》曰："寒气客于血室……新血与故血相搏所以发痛。"《诸病源候论》云:"妇人月水来腹痛者由劳伤血气以致体虚,受风冷之气客于胞络,损冲任之脉。""小腹痛者,此由胞络之间,宿有风冷,搏于血气,停结小腹。"寒邪凝滞,产后、经期、经水将行之时寒邪伤人,易使气血凝滞,瘀血内生,经脉闭阻不通,致不通则痛。另外,寒邪伤人又易夹湿邪,使疾病缠绵难愈。《傅青主女科》曰:"寒湿满二经而内乱,两相争而作疼痛。"湿为阴邪,包括外湿和内湿。外湿多由气候潮湿、冒雨涉水或者久居湿地导致,其特性为重浊黏滞,湿性趋下,多袭阴位。《素问·太阴阳明论》提出"伤于湿者,下先受之"。内湿则多责之在脾,《素问·至真要大论》曰"诸湿肿满,皆属于脾",脾失健运,水湿不能运化,或湿从内生,久则流注冲任,伤及带脉。盆腔及胞宫位于人体下焦,属阴位,湿邪侵犯阴户,直中胞中,阻滞经络,湿邪郁结于体内,日久化热,湿热搏结内蕴,下注冲任,致胞脉瘀阻,血行不畅,引起小腹疼痛、带下过多等症。热邪也可以导致盆腔炎,尤其是急性盆腔炎,多发生于分娩、流产后、宫腔手术后、行经之际。此时,气血耗伤,血室正开,胞宫、胞脉空虚,如术中消毒不严格,摄生不慎,用品不洁,不禁房事,均可导致湿热邪毒侵袭,引起高热寒战、剧烈腹痛等急性炎症表现。

### 2. 七情内伤

女子以血为本,气为血之帅,气行则血行,气滞则血瘀,七情过极,可以导致气血逆乱而生妇科疾病。《素问·举痛论》指出"百病生于气",并指出"怒则气上,喜则气缓,悲则气消,恐则气下,寒则气收,炅则气泄,惊则气乱,劳则气耗,思则气结"。《女科指南》指出:"多忧、思、愤、怒。忧思过度则气凝,气凝则血亦凝;愤怒已甚则气结,气结则血亦结,气血凝结则涩而不流。"易伤于气血而发病,《济阴纲目》曰:"妇人痃癖癥瘕,大抵因饮食起居七情失宜,亏损脏腑,气血乖违,阴络受伤,循行失度所致。"

### 3. 饮食失宜

《金匮要略》曰:"凡饮食滋味,以养于生,食之有妨,反能为害。"人体的气血津液皆源于饮食水谷而化生。若饮食失宜,气血脏腑功能受损,百病丛生。《诸病源候论》曰:"癥瘕者,皆由寒温不调,饮食不化所导致,与脏气相搏结所生也。""疝瘕之病,由饮食不节,寒温不调,气血劳伤,脏腑虚弱。""卒食不消,欲成癥积。"《太平圣惠方》云:"夫人饮食不节,生冷过度……与脏气相搏,结聚成块,日渐生长,盘牢不移。"饮食失节、不洁、偏嗜等均可导致脏腑功能失调，病痛由生。

### 4. 劳倦过度

肾藏精，主生殖，"胞络者系于肾"，多产房劳、劳心劳力劳神均可伤肾，造成肾虚正气不足，胞宫胞脉虚损，病邪易乘虚而入，导致盆腔炎。《严氏济生方》云："惟妇人血瘕为病异于丈夫，其所以异者，非独关于饮食不节而已，多因产后劳动太早……皆能成血瘕也。"《诸病源候论》云："若经水未尽而合阴阳，即令妇人血脉挛急，小腹重急支满……结牢恶血不除，月水不时，因生积聚。"

### 5. 刀刃外伤跌仆

刀刃外伤跌仆易致瘀血形成，脉络闭阻，日久可成癥瘕。《灵枢·贼风》曰："若有所堕坠，恶血在内而不去……则血气凝结。"《圣济总录》指出："伤折腹中瘀血者，因高坠下，倒仆颠扑，气血离经，不得流散，瘀在腹中，速宜下之，迟即日渐瘀滞，使人枯燥，色不润泽，久则变瘘瘁血瘕之病。"

## （二）病机

盆腔炎病位在胞宫胞脉，病性常为虚实夹杂，"瘀"为其基本病机。不管是外感六淫，或是情志失调，或是饮食失宜，或是劳倦内伤，或是跌仆刀刃损伤，均可致气血运行受阻，瘀血内阻发为痛证。其病机主要分为热毒炽盛、气滞血瘀、湿热瘀结、寒湿血瘀、气虚血瘀。

### 1. 热毒炽盛

经期、产后、流产后、手术损伤后，体弱胞虚，如此时不节房事、使用不洁卫生用品等，邪毒内侵，客于胞宫胞脉，与气血相搏结，化热酿毒，正邪交争，出现高热腹痛剧烈。

### 2. 气滞血瘀

女子以肝为先天，肝体阴而用阳，女性经、孕、胎、产数伤于血，常常导致阴血不足，肝失所养，容易发生肝气不舒，失于疏泄。若女子平素抑郁，情志不遂，或经期产后情志不畅，导致肝气郁滞，气机阻滞，气血运行受阻，瘀血内停于肝经所过之少腹，不通则痛，发为盆腔炎。

### 3. 湿热瘀结

嗜食肥甘厚腻辛辣炙煿之品，素体湿热内蕴，或经期、产后血室正开之时，感受湿热之邪，滞留于冲任，与血相搏结，蕴结于胞宫胞脉形成湿热瘀结。因湿致瘀、因瘀致湿，湿瘀互为因果，终致血运不畅，不通则痛。

**4. 寒湿血瘀**

若素体阳虚，或久病伤阳耗损阳气，阴寒内生致虚寒证；或因经行、产时不慎受寒，或游泳、涉水及冒雨，或喜好进食生冷，或居处湿冷，寒湿之邪内侵，客于胞宫胞脉。寒为阴邪，其性凝滞，易伤阳气。寒客胞脉，胞脉挛急，气血运行不畅，血受寒则凝滞不通，血脉为之收引，经脉拘急，血脉阻滞不通而痛。

**5. 气虚血瘀**

若先天禀赋不足或素体气虚，或房事不节或早婚多产伤，或化源不足，或原有血瘀之实证病久则耗伤人体正气，转为气虚血瘀之证，气虚无力行血，影响冲任，血行受阻，瘀血阻滞胞宫胞脉。正气不足，气虚无力行血，气血运行受阻，使胞脉之气血不畅，瘀阻于胞宫、胞脉，"不通则痛""不荣则痛"从而发为痛证，出现腹痛腰酸。此类患者病程较长，迁延难愈耗散气血，或过用攻伐寒凉之品，使得正气更虚，病势缠绵，易反复发作。

若女子先天禀赋不足或脾虚及肾，或房事不节或早婚多产伤及肾气，或瘀血凝结日久伤及肾气，导致冲任损伤，胞脉失养，肾虚失于温煦、推动，加重血瘀凝聚，致腹痛腰酸。

## 三、郭氏理论特色

郭老认为，慢性盆腔炎的病机特点以血瘀、湿阻、寒凝为主。血瘀是慢性盆腔炎的基本病理改变，贯穿于慢性盆腔炎的始终；湿浊损伤任带是发病的重要因素；慢性盆腔炎寒证多而热证少。瘀、湿、寒三者交结，致慢性盆腔炎迁延难愈。

### （一）血瘀是盆腔炎性疾病后遗症的基本病理改变

妇人经期、产后血室正开，余血未尽，易为六淫、七情、饮食、劳倦及房劳所伤，影响冲任气血运行以致成瘀为患。如感受寒邪或阴寒内盛，寒性凝滞，血遇寒则凝滞，滞而成瘀；或热邪入里，煎熬于血，耗伤津液，使血液浓浊稠黏，循行不畅而成瘀；或湿浊之邪下注，湿性重浊，易困遏气机，气血运行不畅，湿与血结而成瘀为患，即《灵枢·百病始生》云"湿气不行，凝血蕴里而不散"。或情志失调，气机不畅，盖肝经布少腹，循阴器，肝气郁滞，疏泄失常，血随气结亦常为瘀；或手术损伤，如人工流产、上环、取环、手术等操作不慎，使冲任直接损伤，影响气血运行而为瘀。从临床症状来看，盆腔炎性疾病后遗症的症状特点亦多为血瘀。

**1. 痛有定处**

临证多见小腹一侧或两侧疼痛，痛处固定不移。《医林改错》指出"凡肚腹疼痛总不移动是瘀血"。

**2. 有形可征**

发生盆腔炎性疾病后遗症的情况下，通过妇科检查，可触及输卵管增粗，或有包块、盆腔结缔组织增厚、推揉不散等有形之征。

**3. 疼痛拒按**

下腹部有压痛，或妇科检查时触及病变的子宫、输卵管、卵巢或宫旁结缔组织时，患者常出现局部压痛、拒按，皆属血瘀之征。

**4. 月经淋沥不净或量多**

由于瘀血阻于冲任，新血不得归经，以致经血妄行。如《金匮要略·妇人妊娠病脉证并治》说："所以血不止者，其不去故也。"

**5. 舌脉**

舌质紫暗，或有瘀斑、瘀点，脉涩，亦为血脉瘀滞、运行不畅之象。

**6. 病程缠绵**

本病病程较长，往往迁延难愈。叶天士云"久病入络"，即病久则邪气易于深入血络，致血瘀不畅。

现代实验研究也证实"血瘀"作为盆腔炎性疾病后遗症的基本病理改变是有客观依据的。郭老系统总结了298例慢性盆腔炎患者的盆腔血流图、盆腔微循环及血液流变学参数变化，发现其存在盆腔血流量降低、循环功能障碍；血黏度升高，血液流动减慢；微循环灌注量减少等病理改变，均支持"血瘀"为患之观点。

### （二）湿浊之邪损伤任带是盆腔炎性疾病后遗症发病的重要因素

带下量多是盆腔炎性疾病后遗症的主症之一，郭老临床总结298例慢性盆腔炎患者，带下量多者占58.72%。《济阴纲目》中"带下三十六病"的有关论述颇似本病的症状及体征。中医学认为，带下"俱是湿邪为患"，有"诸带不离乎湿"的说法。因此，盆腔炎性疾病后遗症的发生与湿浊有密切关系。湿为阴邪，其性重着趋下，易袭阴位，《素问·太阴阳明论》说："伤于湿者，下先受之。"盆腔位居下焦，最易遭受湿邪侵袭而致病。至于感受寒、热之邪，亦多夹湿为患。湿浊之邪可直接感受，即外湿；亦可作为病理产物而成继发的致病因素，即内湿。外湿多因体虚或血室正开之际，湿浊之邪乘虚而入，直接损伤任带二脉。内湿则由脏腑功能失常而致，脾阳虚则健运失司，肾阳虚则气化不利，或肝郁脾虚，脾失健运，水湿内停，流于下焦而致病。此外，血瘀亦可致湿，"血不利则为水"。血脉瘀滞，血行不畅，血中之津液亦壅滞，渗出脉外而为水；血瘀致气机不利，使水液不能化气而成湿。因此，在诸多病因中，湿浊下注是慢性盆腔炎发病的重要因素。

### （三）阳虚寒凝是盆腔炎性疾病后遗症的病机之根

郭老说："在朱丹溪时代，主倡'阴常不足，阳常有余'，朱认为经、胎、产、乳数伤于血，故阴血常虚。此乃炼丹术昌盛时期，彼时妇女生活环境注重养生延年，而看得起病者皆乃富贵人家，故得上说。"而郭老认为当今妇人阳虚者居多，这与现代人生活方式、习惯、环境发生改变有关，生活工作压力增大、长期熬夜等可耗伤精血，使阳无以生、无以附，导致阳虚。而且现代人不知顾护阳气，夏季空调温度开得过低、嗜食冷饮，冬季不知保暖，均容易损伤阳气，造成现代女性"阴常不足、阳亦常虚"之状态。

我们在临床观察中发现盆腔炎性疾病后遗症患者中寒证多，热证少。多数盆腔炎性疾病后遗症患者腹痛以冷痛为主，喜温喜按而恶寒，得温痛减，并伴见畏寒肢冷、手足不温、面色苍白；经期腰酸冷痛，经血中掉下大血块及腐肉样组织，经期便溏，夜尿多，带下清稀；舌质紫暗而色淡，呈现一派虚寒之象。此与当代女性"阴常不足、阳亦常虚"之机体状态有关，阳虚易感寒，寒性凝滞，造成瘀血阻滞胞宫胞脉胞络而引发"不通则痛"和"不荣而痛"，出现反复发作、缠绵难愈之盆腔炎性疾病后遗症。因此，郭老认为阳气不足、寒凝血瘀是本病的病机之根。

## 【诊断】

### 一、急性盆腔炎

由于 PID 症状体征个体差异较大，明确诊断较困难，急性 PID 临床诊断准确度不高，相比于腹腔镜诊断其阳性预测值为 65% ~ 90%，而延迟诊治又可能增加相关后遗症风险。因此，诊断 PID 仍然依靠临床最低诊断标准，同时考虑附加因素。

### （一）PID 诊断最低标准

性活跃女性及有性传播感染风险者，排除其他病因且满足以下任一条件者可诊断：①子宫压痛；②附件压痛；③宫颈举痛。如合并下生殖道感染，诊断 PID 可能性增加。

### （二）PID 诊断附加标准

①口腔温度≥38.3℃；②宫颈或阴道脓性分泌物；③阴道分泌物显微镜检白细胞增多；④红细胞沉降率升高；⑤C-反应蛋白升高；⑥宫颈淋病奈瑟菌、沙眼衣原体感染或支原体感染。如宫颈分泌物外观无异常且阴道分泌物镜检无白细胞，患 PID 可能性不大，其阴性预测值 95%，而阳性预测值仅 17%。

此外，2016 年法国 PID 诊疗规范中 PID 诊断附加标准还包括性传播感染史、产褥期或流产后、近期宫腔操作及阴道出血等。

## 二、盆腔炎性疾病后遗症

### （一）病史

分娩、流产、宫腔或盆腔手术创伤，经期性交或妇人卫生用品不洁及盆腔炎反复发作史。

### （二）临床表现

小腹或少腹疼痛拒按，腰骶部酸疼，带盛色黄、稠黏、秽臭，伴头痛，恶心呕吐，腹胀，尿频，尿痛，排便困难等。

### （三）妇科检查

可见阴道损伤、感染，分泌物量多，色黄如脓，子宫颈肥大或充血，子宫正常大小或略大，有压痛，一侧或两侧附件增厚、压痛，或有包块，边界不清，子宫骶韧带增粗、触痛。

### （四）辅助检查

B 超、血常规化验，必要时后穹隆穿刺有助于诊断。

## 【鉴别诊断】

首先，与盆腔淤血症进行鉴别。两者均有腰腹疼痛，妇科检查附件均有增厚、压痛感，极易混淆。盆腔淤血症则多发生于盆腔术后。临床观察中发现长时间采用体外排精方式避孕者，亦可发生本病，其腰腹疼痛常向下肢放散。内诊检查时，宫颈常颜色偏紫暗且质硬，轻揉附件区域疼痛常可减轻，此为与盆腔炎的鉴别要点，盆腔静脉造影可更加明确鉴别。

还应与子宫内膜异位症、卵巢肿瘤相鉴别。

# 【治疗】

## 一、西医治疗

### （一）药物治疗

目前 PID 治疗仍以药物治疗为主，强调一经诊断，尽早规范、广谱、经验性使用抗生素，抗生素应覆盖 PID 所有可能致病菌尤其是性传播感染病原体及厌氧菌。正确规范使用抗生素可帮助 90% 以上的患者达到临床治愈。具体用药详见表 3-4。

结合各诊疗规范，PID 治疗时应注意以下问题：①60 天内接触过的性伴侣应同时检测沙眼衣原体、淋病奈瑟菌及生殖支原体，如有感染需同时治疗，双方治疗完成前应禁止性行为。②2017 年欧洲 PID 指南推荐多西环素用于男性性伴侣治疗。③应充分告知 PID 可能的远期影响，如不孕、异位妊娠及不同程度的盆腔疼痛，PID 女性出现远期慢性盆腔痛的比例约30%。④静脉用药患者可在热退或症状明显缓解后 24 小时改为口服抗生素治疗，总疗程建议 14 天。⑤PID 患者治疗 3~5 天后应及时由医生评价疗效并决定是否更换治疗方案。⑥合并 HIV 感染的 PID 患者抗生素治疗同未感染者。

### （二）手术治疗

手术治疗多用于合并盆腔肿块的 PID。手术指征包括：①药物治疗无效，肿块持续存在；②可疑脓肿破裂；③出现腹膜炎甚至感染中毒性休克。手术可根据患者情况选择开腹或腹腔镜手术。手术范围应根据病变范围、患者年龄、一般状态综合考虑，以切除病灶为主。年轻妇女应尽量保留卵巢功能；年龄大、双侧附件受累或附件脓肿屡次发作者，可行全子宫及双附件切除术。盆腔脓肿若位置低、贴近阴道后穹窿者，可经阴道切开排脓、引流。输卵管脓肿或输卵管卵巢脓肿可腹腔镜下行伞端切开排脓、冲洗盆腔，清除病灶但保留输卵管；也可在超声引导下经皮引流。

表 3-4 各 PID 诊疗规范抗生素使用方案总结

| 途径 | 方案 | 2014 中华医学会感染协作组 | 2015 美国 CDC | 2014 国际性病控制联盟（IUSTI） | 2016 法国妇产科学会 | 2017 欧洲盆腔炎性疾病管理指南 |
|---|---|---|---|---|---|---|
| 静脉 | 推荐 | A 方案：头孢替坦 2g,q12h,14d/头孢西丁 2g,q6h,14d,加甲硝唑 0.5g,q6h,14d,加用多西环素 0.1g,q12h,po,14d 或阿奇霉素 0.5g,q12h,d1/0.25g,5~7d B 方案：氧氟沙星 0.4g,q12h/左氧氟沙星 0.5g,qd,14d,加甲硝唑 0.5g,q12h,14d C 方案：将 A 方案中头孢类换为氨苄西林舒巴坦钠 3g,q6h/阿莫西林克拉维酸钾 1.2g,q6~8h D 方案：林可霉素 0.9g,q8h,加庆大霉素负荷量 1.5mg/kg,q8h,14d | 方案 1：头孢替坦 2g,q12h,14d 或头孢西丁 2g,q6h,14d,加多西环素 0.1g,q12h,po/iv,14d 方案 2：克林霉素 0.9g,q8h,加庆大霉素负荷量 1.5mg/kg,q8h,14d,庆大霉素可每日 1 次给药,3~5mg/kg 注：输卵管卵巢脓肿者加甲硝唑 0.5g,q12h,iv | 方案 1：头孢替坦 2g,q12h,14d 或头孢西丁 2g,q6h,14d 或头孢曲松 1g,qd,14d,可联合：甲硝唑 0.4g,q12h,po,加用多西环素 0.1g,q12h,po,14d 方案 2：克林霉素 0.9g,q8h,加庆大霉素负荷量 1.5mg/kg,q8h,14d,庆大霉素可每日 1 次给药 3~5mg/kg | 方案 1：头孢曲松 1~2g,qd,14~21d,可联合甲硝唑 0.5g,q8h,iv,14~21d,加用多西环素 0.1g,q12h,iv,14~21d | 方案 1：头孢曲松 1g,qd,14d,可联合甲硝唑 0.5g,q12h,po,14d,加用多西环素 0.1g,q12h,po,14d 方案 2：克林霉素 0.9g,q8h,iv,14d,加庆大霉素 1 次给药,3~6mg/kg |
| | 替代 | | 方案 1：氨苄西林舒巴坦钠 3g,q6h,加多西环素 0.1g,q12h,po/iv,14d | | 方案 1：氧氟沙星 0.4g,q12h,iv,14~21d,加甲硝唑 0.5g,q8h,iv,14~21d 方案 2：环丙沙星 0.2g,q12h,iv,14d 加甲硝唑 0.5g,q8h,iv,14~21d,加多西环素 0.1g,q12h,iv,14d | 方案 1：氧氟沙星 0.4g,q12h,iv,14d,加甲硝唑 0.5g,q8h,iv,14d |

续 表

| 途径 | 方案 | 2014 中华医学会感染协作组 | 2015 美国 CDC | 2014 国际性病控制联盟 (IUSTI) | 2016 法国妇产科学会 | 2017 欧洲盆腔炎性疾病管理指南 |
|---|---|---|---|---|---|---|
| 非静脉 | 推荐 | A 方案：头孢曲松 250mg,im,单次/头孢西丁 2g,im,单次,加二代头孢口服,加甲硝唑 0.4g,q12h,po,14d,可加多西环素或米诺环素 0.1g,q12h,po 或阿奇霉素 0.5g,po,dl/0.25g,po,5~7d<br>B 方案：氧氟沙星 0.4g,q12h,po/左氧氟沙星 0.5g,qd,po,14d,加甲硝唑 0.5g,q12h,po,14d | 方案 1：头孢曲松 250mg,dl/0.25g,po,dl/0.25g,im,单次/头孢西丁 2g,im,单次,加丙磺舒 1g,po,单次,加多西环素 0.1g,q12h,po,14d,可加甲硝唑 0.5g,q12h,po,14d | 方案 1：头孢曲松 500mg,im,单次/头孢西丁 2g,im,单次,加+丙磺舒 1g,po,单次,加多西环素 0.1g + 甲硝唑 0.4g,po,14d + 甲硝唑 0.4g,po,14d<br>方案 2：氧氟沙星 0.4g,q12h,po/左氧氟沙星 0.5g,qd,po,14d,加甲硝唑 0.5g,q12h,po,14d | 方案 1：氧氟沙星 0.4g,q12h,po,14d,加甲硝唑 0.5g,q12h,po,14d,必要时头孢曲松 500mg,im,单次 | 方案 1：头孢曲松 500mg,im,单次,加多西环素 0.1g,q12h,po,14d + 甲硝唑 0.5g,q12h,po,14d<br>方案 2：氧氟沙星 0.4g,q12h,po/左氧氟沙星 0.5g,qd,po,14d,加甲硝唑 0.5g,q12h,po,14d<br>方案 3：莫西沙星 0.4g,qd,po,14d |
| | 替代 | 未区分推荐方案及替代方案无莫西沙星方案 | 方案 1：阿奇霉素 0.5g,iv/po,dl/0.25g,po,12~14d,加甲硝唑 0.5g,q12h,po,14d(短期临床疗效可)<br>方案 2：氧氟沙星 0.4g,q12h,po/左氧氟沙星 0.5g,qd,po,14d,加甲硝唑 0.5g,q12h,po,14d<br>方案 3：莫西沙星 0.4g,qd,po,14d | 方案 1：头孢曲松 500mg,im,单次,加 + 阿奇霉素 1g/每周 1 次,共 2 周<br>方案 2：莫西沙星 0.4g,qd,po,14d | 方案 1：头孢曲松 500mg,im,单次,加多西环素 0.4g,qd,po,14d<br>方案 2：莫西沙星 0.4g,qd,po,14d<br>方案 3：头孢曲松 500mg,im,单次,加多西环素 0.1g,q12h,po,14d,加甲硝唑 0.5g,q12h,po,14d | 方案 1：头孢曲松 500mg,im,单次,加 + 阿奇霉素 1g/每周 1 次,共 2 周 |
| | 备注 | | ①多西环素静脉易疼痛推荐口服；②二代头孢不推荐口服加甲硝唑；③口服头孢治疗 PID 无证据；④喹诺酮方案不常规推荐 | ①静脉甲硝唑剂量为 0.5g,q8h;②对喹诺酮类推荐度较大;③首次推荐莫西沙星口服 14d 方案治疗 PID | ①静脉用药方案疗程较长为 14~21 天;②其余方案基本同 2014 IUSTI | 强调：生殖支原体阳性者推荐莫西沙星方案 |

注：①各指南静脉方案在症状改善后 24~48 小时可改为口服药物继续治疗；②各指南中推荐的各组生素治疗方案在安全性及疗效方面无显著性差异；③两种药物间的"/"代表可替代方案。"+"代表同时使用，h 代表小时，d 代表天；q6h（q8h，q12h，qd）分别代表每 6 小时（8 小时，12 小时，1 天）1 次；po 代表口服，iv 代表静脉输液，im 代表肌内注射。

## 二、中医辨证要点

### （一）辨寒热

一般急性盆腔炎属热证实证，不难辨证。而盆腔炎性疾病后遗症常寒热错杂、虚实兼夹。可以从带下、腹痛以及舌脉等方面辨证。下腹冷痛、畏寒肢冷、带下量多质稀清冷，舌暗淡，苔白滑，脉弦紧或沉迟者，多属寒证。小腹灼痛、口干口苦、带下量多色黄质稠味臭、大便秘结或黏稠臭秽、尿频尿痛、小便短赤，舌红苔黄腻，脉滑数，多属热证。

### （二）辨虚实

盆腔炎性疾病后遗症由于病程较长，常缠绵难愈、反反复复发作，以虚实夹杂多见，在治疗时要攻补兼施，需要辨别虚实程度。小腹隐痛、坠痛、喜揉喜按的多属虚证，下腹刺痛、胀痛、疼痛剧烈、发作频繁、拒按的多属实证。

## 三、中医辨证论治

### （一）热毒炽盛证

主症：发热恶寒，或高热寒战，小腹疼痛、拒按，腰痛坠胀，带下量多、色黄稠或如脓，或夹血、秽臭，口干喜饮，小便短赤，大便燥结，面部红赤，舌质红、苔黄腻、少津，脉数而有力。

治法：清热解毒，活血行瘀。

方药：银花蛇舌草汤（《妇科病中医诊疗》）。处方：白花蛇舌草、金银花、连翘、黄芩、黄柏、鱼腥草、赤芍、牡丹皮、红藤、荆芥穗、生甘草、川楝子。

若高热者加栀子、蒲公英以增清热解毒之力；若腹痛剧烈者，加蒲黄、五灵脂、没药、生山楂以理气活血止痛；若大便燥结者，加大黄、芒硝以通腑泄热；若高热不退，神昏谵语者，乃热入营分，逆传心包，急用安宫牛黄丸，或紫雪散以清热宁心、安神开窍。

### （二）气滞血瘀证

主症：少腹胀痛，腰酸胀坠，带下量多、色白，经前乳房、腹胁胀痛，少腹胀痛加重，心烦易怒，久不受孕，或月经失调，舌质暗，脉弦，或弦涩。

治法：活血化瘀，理气止痛。

方药：膈下逐瘀汤（《医林改错》）。处方：当归、川芎、赤芍、桃仁、枳壳、延胡索、五灵脂、牡丹皮、乌药、香附、甘草。

若伴有低热，带下量多、色黄、质稠，夹有湿热者，加败酱草、蒲公英、黄柏以清热解毒燥湿。疲乏无力、纳差、脘腹胀满者，加人参、白术、鸡内金、砂仁以健脾行气消胀。腹部刺痛，有盆腔包块者，加三棱、莪术、皂角刺以活血止痛、散结消癥。

### （三）湿热瘀阻证

主症：高热已退，低热起伏，小腹疼痛拒按，腰骶部坠痛，或产后子宫复旧不良，恶露不尽，夹有血块，块下痛减，或带下量多、色黄稠黏，或带中夹血，舌质暗红，苔黄或黄腻，脉弦滑，或滑数。

治法：清利湿热，化瘀止痛。

方药：解毒化瘀汤（《妇科病中医诊疗》）。处方：红藤、黄芩、蒲公英、紫花地丁、三棱、莪术、赤芍、牡丹皮、野菊花、败酱草、川楝子、甘草。

若腹胀者，加青皮、槟榔以理气行滞；若腰骶痛重者，加狗脊、片姜黄强腰止痛；若局部灼热者加黄柏、龙胆草以清热；若经行发热者加荆芥、羌活（每发热前一两天开始服用）以清热疏风；若带盛如脓者加冬瓜仁以利湿排脓。

### （四）寒湿血瘀证

主症：少腹冷痛，腰骶坠痛，遇寒加重，经行痛增，带盛色白质稀，或经行延后，或经行前后阴道不时淋沥下血，久不孕育，或性交痛，性欲淡漠，舌质淡，苔薄白，脉沉细弦。

治法：温经活血，除湿止带。

方药：少腹逐瘀汤（《医林改错》）。处方：小茴香、干姜、延胡索、没药、当归、川芎、肉桂、赤芍、蒲黄、五灵脂。

四肢不温者，加附子、吴茱萸振奋阳气、温经散寒；盆腔包块者，加三棱、莪术、昆布以活血化瘀、散结消癥；带下量多，加茯苓、苍术祛湿止带；腰骶痛重者加狗脊、川续断以补肾强腰。

### （五）气虚血瘀证

主症：下腹疼痛，缠绵日久，痛连腰骶，经行加重，经血量多有块，带下量多，精神不振，疲乏无力，食少纳呆，舌暗红，有瘀点瘀斑，苔白，脉弦涩无力。

治法：益气健脾，化瘀散结。

方药：理冲汤（《医学衷中参西录》）。处方：生黄芪、党参、白术、山药、天花粉、知母、三棱、莪术、鸡内金。

若腹痛剧烈，加水蛭、延胡索、白芍以活血行气止痛、缓急止痛；腹泻去知母，重用白术。

## 四、郭氏治疗特色

郭老治疗盆腔炎性疾病后遗症所致不孕，注意标本兼顾，整体调治，尤其强调要内外同治。本病以输卵管阻塞性炎症最为常见，多伴有盆腔广泛粘连，影响卵巢局部血供，使卵巢缺乏营养，导致卵巢功能障碍，并发卵泡发育不良、排卵障碍及黄体功能不足等疾病。所以口服药以自拟的中药序贯疗法系列方剂为基本方，根据患者的不同情况及月经不同时期，辨证加减。每晚用自拟的化瘀宁坤液保留灌肠，郭老云此乃兵法中"里应外合"之计，使贼邪无喘息之机，无安身之地，不得不外出也。

化瘀宁坤灌肠方组方特点：针对慢性盆腔炎的病机特点，治疗以温经活血、消癥散结、祛湿止带为主。化瘀宁坤液由水蛭、附子、桂枝、三棱、莪术、赤芍、牡丹皮、没药、昆布、槟榔、败酱草、虎杖、红藤等组成，是郭老二十多年来治疗慢性盆腔炎的经验方。根据慢性盆腔炎的病机特点为血瘀、湿阻、寒凝，故立温经活血、祛湿止带之法。对奇经八脉之瘀滞，多用血肉有情之品以峻破其结。方中水蛭为君药，化瘀消癥，具有虫类搜剔之性，能达隐曲之所，祛络中之邪，破瘀血而不伤新血，《本草汇言》谓水蛭"逐恶血瘀血之药也"，张锡纯亦云："凡破血之药多伤气分，惟水蛭味咸专入血分，于气分丝毫无损，而瘀血默消于无形，真良药也。"附子辛热，通达十二经，走而不守，能温经散寒，血得温则行；又可助阳扶正，振奋衰弱的功能以抗邪，与水蛭共为君药。三棱、莪术破血行气，消积止痛，人皆以其开破力峻而不敢轻用，张锡纯却称之为"化瘀血之要药""性非猛烈，而建功甚速"，郭老临床上亦喜用此二药以活血化瘀。赤芍、牡丹皮活血化瘀、消肿止痛，善行血分之瘀滞。桂枝辛甘温，辛温发散，甘温助阳，可行里达表，有温经通阳、温阳化气祛湿之功，以上诸药为臣药。没药散血祛瘀，消肿定痛，又能祛腐生肌排脓。昆布取其咸能软坚散结之功。败酱草、虎杖、红藤均味苦，苦能燥湿，故取其祛湿之功以为佐药，且有活血化瘀止痛的作用，入大肠或肝经，性下行，能直入病所。《本草纲目》谓败酱草"古方妇人科皆用之"，《药性论》云："败酱善排脓破血，主破多年瘀血。"槟榔行气消积,功在下焦尤著,脾气行则血行。上药共为佐药。给药途径采用保留灌肠的方法,可经直肠黏膜直接吸收,使盆腔局部保持较高的药物浓度,又避免了对胃肠的刺激。此外,药物温热产生的物理效应,可促进盆腔血液循环,利于炎症的吸收,较口服给药效果好。

**【案 10】**

张某,女,28 岁,已婚。2017 年 4 月 13 日初诊。

人流后小腹坠痛 3 年。2016 年 2 月人工流产 1 次,此后出现小腹坠痛,时轻时重,经期、劳累、同房后加重,小腹喜温喜按,带下量多、色白、质稀、腥臭、腰酸,四肢不温,经期延长,7~8 天干净,经色暗、有血块。舌质淡暗,苔薄白,脉细涩。近两年未避孕一直未孕。妇科检查:子宫后位,正常大小,活动差,压痛明显;双附件区条索状增粗,压痛明显;骶韧带增粗,有牵拉痛。子宫输卵管碘油造影示"双侧输卵管不通"。诊断为慢性盆腔炎、继发不孕。中医辨证属寒湿瘀阻,瘀阻冲任、胞宫,不通则痛;两精不能相合,则不孕。治以温经活血、祛湿止带,采用中药序贯疗法口服、化瘀宁坤液灌肠治疗。灌肠处方:水蛭 10g,附子 10g,桂枝 10g,三棱 10g,莪术 10g,赤芍 15g,牡丹皮 12g,没药 10g,昆布 15g,败酱草 15g,槟榔 10g。浓煎 100mL,每晚 1 次保留灌肠,经期停用。连用两个月后复查,腹痛消失,带下量减少,经期血块减少,妇科检查:子宫及双附件压痛明显减轻,骶韧带牵拉痛消失。输卵管通液术示"双侧输卵管通畅"。治疗仍守原方,灌肠方去槟榔、昆布,继用 1 个月后停药。2017 年 10 月中旬因月经逾期未至,查尿妊娠试验阳性,2018 年 6 月顺产一健康女婴。

**按语:** 患者人流手术伤肾,正气不足,摄生不慎,寒湿内侵,瘀阻胞宫胞络,不通则痛,出现反复下腹疼痛、输卵管不通。寒湿下注,损伤带脉,致带脉失约而见带下量多、色白、质稀、味臭,腰酸。寒邪伤阳,加重肾阳之虚,而见四肢不温、经期延长、经色暗,并发宫寒不孕。故本患者本虚标实,以肾虚为本,寒湿瘀阻为标,治疗当攻补兼施、标本兼顾、内外结合。"夫寒冰之地,不生草木;重阴之渊,不长鱼龙",故治疗以温经活血、祛湿止带为法,采用中药序贯疗法方药口服以补肾填精、温经通脉,促进卵泡发育及黄体功能。化瘀宁坤液灌肠治疗以温经通络、祛湿止带、活血消癥,改善盆腔粘连、疼痛,促进输卵管功能恢复。郭老采用此种治法,已治愈输卵管阻塞性不孕症近千例,疗效确切,值得推广。

(程玲、李军、邓博雅)

## 第七节　免疫性不孕

世界卫生组织曾报道，免疫性不孕患者约占不孕患者总数的3%。免疫性不孕是指患者排卵及生殖道功能正常，无其他致病因素发现，配偶精液常规检查在正常范围，但有抗生育免疫证据存在，从而造成的不孕症。包括同种免疫抗体和自身免疫抗体，主要有抗精子抗体（AsAb）、抗子宫内膜抗体（AEMAb）、抗卵巢抗体（AoAb）、抗透明带抗体（AzpAb）、抗绒毛促性腺激素抗体（AHCGAb）、抗心磷脂抗体（ACA）、抗核抗体（ANA）等，临床上最多见的为抗精子抗体免疫性不孕。中医学依据其临床症状理当属于"不孕""无子"的范畴。

## 【病因病机与发病机制】

### 一、西医病因与发病机制认识

生殖道的免疫反应是极其复杂的，不论卵子、精子、受精卵、性激素、促性腺激素，甚至精浆都有一定的抗原性，从而导致免疫反应，造成不孕。免疫不孕分为同种免疫、局部免疫和自身免疫三类。同种免疫指男子的精子、精浆作为抗原，在女方体内产生抗体使精子凝集或使精子失去活力；局部免疫指有些不孕妇女的子宫颈黏膜或子宫内膜含有产生免疫球蛋白A或G的淋巴样细胞，子宫颈黏液内含有抗精子的免疫球蛋白G、A、M，故子宫颈和女性生殖道对精子局部免疫作用；自身免疫是男性精子、精浆或女性卵子、生殖道分泌物、激素等溢出生殖道而进入自身的周围组织，造成自己身体的免疫反应，在血中产生相应的抗体物质而致不孕。抗精子抗体（AsAb）产生主要是在多种病理状态下，接受的精子及其抗原进入血液，引起免疫应答而产生AsAb，干扰精子获能和顶体反应，影响精子的运动，抑制精子穿过宫颈黏液，阻碍精子接触和穿过透明带，促进巨噬细胞和白细胞杀伤和吞噬精子，阻断精卵结合，损伤胚泡植入导致不能受孕。抗子宫内膜抗体是一种以子宫内膜为靶抗原的自身抗体，往往与子宫内膜异位症并存，可从多方面导致不孕和反复流产。抗卵巢抗体是一种自身抗体，可导致卵巢病理损伤、卵巢早衰，从而使排卵、受精过程、胚胎着床、雌激素的产生受到不同程度的影响。抗心磷脂抗体是一种心肌和血管内皮细胞中心磷脂的自身抗体，它可以和滋养细胞表面的心磷脂结合，导致细胞受损，抑制合体细胞的形成，造成子宫对胚胎接受性降低。抗绒毛膜促性腺激素通过改变绒毛膜促性腺激素生物活性中的分子构型或立体空间，阻碍激素与受体相互识别，导致妊娠终止。抗卵子透明带抗体可干扰受精，影响孕卵着床。西医认为免疫学不孕抗体的产生是感染、外伤等因素导致屏障被破坏，免疫调节失调，从而引起超出正常限度的免疫反应的结果。这类抗体干扰和破坏分泌、排卵、受精、着床等各个环节从而导致不孕。

## 二、中医病因病机认识

中医古籍没有对免疫性不孕症病因病机的直接论述。现代医家多认为，肾虚、肝郁、血瘀、痰湿等均可导致肾、冲任、气血、胞宫的病变而不能摄精成孕。多种病因病机中又以肾虚为主。肾为先天之本，藏精气而主生殖，故肾气不足、肾阳虚衰、肾精亏虚，均可导致不孕。

以中医基础理论为依据，肾为生殖之本，肾藏精，司生殖，如《素问》曰"肾者……封藏之本，精之处也"。肾精为生殖功能的起源，其化生肾气，元阴元阳亦即肾之阴阳寓于其中，为维系人体阴阳的基本，人体的生长发育和生殖功能的强弱主要由肾精的力量所掌管。《素问·上古天真论》曰："女子七岁，肾气盛，齿更，发长；二七而天癸至，任脉通，太冲脉盛，月事以时下，故有子。"《傅青主女科》言："妇人受妊，本于肾气旺也，肾旺是以摄精。"不孕的发生与肾的功能密切相关。所以历代医家从肾出发诊治不孕症。冲任之本为肾，同时胞脉亦系于肾，无论女子先天肾气虚弱，还是早婚产多、未节房事，都可导致肾气受损，最终不利冲任稳固，进而导致不孕，正如《校注妇人良方》曰："肾虚精弱……不能融育成胎。"肾气充足，天癸既熟，冲任通盛，两精互搏，合乃成形，最终胎孕方成。与此同时肾亦为免疫之根本。《内经》曰"肾生骨髓""其充在骨"，可见肾主骨，生髓，肾精充足则骨髓化生不竭，因此骨髓的充养依赖于肾的功能。在中医学中，骨髓属于髓的范畴，而在免疫学中，骨髓被认作中枢免疫器官，也是免疫活性细胞的起源，其在免疫调节、应答过程中占有至关重要的地位。因此，骨髓仅有在肾的涵养下，才能产生免疫物质以达到维护免疫功能的平衡，使其发挥正常作用。生殖与免疫均划分到中医学"肾"的范畴，由此可见肾是免疫的基础，所以免疫性不孕的重要发病机制为肾虚。

有关血瘀导致不孕的记载最早见于晋代医家皇甫谧所著《针灸甲乙

经》，"妇人杂病"篇如是说，"女子绝子，瘀血在内不下"，认为女子不孕有因瘀血滞于腹内。《诸病源候论》引养生方说"月水未绝……令月水不节，内生积聚，令绝子"，也认为血瘀是不孕的原因。唐代孙思邈《备急千金要方》指出"瘀血内停……恶血内漏"是无子原因之一，主张治疗女子不孕应先去瘀血、下积聚，再服温肾养血之品。明清医家更重视血瘀导致不孕之理，《张氏医通》指出"因瘀积胞门，子宫不净……而不孕"。明代薛己《校注妇人良方》中指出不孕尚可因情志不畅、气滞血瘀，或内有宿血，阻滞胞中所致。《医林改错》将少腹逐瘀汤称为调经种子第一方，誉其"种子如神"。因此妇人天性多郁，气滞血瘀；或正值经产，未节房事，污血未净，留滞胞宫；或感于外、伤于内亦可使宿血留滞；或寒邪中于女子胞，血脉凝涩，凡此种种均可致经血不调，蓄于胞中，精难纳入，故受孕困难。

中医学有肥人多痰之说，素体肥胖之人脾胃虚弱、运化之力亦弱，精难化生，且内生湿邪，膏脂四散，弥盖胞门，使胞宫胞脉损伤，故不易孕育。临床所见，因痰湿导致不孕患者可伴 PCOS 等疾患，其主症多形体肥胖，白带量多似涕。《丹溪心法·子嗣》一篇首次论及因痰湿而引起无子，如是曰："肥盛妇人……躯脂满溢，闭塞子宫，宜行湿燥痰……或导痰汤类。"非常清晰地阐述了此类不孕的病因机制，并给出行之有效的治法方剂。同样明代万全在《万氏妇人科》云："惟彼肥硕者，膏脂充满，元宝之户不开；夹痰者，痰涎壅滞，血海之波不流，故有过期而经始行，或数月经一行，及为浊、为滞、为经闭、为无子之病。"与之同年代的武之望《济阴纲目》亦有"痰饮不孕"及"胸中有实痰"的证治。到了清代《傅青主女科·种子》肥胖不孕条下也有："妇人有身体肥胖，痰涎甚多，不能受孕者……肥胖之湿，实非外邪，乃脾土之内病也。"这都说明痰湿是导致女性生殖功能障碍的重要原因之一。

肝在女子生理病理中的重要性，早在《黄帝内经》中就有论述。到了清代，叶天士在《临证指南医案》中明确提出"女子以肝为先天"，他认为，"肝为风木之脏，为将军之官。故肝脏之病，较之他脏为多，而于女子尤甚"，反映了肝与女子生理特性密切关联，后世医家对叶氏的论述加以肯定和发挥，有效指导着临床实践。秦天一指出："今观叶先生案……最重调肝，因女子以肝为先天，阴性凝结，易于怫郁，郁则气滞血亦滞，木病必妨土，故次重脾胃。"《孟河费氏医案》亦指出："男以肾为先天，女子以肝为先天。盖肝为血海，又当冲脉，故尤为女科所重。"因此若妇人平素情志抑郁，或易暴怒伤肝，均可致肝失疏泄、气机升降失常，导致气血失调，冲任未能相资，故不易受孕。如《傅青主女科》言："郁而不能成胎者，肝木不舒……则带脉之气亦塞矣。带脉之气既塞，则胞胎之口必闭。"

综上所述，不论肾虚、血瘀还是痰湿、肝郁都可致使肾、气血乃至冲任、胞宫发生病变，最终不能摄精成孕。如《校注妇人良方》曰"妇人之不孕……有伤冲任，或子宫虚冷，或气旺血衰，又有脾胃虚损，不能营养冲任"，较全面地概括了女子不孕的病因病机。

## 三、郭氏理论特色

中医学病因病机认为，免疫性不孕病属虚实夹杂，其本为肾脾不足、气血亏虚、冲任不调，气滞血瘀、痰凝或湿热邪毒内蕴为标，导致胞宫不能摄精成孕。免疫性不孕的患者大多没有典型的临床表现，往往都是备孕久而不成功，完善相关检查时才发现病因。

郭老认为不孕的发生与肾的功能密切相关。肾为先天之本，主藏精，精化髓，髓充骨，起着主导作用。西医研究表明，人体的免疫细胞均起源于骨髓，骨髓是免疫系统的中枢免疫器官，在免疫应答及免疫调节过程中起着重要作用，所以肾与免疫密切相关。且《景岳全书·妇人规》云："妇人所重在血，血能构精，胎孕乃成。"脾胃为后天之本，气血生化之源，主运化水谷精微，滋养脏腑经脉及先天之精。《黄帝内经》又言"卫者水谷之悍气"，卫气源于脾胃，运行脉外，与人体免疫密切相关，故有"脾为之卫"之说。脾虚所致中枢免疫器官骨髓、胸腺及外周免疫器官淋巴结、脾脏及其他淋巴组织的重量减轻、实质萎缩，骨髓细胞增殖、分化和造血功能减弱等免疫力降低的临床表现与中医学脾虚证候基本吻合，脾虚亦为所致免疫性不孕重要病因之一。故而郭老结合古代中医典籍和现代西医学提出免疫性不孕症主要病位在肾，其次在脾。

《傅青主女科》中所述："肥胖不孕是湿盛之故，湿盛者多肥胖，肥胖者多气虚，气虚者多痰涎。且肥胖之妇，其肉必满，遮隔子宫，不能受精此必然之势也。况又加水湿之盛，以亦遂化精成水，又何能成妊哉？"妇人经历经、带、胎、产，常素有肾虚、脾虚之本，易使水湿下注胞宫，郁久化热；加之行经、产后易感邪毒，湿热之邪乘虚而入，阻于冲任胞宫，湿性重浊黏腻，能影响精子的活动力，使精子产生凝集；热邪耗伤阴液，使精稠易凝。因此，湿热之邪阻滞，导致不能摄精成孕而致不孕。《傅青主女科》中"癥瘕碍胞胎而外障，则胞胎必缩于癥瘕之内，往往精施而不能受"。女子以血为本，气血以周流调畅为顺，气血相互资生，相辅以行，气足血旺，冲任调和才能有子。若气血不畅，血瘀胞宫，冲任不能相资，则难于摄精成孕。瘀血可致精子畸形、凝集、活动力低下，也可使精液液化时间延长而导致胞宫不能摄精成孕。以上病因病机均可诱导本病，肾虚不足，难以摄精成孕，瘀血湿热内阻，冲任不得相资，更难妊娠。

## 【诊断与鉴别诊断】

### 一、免疫性不孕症的诊断

#### （一）病史

夫妇同居两年以上，性生活正常，未避孕而未孕。应详细询问有无经期性交、慢性宫颈炎、盆腔感染等病史。

#### （二）症状

一般症状不明显。若合并宫颈炎、盆腔炎，则可有下腹胀坠、腰骶酸痛，带下增多等。

#### （三）体征

全身检查无明显体征。若合并生殖系统炎症，则可发现宫颈糜烂、息肉，双侧附件增厚或输卵管增粗、压痛，子宫呈后倾位、活动度差等。

#### （四）辅助检查

凡是符合不孕症诊断的患者，在进行常规检查后未发现异常，已排除排卵障碍、输卵管阻塞、男性精液异常等情况，应进行免疫学检查以了解有无免疫学因素存在，性交后试验、精子宫颈黏液接触试验、精子宫颈黏液穿透试验及免疫检查中抗精子抗体。抗卵巢/透明带抗体、抗心磷脂抗体和抗子宫内膜抗体是否呈阳性可辅助诊断。

### 二、鉴别诊断

#### （一）内分泌失调性不孕

指由某种病因引起下丘脑－垂体－卵巢轴内分泌功能失调而致的排卵障碍性不孕，可分为无排卵性不孕和黄体功能不健性不孕两类。

#### （二）输卵管炎性不孕

输卵管疾病所致的不孕，包括输卵管炎症（化脓性、淋菌性、衣原体、支原体感染或结核性等）、子宫内膜异位症及输卵管发育异常等，其中以输卵管炎症引起的最为常见。

### （三）子宫性不孕

子宫发育不良、宫腔粘连、子宫肌瘤、子宫腺肌病、子宫内膜息肉、子宫内膜炎或结核等均可导致不孕。

### （四）子宫内膜异位症不孕

发病率明显上升，导致不孕的异位内膜引起的疾病主要为盆腔内膜异位症及子宫腺肌病。

## 【治疗】

### 一、西医治疗

#### （一）应用免疫抑制剂及阿司匹林

最常使用的免疫抑制剂是糖皮质激素，其可通过抑制细胞因子及淋巴生长因子的产生，使抗体、抗原抗体复合物减少，影响人体的免疫系统。常用方法有局部给药法、大剂量间歇给药法及小剂量持续给药法。

#### （二）去除病因

由于生殖道炎症使局部受到损害，精液中抗原从破损处进入人体的血液循环，产生抗精子抗体，且炎症的刺激使局部产生淋巴细胞亦会使抗精子抗体生成，因此，对于生殖道有炎症的免疫性不孕患者应积极治疗生殖道炎症。对于 AoAb 阳性合并卵巢早衰患者，应同时治疗卵巢早衰。若 EmAb 阳性，并有子宫内膜异位症的患者，应对内膜异位症进行治疗。

#### （三）辅助生殖技术

辅助生殖技术包括精液处理后宫腔内人工受精（ICI）、体外授精－胚胎移植（IVF-ET，又称"试管婴儿"）及卵泡浆内单精子注射技术（ICSC）达到受精目的。

#### （四）工具避孕

使用避孕套进行避孕可减少精子抗原对女性生殖道刺激，减少新抗体的产生，从而使抗体浓度减少至消失。待女方精子抗体水平下降时（大概 6 个月左右），可在排卵期去避孕套性生活，此法多与其他疗法联合使用。

### （五）其他方法

维生素 E 是一种抗氧化剂，可使抗原的产生减少，抗体的消除加快。维生素 C 可协同维生素 E 起到抗氧化作用。因此，对于本病的治疗临床上常用维生素 E 与维生素 C 进行辅助治疗。

## 二、中医辨证要点

本病在临床中常见的辨证分型有肾脾两虚、湿热蕴结、瘀血内停等。辨证要点除辨别妇女经血的量、色、质，以及其行经、经前伴随症状以外，郭老还独创通过触诊腰腹的温凉辨妇女宫寒（肾阳虚）程度；根据经行腹泻、经行便溏、经血夹膜等判断脾肾阳虚。郭老认为，经血夹膜一般属脾阳虚寒湿盛、黄体功能不足，经血夹块为血瘀，带下质稠、色黄以及大便溏而不爽为湿热蕴结胞宫之像。

## 三、中医辨证论治

### （一）肝肾阴虚证

主症：婚久不孕，AsAb 阳性，月经提前，经量少或月经停闭，经色深红，或行经时间延长甚则崩漏。

次症：五心烦热，潮热盗汗，头晕耳鸣，腰膝酸软，尿短赤。

舌脉：舌质红，少苔或者无苔，脉沉细数。

治法：滋补肝肾。

方药：养精种玉汤（《傅青主女科》）加菟丝子、枸杞子、女贞子。

方中重用熟地黄以滋肾水，当归行血养血活血，配白芍养肝血而柔肝木，加菟丝子、枸杞子、女贞子滋养肝肾而填精血，使经血充沛，肝肾得养，冲任得调，调经促孕。若阴虚火旺盛，可加入墨旱莲、知母等药物；若肝郁肾虚，则宜配伍柴胡、郁金、合欢皮之类疏肝解郁。

### （二）脾虚痰浊证

主症：婚后不孕，AsAb 阳性，月经后期，色淡量少。

次症：胸脘满闷，腰膝酸软，身重乏力，畏寒肢冷，性欲低下，小便清长。

舌脉：舌淡胖，苔白水滑，脉沉细滑，尺脉尤弱。

治法：补肾温阳，健脾利湿。

方药：毓麟珠（《景岳全书》）。

毓麟珠原方由八珍汤加鹿角霜、菟丝子、杜仲、川椒组成。方中以四物汤补血活血；以四君子汤健脾益气助生血；加菟丝子、杜仲、鹿角霜、川椒，温肝肾、填精血、调冲任、补命门。方中一派大补脾肾之药，共奏补气养血、调经种子之功。若痰湿盛者，可酌情联用苍附导痰丸，增强燥湿化痰行滞之力。胸脘痞满欲呕者，可加入竹茹、厚朴、石菖蒲。

### （三）肾虚血瘀证

主症：婚后不孕，AsAb 阳性，月经错后，量少色暗，或有血块，经行腹痛拒按，血块出则痛减。

次症：平素时有少腹疼痛，乳房、胸胁胀痛。

舌脉：舌质紫暗，或有瘀点瘀斑，脉弦涩。

治法：补肾活血化瘀。

方药：少腹逐瘀汤（《医林改错》）加仙茅、淫羊藿、巴戟天、山茱萸等。

方中当归、赤芍、益母草益血调经；香附、延胡索理气解郁；蒲黄、五灵脂、丹参活血化瘀；干姜、肉桂、小茴香、艾叶温宫散寒。诸药合用，共起暖宫散寒、理气调经之效，宫暖血行，瘀血自除，气行血畅，冲任得养。原方加入二仙、巴戟天、山茱萸等温补肾阳、补益肾阴之药，亦可达到助孕的效果。月经量少色黑，经行腹痛甚者，可酌情加入三棱、莪术等破血消癥之品，亦可配合中药外敷或水煎灌肠以改善症状。

### （四）湿热下注证

主症：婚后不孕，AsAb 阳性，月经量多，经期延长，带下量多，色黄质黏。

次症：少腹疼痛，身热口渴，大便秘结，小便短赤。

舌脉：舌红苔黄腻，脉弦数。

治法：清利湿热。

常用药物：败酱草、茵陈、黄柏、蒲公英、车前草、泽泻等。

败酱草善于清热解毒、消痈排脓，擅治癥阻腹痛；茵陈能清热利湿、利胆退黄，是除湿散热结之要药；黄柏功能清热燥湿、泻火解毒，善清下焦湿热；蒲公英是清热解毒、消痈散结佳品，尚能清热利湿通淋；车前草能利水、清热、明目、祛痰；泽泻具有利水、渗湿、泄热之功。若患者瘀血表现较重，可予仙方活命饮连用。

### （五）瘀毒互结证

主症：婚后不孕，AsAb 阳性，月经错后，经量减少，颜色偏紫有血块。

次症：小腹作痛，白带量多色黄，或有异味。

舌脉：舌红暗苔黄，或有瘀点，脉弦涩。

治法：化瘀解毒，活血通络。

常用药物：党参、水蛭、肉桂、大黄、芒硝、怀牛膝、茯苓、赤芍、桃仁、当归、厚朴等。

水蛭、大黄、芒硝，清热解毒，活血化瘀，破血消癥；赤芍、当归、桃仁，养血活血，调经助孕；厚朴理气，有助气血运行；党参、怀牛膝，益气补血兼活血，引药下行直达病所；加小量肉桂防止解毒化瘀药物太过寒凉进一步损伤胞宫。兼气滞者，可加入柴胡、郁金等；肾虚甚者，可适量加入山茱萸、女贞子等补肾药物，但不可多用。

## 四、郭氏治疗特色

如上郭氏理论特色所述，郭老结合现代研究及古籍理论，认为免疫性不孕主要责之于肾脾。而今时之妇人，从小恣啖生冷，不分冬夏，短衣薄衫，暴脐露腰，赤足涉水，且妇人经、孕、产、乳数伤于血，加之体质因素，情志过极化火、劳倦失度耗血、饮食失常伤阴等，极易导致肝肾阴亏，虚火（热）内生，稍有不慎即易为房事所伤；加之行经、产后易感邪毒；或遇湿热、瘀血之邪致湿热内侵，瘀血内停均可诱导本病，难以成孕。郭老运用周期序贯之独特中医疗法，在补肾柔肝、调补气血的基础上适当加用活血化瘀、清利湿热之品，湿热较重者常用药物如赤芍、牡丹皮、黄柏、败酱草、红藤、薏苡仁、丹参等；兼有瘀血者，常配以水蛭、大黄、怀牛膝、茯苓、红花、桃仁、当归等，补散兼施，辅助受孕。

【案 11】

李某，女，29 岁，职员。2016 年 9 月 21 日初诊。

主因"夫妇同居未避孕未孕 5 年"就诊。患者 13 岁月经初潮，平素月经规律，4/26 天，量中，色暗，偶夹血块。已婚，规律性生活，未避孕 5 年，G0P0。就诊时末次月经 2016 年 8 月 26 日，行经 4 天，量中但较前减少 1/3，色略暗，少量血块、夹膜。行经第 1 天少腹冷痛可忍，腰酸腰痛不甚，经前乳胀。带下一般，可见透明拉丝白带，近半年来共出现两次排卵期阴道出血，量少，护垫即可，持续 3 天血净，未伴下腹痛等不适。平素易腰膝酸软，头晕心悸、面部痤疮、泛红，纳欠佳，眠欠佳，多梦，大便 1～2 天一行，质干，小便调，无夜尿。舌红、苔少，脉沉细弦。患者既往 2011 年 7 月行甲状腺瘤手术，右侧甲状腺切除术后，甲状腺功能减退病史 5 年，平素规律服用优甲乐；2015 年 4 月腹腔镜下行左卵巢巧囊剥除术；宫颈炎病史。2015 年 8 月 25 日免疫功能查示抗子宫内膜抗体（IgM）阳性（＋），抗精子抗体（AsAb）阳性（＋），抗子宫内膜抗体（IgG）阴性（－），抗心磷脂抗体阳性（＋）；2016 年 8 月 27 日查性激素：FSH 28.47 IU/L，LH 8.01 IU/L，$E_2$81.2 pg/mL，P 1.17 ng/mL。西医诊断：免疫性不孕，卵巢储备功能下降；中医诊断：不孕，肝肾阴虚证。治宜滋补肝肾、滋阴降火，予"滋补肝肾，滋阴降火"系列方剂以序贯疗法。方药如下：①两固汤加巴戟天 10g，红芪 20g，阿胶 10g，山茱萸 12g，女贞子 15g，旱莲草 15g，牡丹皮 15g，生甘草 10g，14 剂，水煎服，日 1 剂，月经来潮换方；②养血调经汤加桃仁 12g，红花 15g，烫水蛭 6g，红藤 15g，鸡血藤 20g，炙黄芪 25g，肉桂 10g，小茴香 10g，延胡索 10g，3 剂，水煎服，日 1 剂，月经第 1～3 天服用；③育胞汤加山茱萸 12g，川芎 10g，牡丹皮 15g，紫河车面 10g，鹿角霜 10g，阿胶 10g，红芪 20g，12 剂，水煎服，日 1 剂，月经第 4 天起服用，后可继续服用方①。嘱患者正确测量基础体温，避风寒，注意腰腹部保暖，忌食辛辣刺激，注意休息，切勿熬夜，注意调畅情志，规律夫妻生活，2～3 次/周，近排卵期时隔天同房 1 次。

二诊、三诊、四诊继以滋补肝肾、滋阴降火为法，在初诊方剂基础上随症加减，2016 年 12 月 10 日查抗子宫内膜抗体（IgM）、抗精子抗体（AsAb）均转阴性。

五诊：2017 年 1 月 13 日。末次月经 11 月 28 日，停经 46 天，乳房胀痛，余无所苦，脉弦细，基础体温升高 14 天，血 HCG 801.32mIU/mL。确认妊娠，治疗原则以补肾健脾、养血安胎为主，方以寿胎丸合胎元饮加减：菟丝子 20g，桑寄生 20g，川续断 20g，阿胶 10g，党参 20g，炙黄芪 25g，山药 15g，白芍 20g，炙甘草 10g，当归身 12g，苎麻根 12g，炒杜仲 12g，枸杞子 15g，炒白术 20g，山茱萸 12g。保胎治疗至孕 3 月，2017 年 10 月 17 日剖宫产 1 子，出生体重 3550g。

**按语：**患者初诊时，未避孕未孕 5 年，结合病史及性激素 FSH 28.47 IU/L、LH 8.01 IU/L、$E_2$ 81.2 pg/mL 和免疫功能检查所示抗子宫内膜抗体阳性（＋）、抗精子抗体阳性（＋）、抗心磷脂抗体阳性（＋）等，西医诊断为免疫性不孕和卵巢储备功能下降。患者平素易腰膝酸软，头晕心悸，纳欠佳，眠欠佳，多梦，大便1~2天一行，质干。舌红，苔少，脉沉弦细。中医辨证为"肝肾阴虚，内生虚热"，治疗宜滋补肝肾、滋阴降火。予郭氏中药序贯疗法"滋补肝肾，滋阴降火"系列方剂，补肝肾、清虚火、治本调经。故在郭氏中药序贯疗法的基础上两固汤加牡丹皮、生甘草清虚热。经期养血调经汤加桃仁、红花、水蛭、鸡血藤、三棱助活血化瘀，使旧血去而新血生；肉桂、小茴香、延胡索温阳止痛，炙黄芪益气。经后用育胞汤加鹿角霜、紫河车、淫羊藿、川椒补肾助阳，红芪、阿胶增补气养血之效。患者服药后少腹痛、腰部酸软好转，纳眠好转，大便每天一行，质干较前缓解，小便调。治疗继以滋补肝肾、滋阴降火为法。两固汤和育胞汤在初诊基础上加入杜仲、炮附子补肾助阳，柴胡、白芍疏肝气滋肝阴、柔肝养血，绿萼梅疏肝和胃对症治疗。排卵期给予促排卵汤加味试促阴阳转化，患者服药后复测性激素 FSH、LH 继续下降，抗子宫内膜抗体（IgM）、抗精子抗体（AsAb）均转阴性效果明显，继续服药。经过 5 个周期的郭氏中药序贯疗法，患者最终成功受孕，顺利产下男婴，母子均健。

（李红、李军、郭丽璇、张家蔚）

# 第八节 崩 漏

《景岳全书·妇人规》曰："崩漏不止，经乱之甚者也。"崩漏是指妇人经血非时而下，或暴下不止，或淋沥不尽。以月经周期、经期、经量严重紊乱为临床特点。《诸病源候论·妇人杂病候》云"忽然暴下，谓之崩中""非时而下，淋沥不断，谓之漏下"。若量多如注，来势猛急者，是为"崩"，亦称"崩中""经崩"；如量少淋沥而下，病势轻缓者，是为"漏"，又称"经漏""漏下"，又称"崩中漏下"，统称为崩漏，是妇科常见之疑难急重病。

现代医家多把崩漏合为一病。《济生方》云："崩漏之疾，本乎一证，轻者谓之漏下，甚者谓之崩中。"崩与漏仅表现为出血量不同，其二者病因病机皆为冲任虚损、血海不宁、不能固摄经血。其次，在疾病发生、发展过程中，二者常可互为因果，相互转化。如崩势稍缓，可转为漏；漏久不止，病势加剧，亦可成崩。其三，崩与漏常常交替出现，难以截然划分。其四，崩与漏的治法基本相同，尤其在固本调经、恢复月经正常周期方面，其治则一也。

崩漏一病的内涵，历代医家之说多有不同。古之论崩漏系泛指妇人阴道异常下血之证候，如经乱之崩中漏下、妊娠病胎漏、产后病之血崩及恶露不绝、白崩等。今之论崩漏，仅限于经乱之暴崩漏下者。崩漏亦可由月经先期、月经过多、经行先后不定期及经期延长等疾病发展而来。

崩漏相当于西医妇科学之"无排卵型功能失调性子宫出血"（简称"无排卵型功血"），多见于青春期或绝经过渡期，分别称为青春期功血和围绝经期功血。1992 年国内文献报道青春期功血占无排卵型功血的 21.3%，围绝经期功血占 59.26%，生育期功血占 19.44%。2014 年我国废除了"功血"的称谓，开始采用 2011 年国际妇产科联合会（International Federation of Gynecology and Obstetrics，FIGO）非妊娠育龄妇女异常子宫出血（abnormal uterine bleeding，AUB）病因新分类系统。异常子宫出血指月经周期的频率、规律性、经期长度和出血量 4 项指标中任一方面出现异常（详见表 3-5），并源于子宫腔的出血，是妇科临床的常见症状，是育龄期女性最常见的妇科内分泌疾病之一，就诊率占绝经前女性的 70%。FIGO 将常见的 AUB 病因分为两大类 9 个类型（详见表 3-6），即 PALM（有子宫结构性改变）和 COEIN（不能确认的子宫结构性改变及非子宫的全身其他原因导致的 AUB），PALM 包含息肉（P）、子宫腺肌病（A）、子宫肌瘤（L）、恶变和不典型增生（M），COEIN 包括全身凝血相关疾病（C）、排卵障碍（O）、子宫内膜局部异常（E）、医源性（I）和未分类（N）。本文所述"崩漏"主要是指无排卵型功能失调性子宫出血，即 AUB-O。

表 3-5　中国正常子宫出血（月经）与 AUB 术语的范围

| 月经的临床评价指标 | 术语 | 范围 |
|---|---|---|
| 周期频率 | 月经频发 | <21 天 |
| | 月经稀发 | >35 天 |
| 周期规律性 | 规律月经 | <7 天 |
| （近 1 年内周期之间的变化） | 不规律月经 | ≥7 天 |
| | 闭经 | ≥6 个月无月经 |
| 经期长度 | 经期延长 | >7 天 |
| | 经期过短 | <3 天 |
| 经期出血量 | 月经过多 | >80mL |
| | 月经过少 | <5mL |

表 3 - 6　FIGO 的 AUB 病因分类系统

| PALM | COEIN |
| --- | --- |
| 息肉（Polyp） | 全身凝血相关疾病（Coagulopathy） |
| 子宫腺肌病（Adenomyosis） | 排卵障碍（Ovulatory dysfunction） |
| 子宫肌瘤（Leiomyoma） | 子宫内膜局部异常（Endometrial） |
| 黏膜下（SM） | 医源性（Iatrogenic） |
| 其他部位（O） | 未分类（Not yet classified） |
| 恶变和不典型增生（Malignancy and Hyperplasia） | |

# 【病因病机与发病机制】

## 一、西医病因与发病机制认识

排卵障碍包括稀发排卵、无排卵和黄体功能不全，主要由于下丘脑 - 垂体 - 卵巢轴功能异常引起。导致 AUB-O 的因素很多。诸如精神情志方面的过度紧张，强烈的精神刺激，或过度劳累、剧烈运动、营养不良、经期运动、劳作方式失宜和大生小产后失于复旧等。青春期生殖系统功能发育未成熟、育龄期生育功能因多产房劳受到损害、围绝经期生殖系统功能日趋衰退等。其他如节育、避孕方式不适宜而直接引起生殖系统的功能失调，或者因常规的生活节奏变化，熟悉的环境、工作条件骤变等，这些因素通过神经内分泌系统，干扰了下丘脑 - 垂体 - 卵巢轴之间的正常反馈和调节，或调节机制不完善，都可导致子宫内膜变化失常而发生子宫异常出血。目前已确定的高危因素包括：年龄小于 20 岁和大于 40 岁、体重超重、运动过量、应激、多囊卵巢综合征等。

对于无排卵型 AUB-O 而言，尽管卵巢中没有卵泡发育成熟产生周期性排卵，但卵巢中处于不同发育阶段的众多卵泡仍在分泌雌性激素，并由于雌激素的积累作用，子宫内膜处于增生状态，甚或增生过长，一旦因激素撤退或下降到阈值水平以下而出血，其血管断端则难于闭合。同时因卵泡的闭锁，没有排卵后黄体的形成，体内单一的雌激素水平无规律地波动，使子宫内膜因之而不规则地剥脱、修复；或子宫腔内某些区域内膜剥脱，某些区域又内膜增生，或剥脱的局部又增生不完整等。因此，临床表现主要是月经周期紊乱，经期长短不一，经量多少不等，甚至短时大量出血而导致严重的继发贫血；或先出现短期停经，继而大量出血难止。某些情况下，增生的子宫内膜随出血已基本脱落，但卵巢中的卵泡发育迟缓，雌激素处于低水平，使子宫内膜的修复延迟，创面难于再生完全，表现为持续性的少量阴道出血，淋沥不尽。

## 二、中医病因病机

崩漏之病病因病机错综复杂，《女科证治约旨》云："盖血生于心，藏于肝，统于脾，流行升降，灌注八脉，如环无端。至经血崩漏，肝不藏而脾不统，心肾损伤，奇经不固，瘀热内炽，堤防不固，或成崩，或成漏，经血运行，失其常度。"《妇科玉尺》则概括崩漏的病因"究其源则有六大端，一由火热、二由虚寒、三由劳伤、四由气陷、五由血瘀、六由虚弱"。今人认为其常见原因主要有肾虚、血热、脾虚和血瘀，即虚、热、瘀。主要发病机制则是脏腑虚损、冲任损伤、不能制约经血所致。

### （一）病因

**1. 肾虚**

肾虚是造成崩漏的重要原因之一。缘肾为生殖之本、天癸之源、冲任之本、气血之根故也。由于年龄的差异，崩漏之发病特点亦不尽相同。少女则多因禀赋薄弱，肾气虚怯，天癸初至尚不充盛。《竹林女科证治》曰："阴虚阳搏成崩，病的根源在肾，而肾水阴虚不能济心涵木。"《医林指月·血崩》曰："若因房事太过或生育太多，或暴怒内损真气，致任脉崩损，故血大下，卒不可止，如山崩之骤也。"青年之妇则多因早婚、多产，或屡孕屡堕，或房劳过度或胞宫胞脉为手术不当而损伤于肾。《景岳全书·妇人规》曰"穷必及肾"。妇人六七之后，肾气本已虚衰，若摄生不慎而致重虚。肾气虚衰，封藏失司，冲任不固，故而崩漏下血。《兰室秘藏·妇人门·经漏不止》云："妇人血崩，是肾水阴虚不能镇守胞络相火，故血走而崩也。"

**2. 血热**

有因素体阴虚，或失血伤津，或久病阴血耗伤，阴虚则内热由生；或素体阳盛，或过食辛辣炙煿之物而致血热；或郁怒伤肝，久而化热；亦有因外感热邪者，热扰血海，血海沸腾，冲任不固以致经血非时而下，可崩可漏。《伤寒明理论》曰："冲之得热，血必妄行。"《傅青主女科》曰："冲脉太热，而血即沸，血崩之为病，正冲脉之太热也。冲脉为血海，实即子宫太热，而致迫血妄行。"

**3. 脾虚**

《妇科玉尺》曰："思虑伤脾，不能摄血，致令妄行。"《景岳全书·妇人规》曰："先损脾胃，次及冲任。"《诸病源候论》云："崩中之病是伤损冲任之脉，盖冲任为经脉之海。劳伤过度，冲任气虚不能统治经血，忽然大下，谓之崩中。"多因劳倦过极，思虑过度，或饮食不节，损伤脾气，脾虚中气下陷，统摄无权，冲任不约，故而崩中漏下。《万氏妇人科·崩》曰："妇人崩中之病，皆因中气虚，不能收敛其血，加以积热在里，迫血妄行，故令经血暴下而成崩中，崩久不止，遂成漏下。"

**4. 血瘀**

《普济方·妇人诸疾门》云："即崩而淋沥不断，血瘀于内也。"或因七情过极，气滞血瘀；或因经期、产后，胞宫空虚，风寒侵袭，与血搏结成瘀，瘀血阻于冲任，新血不得归经，遂生崩漏。《备急千金要方》曰："瘀结占据血室，而致血不归经。"《傅青主女科》曰："肝主藏血，气结而血亦结，何以反至崩漏？益肝之性急，气结则其急更甚、更急，则血不能藏、故崩不免也。"

## （二）病机

崩漏属月经疾病，无论病起何脏，而"经水出诸肾"（《傅青主女科》），"月经全借肾水施化"（《医学正传》），故本病虽有在气、在血、在脏、在经的不同，其病本则在肾，变化在天癸，病位在冲任胞宫，见证在气血，表现在子宫非时下血，或为崩，或为漏，或崩漏并见的非时下血。

崩漏发病常非单一原因，如怒动肝火，肝不藏血，冲任蓄溢失度，发为崩漏之始，但同时又因肝火侮脾及肾，因而又可有脾虚失统、肾虚失固的因素。又如阴虚阳搏成崩，病起于肾，而肾水阴虚不能济心涵木，以致"心火亢盛，肝肾之相火夹心之势亦从而相煽"，导致"血脉泛滥，错经妄行"（《女科正宗》），而成为心、肝、肾同病之崩漏证。也有阴病及阳，阳病及阴，阴阳俱虚，以致阴阳不相维系，封藏不固，冲任失约成为崩漏者。又如肝郁血瘀崩漏证本属实，而肝病传脾或及肾，因而亦可并见脾不统摄或肾失封藏，以致形成实中有虚的病变，气血虚弱证崩漏可因气虚运行无力，血虚冲任失养而有虚中兼滞的病变。由于崩漏长期失血，邪气乘虚侵入子宫、胞脉、冲任二脉，邪毒（湿热）壅遏以致崩漏加重。或崩漏患者复感寒邪、寒凝血瘀、血不得归经，致漏下淋沥。无论何因导致崩漏日久，由于失血耗气伤阴，以致气血同病、冲任失养、多脏受累，"四脏相移，必归脾肾"（《景岳全书·妇人规》），"五脏之伤，穷必及肾"（《景岳全书·妇人规》），导致脾不能摄血、肾不能封藏，病机错综复杂，病证反复发作难愈。甚则气阴两虚或阴阳俱虚，而引发脱证、亡阴亡阳，危及生命。

## 三、郭氏理论特色

### （一）肾气受损、冲任不固是崩漏的病机要点

根据《黄帝内经》"肾气盛，天癸至，太冲脉盛，月事以时下"的理论，郭老认为，引发崩漏的根本原因为肾气受损、冲任不固。从肾气－天癸－冲任－胞宫轴来看，月经的依时来潮，有赖于天癸的充盛，而天癸的充盛又建立在肾气盛的基础上，肾气充盛，天癸泌之有律，冲任通盛，月经按时来潮，并有孕育能力，这也说明肾气主导女性月经及生殖功能。崩漏一证为经血非时而下，量多如注，或淋沥不止，属于月经严重紊乱，表明各种病理因素影响到了肾气的充盛，而致天癸泌之无律，冲任气血失固。

### （二）从脾虚论治

脾胃为气血生化之源，可使血海盈满，经候如常；脾有统血摄血的功能，脾虚统摄无权，冲任不固，血不循经，可致崩漏等出血性疾病。故陈良甫说："妇人以血为主，脾胃虚弱，不能饮食，荣卫不足，月经不行，寒热腹痛，或崩带证，皆脾胃不足生病。"《金匮要略》提出"四季脾旺不受邪"。如果脾胃功能失调或受损，正气不足，则体弱易病，一旦受病，抗邪无力，疾病就缠绵难愈。郭老临床诊病，必问饮食及大便的情况，治疗崩漏等月经病时也依照《内经》"有胃气则生，无胃气则死"之理论，时时注意顾护脾胃，常用炙黄芪、炒白术、陈皮等益气健脾升提之药。

### （三）分龄及分期进行辨证分析

由于人体存在于自然界，受自然界运动规律的影响，而有天人相应的生理现象。对于女性而言，表现为节律性、周期性生理变化特点。《素问·上古天真论》中说："女子七岁，肾气盛，齿更发长；二七而天癸至，任脉通，太冲脉盛，月事以时下，故有子……七七，任脉虚，太冲脉衰少，天癸竭，地道不通，故形坏而无子也。"随着肾气的成熟消长和天癸的泌至衰竭，女子一生不同年龄阶段表现出不同的生理特征。郭老临床上常循其生理特点进行辨证分析，青春期女性归因于肾阴不足，阳气偏盛，"阴虚阳搏"，扰动血海而致崩漏；生育年龄的妇女多由内伤七情或生活劳倦，肝气郁结，疏泄失常，致血海开阖失度而成崩漏；围绝经期妇女，机体肾气渐衰，天癸将竭，冲任虚衰，生殖功能减退，故肾－天癸－冲任－胞宫轴的自我调节功能亦衰退而致崩漏。

## 【诊断与鉴别诊断】

### 一、诊断

#### （一）病史

青春期或围绝经期妇女易罹患崩漏，年龄和产育以及服药情况是诊断崩漏的重要参考。同时要注意询问患者有无血液系统疾病、肝肾功能异常等情况。

#### （二）症状

月经周期紊乱、经期冗长、经量忽多忽少。阴道出血骤然大下继而淋沥的，或淋沥不断又忽然大下的，或乍出乍止又忽然暴崩的，也有淋沥连月不休的，或经闭数月又暴下或淋沥的。

#### （三）体征

长期出血或忽然下血过多，可导致面色苍白等严重的贫血。

#### （四）辅助检查

**1. 全血细胞细胞计数及铁蛋白检查**

月经过多、经期延长的女性行全血测定确定有无贫血、贫血程度及有无血小板减少。

**2. 凝血功能检查**

凝血酶原时间，部分促凝血酶原激酶时间，血小板计数，出血时间，凝血时间等，排除凝血功能障碍疾病。

**3. 尿妊娠试验**

既往月经规则的有性生活史或育龄妇女，在停经一段时间后出现异常子宫出血时，采用敏感的尿妊娠试验，可立即排除因妊娠相关并发症引起的异常子宫出血。

**4. 盆腔超声检查及宫腔镜检查**

了解子宫内膜厚度、内膜回声及有无宫腔占位病变如多发性内膜息肉，以及其他生殖道器质性病变如子宫肌腺病、肉瘤、子宫内膜癌等。

**5. 基础体温测定（BBT）**

无排卵时基础体温呈单相型，有排卵时基础体温呈双相型。黄体期天数 <11 天者，提示黄体功能不全；高温期体温下降缓慢，伴经期延长者，

常提示黄体萎缩不全。而当基础体温双相，经间期出现不规则出血时，应考虑生殖道器质性病变。

**6. 激素检查**

适时测定血孕酮水平有助于确定患者是否有排卵；测定甲状腺素可迅速排除甲减；测定催乳激素水平等有利于排除其他内分泌疾病。

**7. 诊断性刮宫或宫腔镜检查**

年龄 > 40 岁，或异常子宫出血病程超过半年者，或超声子宫内膜厚度 > 12mm 者，或内膜回声紊乱者，首次就诊应采用诊断性刮宫或宫腔镜检查以了解子宫内膜有无病变。

## 二、鉴别诊断

应当与赤带、妊娠出血、产后出血、肿瘤出血、宫颈出血、损伤出血、其他月经病出血、内科凝血机制障碍所致的子宫出血，避孕药或激素药等所致的阴道出血相鉴别。一般通过病史或妇科检查、妊娠检查、诊断性刮宫和超声波检查，或某些特殊检查（如血液学检查），可以追寻或检出阴道出血的原因。具体示意图如下。

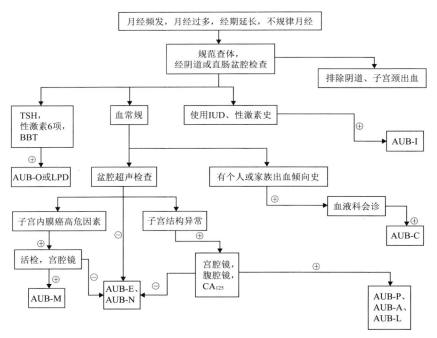

**图 3 - 2　异常子宫出血鉴别诊断**

# 【治疗】

## 一、西医治疗

排卵障碍包括稀发排卵、无排卵及黄体功能不足，主要由于下丘脑－垂体－卵巢轴功能异常引起，常见于青春期、绝经过渡期，生育期也可因PCOS、肥胖、高催乳素血症、甲状腺疾病等引起。明确诊断后，治疗原则是出血期止血并纠正贫血，血止后调整周期预防子宫内膜增生和 AUB 复发，有生育要求者促排卵治疗。

### （一）止血

止血的方法包括孕激素子宫内膜脱落法、大剂量雌激素内膜修复法、短效口服避孕药或高效合成孕激素内膜萎缩法和诊断性刮宫。辅助止血的药物还有氨甲环酸等。

**1. 刮宫**

除未婚妇女，无论有排卵抑或无排卵型功血出血时，刮宫均可迅速而有效地止血，兼有诊治双重意义。刮宫应彻底，刮出物全部送病理检查。

**2. 激素类药物**

（1）孕激素

孕激素治疗适用于体内有一定雌激素水平的 AUB-O 患者。应用孕激素促使内膜完全转化为分泌相，停药后功能层内膜完整剥脱，为子宫内膜脱落法，亦名"药物性刮宫"。适用于血红蛋白 >90g/L、生命体征平稳的患者。具体用药如黄体酮针 20～40mg/天肌内注射，连续 5 天；或口服微粒化黄体酮200～300mg/天，连续 10～14 天，或口服地屈孕酮每次 10mg，每天 2 次，连服 10～14 天。亦可选用醋酸甲羟孕酮6～10mg/天口服，连服 10～14 天。

（2）复方口服避孕药

含有雌激素、孕激素的复方口服避孕药（combined oral contraceptive, COC）发挥止血作用主要包括两个方面，一是通过抑制下丘脑－垂体系统抑制卵巢雌激素的产生，间接抑制了子宫内膜的增殖；二是通过高效孕激素对子宫内膜的直接抑制作用。两方面作用使子宫内膜萎缩从而达到迅速减少出血和止血的目的。如果患者出血量多，可给予短效避孕药，每8～12 小时 1 次，总量不宜超过每天 3～4 片，24 小时内起效。止血后每 3 天减 1 次用量，至每天 1 片维持，血止后连续用药21 天停药。

（3）雌激素

单一雌激素制剂是青春期 AUB-O 的传统治疗药物。在急性大量出血情况下，可以帮助子宫内膜快速生长、修复而控制出血，为内膜修复止血法。一般适用于血红蛋白 80g/L 以下患者。根据出血量多少给予苯甲酸雌二醇针2mg/12 小时 ~2mg/4 小时肌内注射，血止 3 天后减量，每次减量不超过前次用量 1/3，逐渐减量维持至贫血纠正、血红蛋白在 90g/L 以上，再加用孕激素撤退出血；或戊酸雌二醇 4 ~6mg 每 6 ~8 小时 1 次口服，血止后逐渐减量，方法同雌二醇针剂。

（4）雄激素

仅作为上述性激素止血的辅助疗法，旨在抗雌激素，减少盆腔充血和增强子宫肌张力并减少出血量，但不能缩短出血时间和完全止血。青春期少女慎用。

**3. 其他药物疗法**

包括止血药、抗纤溶药、前列腺素合成酶抑制剂、凝血因子、宫缩剂和输血等综合措施。

## （二）调节周期

系在止血治疗的基础上，模拟生殖激素节律，以雌孕激素人工周期疗法，促使子宫内膜周期发育和脱落，改善 HPO 轴反馈功能，停药后可出现反跳性排卵和重建规律月经。

## （三）促排卵治疗

适用于青春期无排卵型功血，以及育龄妇女功血希冀生育者。促排卵治疗可从根本上防止功血复发。

## （四）高效合成孕激素内膜萎缩法

对已完成生育或近 1 年无生育计划者可放置宫内左炔诺孕酮缓释系统（曼月乐，LNG-IUS），可减少患者的出血量，预防子宫内膜增生。围绝经期无排卵型 AUB-O 伴内膜增生过长（腺囊型/腺瘤型），或合并子宫肌瘤、子宫内膜异位症者，可诱导绝经，防止癌变。方法为：左炔诺孕酮（毓婷）每天 1.5 ~3mg，炔诺酮（妇康片）每天 5 ~10mg，醋甲地孕酮（妇宁）每天 8mg，醋甲羟孕酮（安宫黄体酮）每天 10mg 等，连续 22 天。目的是使增殖或增生的内膜萎缩而止血。血止后可逐渐减量维持。同时积极纠正贫血。停药后亦有撤血。血液病患者则应视血液病的病情需要，决定是否停药或持续用药。

### （五） 手术疗法

适用于激素或药物治疗无效或复发者。方法包括经宫腔镜行微波、红外线、液氮冷冻、激光或显微外科内膜剥脱术。近绝经妇女，内膜腺瘤型增生、不典型增生，合并子宫肌瘤、子宫腺肌症、严重贫血者可施行子宫切除术。

## 二、中医辨证要点

崩漏有虚实之异，虚者多因脾虚、肾虚；实者多因血热、血瘀。出血期多见标证或虚实夹杂证，血止后常显本证或虚证。出血期，当根据出血的量、色、质特点，参合全身症状、舌脉以及发病的久暂，辨其寒热虚实。经血非时暴下，量多势急，继而淋沥不止，血色鲜红或深红，质稠，多属血热；出血量多，色淡质稀，伴气短乏力，多属气虚；经血淋沥漏下，色鲜红质稠者，属虚热；经血时来时止，时崩时闭，或久漏不止，多属血瘀；久崩久漏，血色淡暗，质稀，多属血寒。

## 三、中医辨证论治

崩漏之疾，以阴道出血、日久不止、周期紊乱、经血妄行为基本表现，出血之时急当止血；血止之后，则应辨证求因治本调经，防止复发。崩与漏之出血，有缓急之不同，新久之异，但总以"急则治其标，缓则治其本"为原则。暴者来势猛急，犹"溃溃乎若坏都"，应急防虚脱的发生，"暴崩宜止"，故以益气固冲止血为主；漏下之证，日久不止，多有离经之血稽留，瘀血不去，新血难安，"久漏宜通"，宜用活血化瘀止血之法，俾瘀血去则新血自安。

方约之在《丹溪心法附余》提出治崩三法之说："初用止血，以塞其流；中用清热凉血，以澄其源；末用补血，以还其旧。"后世发展成为"塞流、澄源、复旧"的治崩三法。

### （一） 塞流

崩中之际，当以止血为急务，以防虚脱。量多势急者衰可用生脉散益气摄血防脱；肢冷汗出，昏不知人，脉微细欲绝者，宜用独参汤；四肢厥逆，冷汗淋沥，宜用参附汤；血势减缓后辨证止血，补虚固冲。

**1. 肾虚证**

（1）肾阴虚证

主症：经血非时而下，或崩中，或漏下，或崩漏交替日久不止，色鲜红。

次症：头晕耳鸣，腰膝酸软，口干咽燥，心烦少寐。

舌脉：舌红少苔，脉细数无力。

治法：滋肾益阴，固冲止血。

方药：左归丸（《景岳全书》）合二至丸（《医方集解》）。处方：熟地黄、山药、枸杞子、山茱萸、菟丝子、鹿角胶、龟甲胶、川牛膝、女贞子、墨旱莲。

老年血崩者，加入桑叶以增补肾止血之力；阴虚不能上济心火，烦躁失眠者，加远志、五味子以益气养阴、宁心止血。

（2）肾阳虚证

主症：经乱无期，崩漏日久不止，经色淡，经质稀，或如黑豆汁。

次症：头晕耳鸣，腰痛腿软，肢冷畏寒，夜尿频，面色晦暗。

舌脉：舌质淡，苔薄滑，脉沉细，两尺尤弱。

治法：补肾扶阳，固冲止血。

方药：右归丸（《景岳全书》）加减。处方：制附子、肉桂、熟地黄、山药、山茱萸、枸杞子、菟丝子、鹿角胶、当归、杜仲。

出血量多，去肉桂、当归，加人参、陈棕炭以益气温经、收涩止血。夹有血块者，加三七以化瘀止血。

**2. 血热**

（1）虚热证

主要症状：月经周期紊乱，经行量多如注或淋沥不尽，经色鲜红，质稠，双目干涩，五心烦热，小便黄，大便秘结，唇红，舌质嫩红，少苔或无苔，脉细数。

治法：滋阴清热，凉血止血。

方药：育阴止崩汤（《妇科病中医诊疗》）。处方：女贞子、墨旱莲、人参、麦冬、沙参、五味子、山茱萸、生地榆、仙鹤草、地骨皮。

（2）实热证

主症：经血非时而下，忽崩忽漏，日久不止，经色深红，或紫红，质稠。

次症：口渴喜饮，烦躁少寐，小便短黄，大便干结。

舌脉：舌红，苔黄少津，脉滑数有力。

治法：清热凉血，安冲止血。

方药：清热宁坤汤（《妇科病中医诊疗》）。处方：生地黄、地骨皮、黄芩、黄柏、栀子、龟甲、牡蛎、生地榆、生藕节、马齿苋、陈棕炭。

暴崩者，加阿胶、山茱萸；漏下日久者，加大黄炭。若兼胸胁、乳房胀痛，烦躁易怒，口苦咽干，脉弦数者，此为肝郁化火，热扰血海所致。治宜：舒肝解郁，清热止血。方用丹栀逍遥散（《内科摘要》）加黄芩炭。处方：牡丹皮、栀子、当归、芍药、柴胡、白术、茯苓、炙甘草。

**3. 脾虚**

主症：经血非时暴下或淋沥不断，稍劳则血量即增，经色淡红，或鲜红，质稀，时有大血块，但无腹痛或虽痛甚轻。

次症：精神萎靡，气短懒言，倦怠乏力，小腹空坠，面目虚浮，面色㿠白。

舌脉：舌体胖大、质淡、多齿痕，脉细弱。

治法：益气摄血，升陷固冲。

方药：益气摄血汤（《妇科病中医诊疗》）。处方：党参、黄芪、山茱萸、生蒲黄（包）、白芍、升麻炭、赤石脂、陈棕炭、阿胶（烊化）、三七粉（分冲）。

若形寒肢冷者，酌加鹿衔草、鹿角霜以温阳止血；大便溏薄者，可加焦白术健脾止泻止血；手足心热者加女贞子、墨旱莲以滋阴清热止血。子宫肌瘤之月经过多，属气虚者，用之亦颇效。

**4. 血瘀**

主症：经血非时而下，经行量多或淋沥不止，色紫暗，多血块。

次症：小腹疼痛拒按，血块排出之前腹痛加重，血块排出后疼痛减轻。

舌脉：舌质紫暗，或有瘀点、瘀斑，苔薄白，脉涩或弦涩。

治法：活血化瘀，止血调经。

方药：逐瘀止血汤（《傅青主女科》）加丹参、益母草、延胡索、三七粉。处方：生地黄、大黄、赤芍、牡丹皮、当归尾、枳壳、龟甲、桃仁。

若因寒而瘀者，可加桂枝、吴茱萸、艾叶温经散寒，缘血得热则流畅，瘀血易去，新血自安；若因气滞而瘀者，可增香附、郁金之属，行气以活血；疼痛剧烈者，益以失笑散化瘀止痛力更强；气虚血瘀，加党参、黄芪，气旺则能帅血故也。

**（二）澄源**

《济阴纲目》曰："若止塞其流，而不澄其源，则滔天之势不能遏。若止澄其源，而不复其旧，则孤子之阳无以立。"澄源即澄清崩漏之本源，亦即辨证求因，审因论治。澄源贯穿于崩漏治疗的全程，出血之时，急当辨证塞流：气虚失于固摄者，用人参、党参、黄芪、升麻等益气止血；瘀血阻滞、血不归经者用炒蒲黄、枳壳、益母草、三七、血余炭、茜草炭等逐瘀止血；血热、迫血妄行者用地榆、茜草、黄芩炭、侧柏炭、大小蓟、仙鹤草等凉血止血；阴损及阳、寒客胞宫之阳虚者加艾叶、炮姜、鹿角霜、补骨脂、赤石脂等温经止血；出血量多、冲任不固者加煅龙牡、海螵蛸、陈棕炭、荆芥炭、伏龙肝等收敛止血；出血量多、损伤阴血者加熟地黄炭、白芍炭、女贞子、阿胶、鹿角胶等养血止血；阴血血热者加龟甲胶、墨旱莲等养阴止血。血止之后或出血量减少、势缓者，当澄源与复旧相结合，使机体恢复正常，避免再次发生崩漏。

### （三）复旧

复旧即固本善后，是巩固崩漏治疗的重要阶段。青春期和育龄期妇女需继续调整月经周期，恢复排卵，以防疾病复发。围绝经期女性卵巢功能已衰退，难以恢复排卵和月经周期，可以以健脾养血为法，使身体恢复健康。如《景岳全书·妇人规》云："调经之要，贵在补脾胃以资血之源，养肾气以安血之室，知斯二者，则尽善矣。"

## 四、郭氏治疗特色

郭老灵活运用了"急则治其标，缓则治其本"的原则治疗崩漏，分出血期与经净期进行调治，即出血期应"暴崩宜止，久漏宜活"；经净后固本善后，因势利导，"青春期宜充养肾精，育龄期当恢复周期，围绝经期则宫寒断经"，体现了中医学"因人施治"的观点。

### （一）出血期止血与活血相参

崩与漏虽同属血证，但二者出血情况不同，故治法有异。"忽然暴下，谓之崩中"。崩中乃经血非时暴下，量多势急，极易气随血脱而成脱证，治疗采用益气摄血法。方用益气摄血汤（党参、黄芪、山茱萸、生蒲黄、白芍、升麻炭、赤石脂、陈棕炭、阿胶、三七粉）。若见畏寒肢冷，或有大血块而无腹痛者，加鹿含草、鹿角霜以温阳止血；五心烦热、口干者，加女贞子、墨旱莲以养阴清热止血；年老血崩、口苦咽干、羞明多泪者加桑叶以补肾清肝止血。

漏证即便属虚，亦是虚中夹瘀，治疗上不能专事止血，以犯"虚虚实实"之戒，而要"通因通用"。治疗以活血通经立法，使瘀血尽去，新血自安，即"久漏宜活"。方选桃红四物汤加党参、丹参、益母草，因漏下日久，必然耗伤正气，故少佐党参益气，使祛邪不忘扶正。若兼寒证者，方选温经汤（《校注妇人良方》）以温经散寒，化瘀调经；若兼气滞者，方选血府逐瘀汤以理气活血化瘀；若兼寒湿者，方选少腹逐瘀汤以散寒除湿，活血化瘀。中医的活血通经有类似西医"药物刮宫"的作用，能促进子宫内膜的完全脱落而止血。本药一般服 3 剂，然后用益气摄血之法而收功。

郭老认为妇科血证的治疗应注意以下几点：①不能见血止血，尤其炭类药不宜多用。其一，有些生药的止血效果优于炭类药，古人喜用炭类药止血大多依据五行生克，认为血得黑则止。现代药理研究，生药炒炭后其止血的有效成分反而破坏，如生蒲黄止血优于蒲黄炭，生地榆优于地榆炭，茜草与茜草炭的止血效果相似。其二，研究表明，炭类药久用也易消耗凝血因子，加重出血。其三，炭类药煎后药物的口感较差，患者不易接受。②对于出血患者，凉药不宜多用，寒性凝滞，凉药有留瘀之患，使瘀血内阻，新血不能归经，加重出血。且凉药多苦寒，可损伤脾胃，不宜久用。③临床上，血热患者多有阴虚的特点，郭老认为"即使有火，亦是虚火，非实火可言"，治疗宜"壮水之主，以制阳光"，以养阴为主，使虚火自降。

## （二）经净后固本善后，因势利导

崩漏的病本在肾，其治疗应以补肾为主。除单纯补肾外，还要根据患者的年龄特点，判断其肾气、天癸消长趋势，依其潮流而治之，即因势利导。郭老提出"青春期宜充养肾精，育龄期当恢复周期，围绝经期则宫寒断经"。

### 1. 青春期

治疗重在充养肾精，滋阴补肾，使精血俱旺，肾中阴平阳秘，有助于月经周期自我调节成熟。方药选用育胞汤。若阴虚血热者，选用清经散或两地汤加菟丝子、枸杞子、黄精、川续断、淫羊藿等补肾之品；若肝肾阴虚、肝经郁热者，选用一贯煎加减治疗。

### 2. 育龄期

生育年龄的妇女，肾气充盛，天癸成熟，其病因多由内伤七情或思虑劳倦，影响肾－天癸－冲任－胞宫轴，致月经紊乱而成崩漏。血止后的治疗主要是恢复其正常的月经周期，使卵巢恢复其排卵功能。可用郭氏中药序贯疗法治疗，根据月经不同时期阴阳消长规律而治之。使经血藏泄有度，月经依时而下。

### 3. 围绝经期

围绝经期妇女，机体肾气渐衰，天癸将竭，冲任脉虚，生殖功能减退，此期治疗除补肾健脾促进身体恢复之外，还应选入于胞宫的寒凉之药，使"寒冰之地，不生草木；重阴之渊，不长鱼龙"，致月经逐渐后期、量少而绝经。即"顺水推舟"之意。方用知柏地黄汤加寒水石。《本草纲目》记载寒水石"禀积阴之气而成，其气大寒，其味辛咸，入肾走血"，为君药。服药期间，若患者自觉乳房松软，阴道分泌物减少，为药物有效的表现。并注意询问饮食情况，因寒水石寒凉易伤脾胃，可佐以健脾益胃之药。

## （三）注重调整生活方式以预防复发

妇女特有的生理现象是月经、妊娠、分娩、哺乳，均以血为用。经孕产乳数伤于血，阴常不足，阴阳互根互生，阴损及阳，致阳气不足。并且过食生冷、居处寒凉等生活所伤亦常损及阳气。加之现代生活方式与以往不同，夜生活比较丰富，睡眠往往没有规律，更加使阴阳失去平衡。因此，郭老提出妇人之体"阴常不足，阳亦常虚"。在用药的同时，也非常注重生活上的调理，强调患者注意保暖，勿恣食生冷及性寒之品。保持良好的有规律的作息时间，避免熬夜等不良生活习惯，做到心情愉快、乐观豁达，使人体的阳气按时入阴，才能达到"阴平阳秘，精神乃至""气血调和"的状态。而对于不同年龄女性要根据其生理病理特点进行不同方式的保健防护，增强、顾护正气，维持其机体处于阴阳平衡的整体状态。

【案12】

陈某，女，18岁。2017年4月6日初诊。

主因"阴道不规则出血40天，加重2天"就诊。患者既往月经规律，14岁初潮，周期5~6天/27~30天，量、色、质如常。近9个月来，因学习紧张、压力过大，经期8~9天/30~35天，经量增加。末次月经2017年2月10日，9天净。于2017年2月24日开始阴道流血，间断出血40天，于当地诊所就诊，给予中成药"止血宝"及"致康胶囊"口服，症状未见缓解，两天前阴道流血增多，色鲜红，偶头晕，遂于我院门诊就诊。刻下症：阴道流血，量多，色鲜红，少量血块，下腹部微感不适，自觉神疲乏力，偶头晕。无腰酸，无恶心，纳可，眠可，大便初头硬后软，溲调。无转移性右下腹痛，无发热腹泻及里急后重，无血液系统疾病史。舌质淡，苔薄白，脉细无力。妇科彩超示子宫、附件无异常，子宫内膜厚约1.0cm；全血细胞计数检查结果均正常。西医诊断：青春期无排卵型功能失调性子宫出血（AUB-O）；中医诊断：崩漏（脾虚失约）。治疗原则：急则治其标，健脾益气，固冲止血。予益气养血汤加减：党参15g，炙黄芪20g，山茱萸10g，生蒲黄25g（包煎），白芍20g，升麻炭10g，炒白术20g，赤石脂10g，陈棕炭10g，阿胶10g（烊化），三七粉1.5g（冲服），煅龙骨25g（先煎），煅牡蛎25g（先煎）。4剂，水煎服，日1剂。

二诊：2017年4月10日，患者自诉服药两天阴道出血明显减少，现咖啡色分泌物，每天1~2片护垫，无腹痛，偶感乏力。治以补肾健脾，养血调经。方用育胞汤加味：党参15g，女贞子12g，枸杞子12g，菟丝子12g，当归10g，熟地黄10g，制何首乌10g，山茱萸12g，淫羊藿10g，川续断12g，制黄精10g，炒白术20g，苎麻根10g，仙鹤草15g。6剂，水煎服，日1剂。

三诊：2017年4月17日，患者血净4天，神倦乏力改善，纳可，眠佳，大便调。上方去苎麻根、仙鹤草，加肉桂10g、炙黄芪25g，14剂，水煎服，日1剂。

四诊：2017年5月5日，患者5月3日月经来潮，经量稍多，续服益气摄血汤3剂，水煎服，日1剂。

五诊：2017年5月12日，家人代诉患者经净2天，无明显不适。给予育胞汤续服。

六诊：2017年6月10日，患者月经6月1日如期而至，此次经行量中，6天即净，经色鲜红，质中，精神好，饮食、大便正常。继续宗前法巩固治疗3个月。3个月后随访，父母告知，月经周期一直规律。

按语：青春期功血多见于月经初潮后1~2年内，大多属于中医学崩漏的范畴。西医学认为，下丘脑和垂体的调节功能未臻成熟，其与卵巢间尚未建立稳定的周期性调节。此时虽有一批卵泡生长，发育到一定程度即发生闭锁而无排卵。子宫内膜长期受雌激素刺激而无孕激素拮抗，呈持续增生或增生过长，一旦体内雌激素水平发生波动，就会表现经量多，经期长或周期频发的不规则子宫出血。治疗宜止血，调整周期，促排卵，主要药物是雌激素与孕激素。虽然西药治疗止血快速，效果显著，但长期使用易引起抑制性腺功能、雌激素在青春期抑制骨骼生长等诸多不良反应。而中医药具有整体调控和多靶点、多方式调节的特点，因而对青春期功血的治疗有其优势。中医学认为，崩漏的发生主要由于肾气－天癸－冲任－胞宫月经轴失调，而肾为生殖先天之本，元气之根，藏精血而为气血之始，主生殖，主封藏。"经水出诸肾"，肾为水火之宅，而肾之阳则为鼓舞卵泡正常生长发育、经水循月而来的原动力。脾为后天之本，气血生化之源，主统摄。若肾虚封藏失固，子宫藏泄失常，不能制约经血，加之脾虚统摄无权，使冲任血海不固，则发为本病。失血日久，气随血耗，脏腑失养，脾肾更虚，可发为他病，使崩漏易反复发作。根据郭老治疗上应该因势利导的原则，首辨出血期还是止血期，辨明虚实寒热，本着"急则治其标，缓则治其本"的原则，先塞流止血，后针对病因病机辨证以澄源复旧。因此，本案初诊健脾益气、摄血塞流。方中党参、黄芪益气摄血；重用生蒲黄祛瘀止血，伍白芍以增摄血之力；伍阿胶，养血止血，使止血而不留瘀，补血而不滋腻，寓止血于养血之中，瘀去宫宁，血自归经；升麻炭升陷止血；山茱萸、阿胶滋阴敛血止血；赤石脂、陈棕炭固冲涩血；小量三七粉祛瘀止血；佐以煅龙骨、煅牡蛎收涩止血。全方合用，健脾益气、升陷固冲、摄血止血。血止后要澄源复旧，后以补肾健脾为主。本案充分体现了"塞流、澄源、复旧"的治崩三法。脾为后天之本，气血生化之源，主中气而统血。经健脾益气治疗后，患者脾气健运，诸症随之改善，血循常道，月事以时下。现代研究证明，补肾中药可以通过调控肾-天癸-冲任-胞宫生殖轴，从而达到调节卵巢内分泌功能的目的，使卵泡正常发育并排卵，从根本上治愈功血。故中药补肾调周法的药效，既扣西医治病，又合中医之证。

【案 13】

杨某，女，48 岁。2015 年 4 月 3 日初诊。

主因"不规则阴道出血 2 年余，加重 5 个月"就诊。2 年前无原因停经 3 个月，继而出现阴道流血，量多如崩，经西医静脉注射止血药物（具体药名不详），口服止血宝、定坤丹、归脾丸等病情缓解，以后又因劳累、情绪不畅常经血淋沥不断或突然崩中量多。2013 年 9 月中旬，月经持续 40 余天，在外院确诊为"功能性子宫出血"，并行诊刮术。后服用黄体酮近 3 个月，期间月经正常。2014 年 7 月阴道不规则出血，行宫腔镜检查，除外子宫内膜恶性病变。近 5 个月来，患者经期长短不一，流血次数增多，经血时多时少。刻下：阴道出血 20 余天，色淡质稀，时夹血块，昨日量突然增多，日用卫生巾 5~6 片，伴头晕乏力，气短神疲，腰腹酸痛，心悸心慌，失眠多梦，食少纳呆。查体：生命体征平稳，心肺（-），腹壁柔软，无肌紧张。外阴已婚已产式；阴道畅，可见血性分泌物，量适中；宫颈光；子宫前位，压痛（+）；左侧附件压痛（+），右侧附件无压痛。患者面色白，虚浮，舌质淡苔薄白，脉细无力。辅助检查：凝血四项、肝功能、血糖未见明显异常，血常规示血红蛋白（HGB）91g/L，血小板压积（PCT）0.371%，红细胞数（RBC）$3.39 \times 10^{12}$/L；妇科彩超示子宫、附件未见明显异常，宫内膜厚约12mm；尿妊娠检验（－）。西医诊断：围绝经期无排卵型功能失调性子宫出血（AUB-O），失血性贫血；中医诊断：崩漏（气虚血瘀型）。治疗原则"久漏宜活"，故治以益气活血、祛瘀止血。方用养血调经汤加味：党参15g，当归15g，川芎10g，桃仁10g，炮姜6g，益母草15g，熟地黄10g，桑叶10g，三七粉3g（冲服），炙黄芪20g。3剂，日1剂，水煎服。服药第2天阴道出血量稍增，后逐渐减少，每天1~2片卫生巾，腰腹酸痛减轻，心悸心慌改善。继予益气摄血汤6剂，同时予硫酸亚铁片口服，5天后阴道出血干净。后予健脾补肾、益气养血治疗20余天，患者崩漏未再复发。

**按语**：患者年届七七，天癸将竭，阴阳偏衰，脾肾亏虚，阴道出血日久耗气伤阴，冲任虚损，气虚无力摄血，崩漏经久不愈。郭老认为，漏证即便属虚，亦是虚中夹瘀，治疗上不能专事止血，以免犯"虚虚实实"之戒，而要"通因通用"。治疗以活血通经立法，使瘀血尽去，新血自安，即"久漏宜活"。方中当归有"补血圣药"之称，既能补血、活血，又能调经；桃仁、川芎养血活血；益母草药性平和，祛瘀血不伤新血，养新血而不滞瘀血，为妇科经产要药；三七功善止血，又能化瘀生新，有止血不留瘀、化瘀不伤正之特点；桑叶补肾止血；漏下日久，必然耗伤正气，故佐党参、黄芪益气，使祛邪不忘扶正。中医学的活血通经有类似西医学"药物刮宫"的作用，能促进子宫内膜的完全脱落而止血，3剂即止，然后用益气摄血之法而收功。

（王转红、王必勤、李红）

# 第九节 闭 经

西医学根据既往有无月经来潮将闭经分为原发性和继发性两类。原发性闭经指年龄超过16岁、女性第二性征已发育、月经还未来潮，或年龄超过14岁尚无女性第二性征发育者。继发性闭经指正常月经建立后月经停止6个月，或按自身原来月经周期计算停经3个周期以上者。

在中医学文献中又称"不月""月事不来""月水不通""经水不通""经闭"等。闭经属于妇人三十六病中的痼疾，病因病机较复杂，病程长，疗效差，难以在短期内治愈。而且随着现代生活节奏的加快，科学技术的进步，由生活环境带来的不良反应而导致的闭经现象越来越引起社会的广泛关注。

## 【发病机制与病因病机】

### 一、西医病因与发病机制认识

西医认为闭经是多个疾病所表现出的一个临床症状，其病因也非常多。

#### （一）心理因素

生活环境的突然改变、悲痛的意外事件、剧烈的思想斗争、强烈的妊娠愿望以及过度的精神紧张等都可以引起闭经。

#### （二）遗传因素

闭经患者家族中姐妹数人或祖孙三代可共同发病。临床上可表现为原发性闭经，也可表现为继发性闭经。

#### （三）疾病

**1. 下丘脑性闭经**

包括能引起原发性闭经的各种中枢神经系统及下丘脑的功能性和器质性疾病。此类闭经的特点是下丘脑合成和分泌促性腺激素释放激素（Gn-RH）缺陷或下降，导致 Gn，即 FSH，特别是 LH 分泌功能低下，故属低促性腺激素性闭经。

**2. 垂体性闭经**

如先天性垂体 Gn 缺乏症、垂体肿瘤、空蝶鞍综合征以及 Sheehan 综合征，为垂体 Gn 缺乏或下丘脑 Gn-RH 和多巴胺经垂体门脉循环向垂体的转运受阻。

**3. 卵巢性闭经**

这类闭经促性腺激素升高，属高促性腺素性闭经，有先天性性腺发育不全、酶缺陷、卵巢抵抗综合征及各种原因引起卵巢早衰。

**4. 子宫性闭经及下生殖道发育异常**

先天性病因包括苗勒管发育异常的苗勒管发育不全综合征（mayer-rokintansky-kuster-hauser syndrome，MRKH）和雄激素不敏感综合征；获得性病因包括感染、创伤导致宫腔粘连引起的闭经。

下生殖道发育异常导致的闭经包括宫颈闭锁、阴道横隔、阴道闭锁及处女膜闭锁等。

### 5. 内分泌疾病

（1）雄激素增高的疾病　多囊卵巢综合征、先天性肾上腺皮质增生症、分泌雄激素的肿瘤及卵泡膜细胞增殖症等。

（2）甲状腺疾病　如桥本氏病及 Graves 病，可因自身免疫抗体引起甲状腺功能减退或亢进，并抑制 GnRH 的分泌引起闭经，同时抗体的交叉免疫也可以破坏卵巢组织引起闭经。

### （四）医源性因素

经研究发现，一些药物如雷公藤、火把花根片、流产药物、避孕药物、抗精神病性药物、化疗药物等均可导致闭经病的发生。刮宫及宫内手术可以直接导致子宫内膜受损或继发粘连，导致闭经。

### （五）环境因素

工业、交通运输等排放的有毒物质及放射性污染，农业所用化肥、农药对食物的污染，室内装饰的化学性污染，来源于橡胶制品、杀虫剂、抗氧化剂代谢后的化学因素，也可引起妇女气血功能紊乱，导致闭经。

### （六）其他因素

过度减肥、精神性厌食和超负荷运动都可能会引起月经异常，甚至闭经。还有学者报道，女性宠猫者由于"猫抓病"，引起早期闭经的病例已不罕见。某些地区的文化因素对闭经的发生也有影响。如在特殊隔离的边远山区、农村，文化不发达的少数民族中，很多居民认为月经是不洁、肮脏之物，来月经是羞耻、见不得人的事，这种心理因素可以妨碍妇女正常的发育，可造成闭经。

## 二、中医病因病机认识

### （一）病因

导致闭经的病因有外感邪气、内伤七情、饮食劳倦、房劳多产、跌仆损伤、先天因素、体质因素等。此外，瘀血和痰饮本是疾病演变过程中的病理产物，若稽留于体内，并直接或间接影响冲任、子宫、胞脉、胞络时，则又成为致病因素而导致闭经。

### 1. 外感邪气

（1）风寒之邪　妇人或经行，或产后，或病久体虚，因衣着不足、贪风受凉，或寒冷天气、冒雨涉水，风冷乘虚外入，客于胞门，伤及冲任，与血相搏，使血凝气滞，发为闭经。

（2）热邪　热为阳邪，易伤阴液。感受气候火热之邪或过食辛热之品，热灼津液，使血运行不畅，久则闭经。

**2. 七情内伤**

七情过极，可以影响人体脏腑功能及气血运行，进而导致疾病。

**3. 内生邪气**

（1）内寒　内寒是指人体脏腑功能衰弱，阳气不足，无力温煦，虚寒内生，致使气血不畅，发生闭经。

（2）内热　《竹林女科证治》曰："室女月水不行，日渐羸瘦，时作潮热，此阴虚血弱，火盛水亏，治当养阴益血。"

（3）痰湿　痰湿重浊黏腻，易下注冲任，流注于胞络脏腑之间，或与瘀血互结而发为闭经。

（4）瘀血　瘀血具有"浓、黏、凝、聚"的特点，易阻于冲任，蓄于子宫、胞络之间而发生闭经。

**4. 生活因素**

（1）饮食不节　饮食无规律，损伤脾胃，使气血生化乏源，后天之精匮乏，不能涵养先天之精，冲任虚损，血海不盈，导致闭经；过嗜肥甘之品，可损伤脾胃，阻碍运化而致痰湿内生，痰湿下注则经闭；饮食不洁可以感染诸浊，导致血虚经闭。

（2）房室失常　"醉以入房"、房事过度、房事缺如均可致闭经。《素问·腹中论》曰："若醉入房中，气竭肝伤，故月事衰少下来也。"《陈素庵妇科补解》曰："女子多合，则精耗而肾亏，由是心火独旺，肺金受伤，肾水绝生化之源而经血自闭。"《女科经纶》曰："欲男子不得，所愿不遂，思虑伤心，郁抑伤肝，以致月水闭而成病。"

（3）产乳过众　早婚多产或频繁堕胎，均可耗伤血气，损伤肝肾，导致闭经。

（4）劳倦过度　《素问·举痛论》云"劳则气耗"，故月经期、妊娠期、产褥期、产后期等用力负重，或过于疲劳，或过早操劳，均可伤及气血，气虚则无力运血，致血行不畅，甚或血滞成瘀，影响子宫、冲任的功能而发为闭经。《诸病源候论》曰："劳伤过度，血气枯竭于内也。"

（5）跌仆外伤　跌仆外伤对妇女月经的影响主要与瘀血形成有关。

### 5. 先天因素

因肾气不充，天癸不足，致女性生殖器官发育不良或发育异常，导致女性生殖器官先天畸形或缺如，月经无法来潮，或经血无法下排而致假性闭经。

## （二）病机

### 1. 气滞血瘀

人的情志活动对气血的正常运行也有很大的影响。随着现代社会的进步，生活节奏的加快，由于遭遇着长期过大的工作压力，精神高度紧张，而又不能得以及时的发泄，可致气郁不舒，日久则气滞血瘀，冲任二脉闭阻不通，血海不能按时满溢，导致闭经的发生。

### 2. 肾气亏虚

肾虚是产生闭经的根本，肾阴是月经的物质基础，肾阳具温煦、推动作用。肾精亏虚，无以化生经血，则致闭经；肾阳虚弱，虚寒滞血，也可致闭经。

### 3. 肝肾不足

"经水出诸肾"，肾藏精，是人体的根本，它对"天癸"的成熟和冲任二脉的通盛有着极为重要的作用。肝藏血，与肾藏精密切相关，精血相生、肝肾同源而同司下焦，又为冲任之本，且妇人以肝为先天，肝为肾之子，肝血必得肾精始充，两者在月事形成调节中起到重要的作用，任脉通畅，太冲脉盛，血海充盈，血满而溢，月事应时而下。如先天禀赋不足，青春期肾精不足，肝血得不到充养，肝血不足，冲任血虚，表现为月经延期、量少，最后导致闭经；或者由于后天疾病或房劳、流产，分娩出血过多、时间过长，伤及肾经导致肾精亏损，肝血虚少，冲任失于充养，无以化为经血，临床多表现为经来量少，经候衍期，最后出现闭经或肾虚失其封藏导致月经量多，淋沥不尽，最后可导致肝肾精血不足而闭经。

### 4. 痰湿阻滞

素体脾阳不振，不能运化水湿，聚湿生痰，湿痰下注，滞于冲任，阻痹胞脉，以致月水不行。

### 5. 气血虚弱

素体不足，或思虑、饮食损伤脾胃，生化不足，营血亏虚，或产后大出血、久病大病，或虫积嗜血，耗伤气血，以致肝肾失养，冲任不足，血海空虚，无血可下而致闭经。

**6. 寒凝血瘀**

经期或产后，余血未净，血室正开，若少衣赤足，当风取冷，或冒雨涉水，或恣食生冷，阴寒之邪乘虚而入，直袭胞宫、胞脉，血为寒凝，冲任瘀滞不通，经血不得下行而令闭经，以致不孕。

## 三、郭氏理论特色

### （一）查体时进行全身检查

注意发育、营养、胖瘦及智力情况；测体重及身高；检查第二性征发育程度，毛发多少及分布；轻挤乳房，观察有无泌乳。重视带下的多少及有无，带下为正常的人体阴液，带下少则提示营阴枯涸。触诊准头，触摸腰腹温凉。

### （二）注意问病史

对原发性闭经患者应询问生长发育过程，幼年时曾否患过病毒性感染或结核性腹膜炎，有无家族史。对继发性闭经患者应了解初潮年龄、闭经期限、闭经前月经情况、是否贪食冷饮、冒雨赤足及有无精神刺激或生活环境改变等诱因；是否服过避孕药，曾否接受过激素治疗及对治疗的反应；有无周期性下腹胀痛；过去健康情况如何，有无结核病或甲状腺疾病；有无头痛，视力障碍，或自觉溢乳等症状，如有妊娠史者，需询问流产、刮宫、产后出血及哺乳史等。

### （三）注意女性生理特点

**1. 阴常不足，阳亦常虚**

妇女一生中有着独特的生理活动，如月经来潮，月经的主要成分是血；妇女妊娠是以血摄精而成；妊娠后胚胎及胎儿之生长发育需要阴血滋养；分娩时又赖阴血之濡润，使胎儿顺利娩出；产后之恶露、乳汁皆为血之化生。所以，妇女一生经、带、胎、产、乳各种生理活动无一不耗伤阴血。故朱丹溪提出"妇人阴常不足，阳常有余"理论。但今时之妇人，从小恣啖生冷，不分冬夏，短衣薄衫，暴脐露腰，赤足涉水，空调常开，直吹夜卧之躯，凡此种种无一不戕伐妇人之阳气，抑或用药过于发散，过于寒凉，泻下太过，以及房劳过度等均易损伤阳气；阴血耗伤，久之亦可阴损及阳，从而导致阳气亦伤。

**2. 妇人多郁**

《竹林寺女科秘要》曰"大抵人性多执拗偏僻，愤怒妒忌"。《陈素庵妇科补解》云："妇人善怒多郁，肝气郁而不舒故也。肝气不舒，外感则湿与火，内伤则食与痰，无不郁矣。血随气以升降上下，安得不经闭乎？"

### （四）对西医学的检查和诊断重视，诊断上强调明确中西医诊断

郭老指出闭经只是一个临床症状，很多疾病可表现有闭经，所以一定要采用西医学方法找出闭经的原因。下丘脑－垂体－卵巢－生殖轴与肾－天癸－冲任－胞宫生殖轴有其对应关系。下丘脑分泌各种释放激素，肾为先天之本，气血生化之源，二者在月经周期性变化中均发挥着主导作用。垂体释放各种直接控制卵巢周期性变化的激素，天癸则是肾主生殖的精微物质，其至与竭决定着经来经断。卵巢位于下焦，是产生卵子及女性激素的内分泌器官。冲任二脉起于胞中，前者为"血海"，后者为"阴脉之海"，都与女子月经来潮、妊养、生殖功能有关。卵巢的位置与冲任的起点同在下焦，作用都与经、孕、生殖密切相关。中医发病机制之一，痰湿下注、壅阻冲任一说，与西医学临床卵巢体积增大有相似之处，也反映出冲任与卵巢二者的对应关系；在中西医两个生殖轴，从部位上、功能上，甚至称谓上子宫与胞宫都几乎一致。

## 【诊断与鉴别诊断】

### 一、西医诊断

闭经的诊断主要依靠询问病史、体格检查和辅助诊断方法来完成。

### （一）功能试验

#### 1. 药物撤退性试验

药物撤退试验主要用于评估体内雌激素水平，用来确定闭经的程度。

（1）孕激素试验

方法为每天肌内注射黄体酮20mg，连续用5天。如停药后出现撤药性出血，提示体内有一定水平的雌激素影响，为Ⅰ度闭经。如停药后无撤药性出血，提示体内雌激素水平低下或者子宫病变，应进一步行雌孕激素序贯试验。

（2）雌孕激素序贯试验

本试验主要适用于孕激素试验阴性患者。方法为每晚睡前服用妊马雌酮1.25mg，连用21天，最后10天每天加用安宫黄体酮10mg。停药后发生撤药性出血者为阳性，提示子宫内膜功能正常，可排除子宫性闭经，引起

闭经的原因是患者体内雌激素水平低落，为Ⅱ度闭经，应进一步寻找原因。无撤药性出血者为阴性，应重复一次试验，若仍无出血，提示子宫内膜有缺陷或被破坏，可诊断为子宫性闭经。

**2. 垂体兴奋试验**

该试验又称为 GnRH 刺激试验，可以了解垂体对 GnRH 的反应性。典型的方法为将 LHRH0.1mg 溶于 0.9% 氯化钠射液 5mL 中，30 秒内静脉注射完毕。于注射前及注射后 15 分钟、30 分钟、60 分钟、120 分钟分别采血测定 LH 含量。如注射后 15 ~ 60 分钟 LH 高峰值较注射前升高 2 ~ 4 倍，说明垂体功能正常，病变在下丘脑。如经多次反复试验 LH 值无升高或升高不显著，说明垂体功能减退，如希恩综合征等。

**（二）激素测定**

**1. 血 PRL、FSH、LH 放射免疫测定**

该检验主要通过放射免疫法测定血 PRL、FSH、LH。催乳激素正常值为 0 ~ 20μg/L，如 >25μg/L 则提示高泌乳素血症。FSH 正常值为 5 ~ 20U/L，如两次测定 >25 ~ 40U/L，则提示存在卵巢功能减退。LH 正常值是为 5 ~ 25U/L，如测定值 >25U/L 或 LH/FSH 比值 >2.5，则应考虑多囊卵巢综合征可能。FSH、LH 的值如均低于 5U/L，则提示垂体功能减退。

**2. 雌激素、孕酮和雄激素**

血孕酮水平增高提示有排卵；雌激素水平低提示卵巢功能不正常或卵巢衰竭；睾酮水平高提示可能为多囊卵巢综合征或卵巢支持间质细胞瘤等。

**3. 其他激素水平**

除上述激素外，其他激素水平也可提示相应病变。如甲状腺功能异常可表现为血 $T_3$、$T_4$、TSH 异常，肾上腺功能障碍可通过测定尿 17-酮、17-羟类固醇或血皮质醇证实，测定胰岛素还可证实胰岛素抵抗的存在。

**（三）影像学检查**

盆腔 B 超检查可以观察盆腔有无子宫，子宫的形态、大小及内膜的厚度，卵巢的大小、形态及卵泡的数目等。子宫输卵管造影主要了解有无宫腔病变或宫腔粘连。CT 或 MRI 可以用于盆腔及头部蝶鞍区的检查，了解盆腔肿块和中枢神经系统病变性质，诊断卵巢肿瘤、下丘脑病变、垂体微腺瘤、空蝶鞍等。另外，静脉肾盂造影可以用于诊断米勒管发育不全综合征的患者，确定有无肾脏的畸形。

## （四）宫腔镜检查

宫腔镜检查能精确诊断宫腔内有无粘连，是诊断宫腔疾病的金标准。

## （五）腹腔镜检查

腹腔镜检查可以直视观察卵巢形态、子宫大小，对诊断多囊卵巢综合征有临床价值。

## （六）染色体检查

对鉴别性腺发育不全的病因及指导临床处理有重要意义。

## （七）其他检查

基础体温的测定，子宫内膜取样，结核病或血吸虫病可行内膜培养等。

## 二、鉴别诊断

既往月经规律的已婚女性，如果突然出现月经停闭，一定要注意排除妊娠，可以通过查妊娠试验、B超等明确诊断。对于既往曾有月经后期、月经量少、小腹胀痛等情况者，应注意与子宫粘连、下生殖道发育异常等疾病鉴别。

# 【治疗】

## 一、西医治疗

### （一）激素治疗

**1. 性激素替代治疗**

雌、孕激素人工周期疗法，可以用戊酸雌二醇1mg/天，连用21天，于月经周期后半期口服醋酸甲羟孕酮每天6~10mg，共10天。两药一起停，停药1周后重复给药。体内有一定雌激素者可只用孕激素治疗。

**2. 促排卵治疗**

适用于有生育要求的患者。

（1）克罗米芬 适用于体内有一定雌激素患者，月经周期第5天开始服用，50mg/天，连用5天，如第1个疗程仍无排卵，下一周期可增加到100mg/天。疗程一般为3~4个周期。

（2）促性腺激素 适用于低促性腺激素性闭经及克罗米芬使用失败的患者。目前临床上较常用的方法为HMG或FSH与hCG联合用药，具体方法为应用 HMG 或 FSH 一般每天剂量 75~150U，于撤药性出血第 3~5 天开始，连续 7~12 天，待优势卵泡达成熟标准时，再使用 hCG 5000~10000U 促排卵。

（3）促性腺激素释放激素　即 GnRH，利用其天然制品促排卵，用脉冲式皮下注射或静脉注射，适用于下丘脑性的闭经。

（4）溴隐亭　单纯高泌乳素血症患者，每天 2.5~5mg，一般在服药的第 5~6 周能使月经恢复。

（5）甲状腺素片　适用于甲状腺功能减退引起的闭经。

（6）肾上腺皮质激素　适用于先天性肾上腺皮质增生所致的闭经，可通过抑制肾上腺皮质增生而发挥作用。

### （二）手术治疗

针对各种器质性病因可采用相应的手术治疗，去除病因，达到治疗目的。

## 二、中医辨证要点

闭经属于妇科疑难病，病因复杂，而其治疗效果又与病因有关，故治疗前必先求因，明确病因，对因治疗。

对闭经应以全身症状为依据，结合病史及舌脉，分清虚实。虚者年逾 16 岁尚未行经，或月经初潮年龄晚，虽已行经而月经逐渐减少，后错，色淡质薄，渐至闭经；身体发育欠佳，尤其是第二性征发育不良，或素体虚弱，身体纤弱，久病大病后，有失血史、手术史及伴腰酸腿软、头晕眼花、面色萎黄、五心烦热或畏寒肢冷，舌淡脉弱。实证者平时月经尚正常而骤然月经停闭，伴情志不舒，或经期冒雨涉水，过食生冷之品，或形体肥胖，胸胁胀痛，满闷，脉弦有力。

## 三、中医辨证论治

虚者补之，实者泻之，切忌不分虚实，滥用通利之法，以见血为快。虚证以补益肝肾、健脾养血为主，并可根据病情适当伍入调气活血通经之品；实证则应根据不同的病机，分别以温经散寒、理气活血、祛痰除湿、活血调经，使气血调畅，经复可望。临证中往往病机复杂，虚实夹杂，治疗中实者不宜过于宣通，宣后又须养血益阴，使津血流通；虚者不可峻行补益，恐辛热之剂，反燥精血。不能以"见血告捷"，必须注意巩固疗效。

### （一）气滞血瘀证

主症：月经停闭数月，小腹胀痛拒按，经前乳房胀痛，精神抑郁，烦躁易怒，胸胁胀满，嗳气叹息。

舌脉：舌质紫暗或有瘀点，脉沉弦或涩而有力。

治法：疏肝理气，活血调经。

方药：血府逐瘀汤（《医林改错》）。处方：当归、熟地黄、红花、牛膝、川芎、炙甘草、柴胡、桃仁、赤芍、桔梗、水蛭、枳壳。

若伴腹痛拒按，块下痛减者加苏木、生山楂以活血化瘀止痛。

### （二）肾气亏虚证

主症：年逾16岁尚未行经，或月经初潮偏迟，时有月经停闭，或月经周期建立后，由月经周期延后、经量减少渐至月经停闭；或体质虚弱，全身发育欠佳，第二性征发育不良，或腰膝酸软，头晕耳鸣，倦怠乏力，夜尿频多，月经量少，色淡，或淡暗，质稀，性欲淡漠，面色晦暗少泽。

舌脉：舌淡暗，苔薄白，脉沉细。

治法：补肾填精，养血调经。

方药：鹿胶益肾汤加减（《常见病中医诊疗》）。处方：鹿角胶、熟地黄、当归、黄精、女贞子、墨旱莲、党参、枸杞子、菟丝子、淫羊藿、炙甘草。

若夜尿频多、腰腿不温者，加补骨脂、巴戟天、益智仁以温肾扶阳、缩小便；若大便不实者，加炒白术、肉豆蔻以健脾止泻；若兼胸闷胁胀，乳房胀痛，心烦易怒，属肾虚肝郁者，酌加白芍、玉蝴蝶、制香附以柔肝疏肝、理气调经；若手足心热，舌质红嫩，脉细数者，去淫羊藿之温，加天冬、地骨皮以滋阴清热。

### （三）肝肾不足证

主症：经量逐渐减少，经行延后，甚至闭经，头晕耳鸣，目涩眼花，腰膝酸软，足跟痛，心烦潮热，带下量少，阴部干涩，甚则形体消瘦，面色萎黄，肌肤不润，毛发脱落。

舌脉：舌质淡、苔薄白或少苔，脉沉细。

治法：滋补肝肾，养血调经。

方药：归肾丸（《景岳全书》）加减。处方：山药、茯苓、杜仲、当归、枸杞子、山茱萸、覆盆子、熟地黄、菟丝子、紫河车、菟丝子、党参。

若子宫发育不良者加紫河车、丹参以滋肾养血；若证兼五心烦热，两颧潮红，盗汗，口干咽燥，舌质红嫩，少苔或者无苔，脉细数者，证属阴虚血燥，治宜滋阴清热、养血调经。方用加减一阴煎（《景岳全书》）加当归、青蒿、生地黄、白芍、麦冬、熟地黄、炙甘草、知母、地骨皮、当归、青蒿。

### （四）痰湿阻滞证

主症：月经延后，甚或逾6~7个月不潮，经量少，色淡质黏腻，渐至月经停闭；伴形体肥胖，胸闷泛恶，神疲倦怠，纳少，痰多口淡黏腻，不思饮食，或带下量多，色白。

舌脉：舌淡胖苔白腻，脉滑。

治则：燥湿化痰，活血通经。

方药：调经导痰汤（《妇科病中医诊疗》）。处方：半夏、陈皮、茯苓、苍术、枳壳、生山楂、生姜、当归、川芎、益母草、巴戟天、淫羊藿、鹿角胶。

若白带过少者，少用芳香燥湿之品，以防耗伤阴精，宜选山茱萸、枸杞子、黄精等滋肾养阴之品。胃脘胀满，遇寒加重者加荜澄茄、半夏曲以温中行气、消脾化痰助消化。

### （五）气血虚弱证

主症：月经后期，月经周期逐渐延长，经量少色淡，质稀，渐至经闭，头晕乏力，面色不华，健忘失眠，气短懒言，心悸怔忡，肌肤不润，毛发干枯缺少光泽。

舌脉：舌淡苔白，脉细弱。

治法：益气养血调经。

方药：参芪补血汤（《妇科病中医诊疗》）加减。处方：生黄芪、白术、人参、当归、茯苓、当归、甘草、大枣、桑椹、鹿角胶。

若腰腹不温，夜尿频，加巴戟天、淫羊藿、补骨脂温补肾阳；健忘失眠加远志、酸枣仁；若大便秘者加肉苁蓉、全瓜蒌润肠通便。

### （六）寒凝血瘀证

主症：月经突然中止，数月不行，小腹冷痛拒按，得热痛减，形寒肢冷，带下量多，色白质稀，或大便溏薄。

舌脉：舌质紫暗，瘀点，苔薄白，脉沉紧。

治法：温经散寒，活血通经。

方药：少腹逐瘀汤（《医林改错》）加减。处方：小茴香、干姜、延胡索、没药、当归、川芎、肉桂、赤芍、蒲黄、五灵脂。

若腰膝酸痛，腰际不温，夜尿多者，加巴戟天、紫石英以温肾助阳。若大便溏薄，加用焦白术健脾止泻；若气短乏力，面色萎黄，舌质淡暗者，加黄芪、党参以益气行血。

## 四、郭氏治疗特色

### （一） 中药序贯疗法

按月经不同时期阴阳气血的消长规律分期治疗，形成中药的序贯疗法，人体脏腑、经络、气血的生理活动，与日月的运行、四季的变化息息相关。月经周期是女性生理过程中阴阳消长、气血变化节律的体现，一般分为行经期、经后期、经间期、经前期 4 个时期。适应月经周期采用中药调周序贯疗法，详见前文。

### （二） 小剂量雌激素辅助治疗

既不增加子宫内膜增生的风险，又可取得较好的效果。戊酸雌二醇（补佳乐）6mg 与维生素 $B_6$ 200mg 合一起，研为细末，分 20 份，月经第 4 天开始服用，卵泡期服用，服用第 11 天加服醋酸甲羟孕酮片 4mg，每天 1 次，连服 10 天。

【案 14】

王某，女，28 岁，未婚，体重 45kg，身高 166cm。2015 年 7 月 15 日初诊。

主因"月经失调 5 年余，停经 3 月余"就诊。近 5 年余月经推迟，甚至两月一行，服中药有效。PMP：2014 年 1 月，LMP：2015 年 3 月 21 日。2014 年 1 月后服用中药无效，甚至出现闭经，2014 年 12 月开始行人工周期，连续 3 个月，2015 年 3 月 21 日行经一次，量少，后月经一直未行，现停经 3 月余，怕冷，睡眠可，无腰酸不适，大便每天一行，不成形，体重下降，无减肥史，痤疮 17 年。既往体健。月经初潮 11 岁，周期 4/35 天，量正常，色正常，质中，无痛经，未婚无性生活史。2014 年 12 月 26 日 B 超示双卵巢卵泡>12 个，提示多囊卵巢综合征。2015 年 7 月 9 日 B 超示子宫 3.8cm×3.6cm×1.5cm，内膜 0.45cm，右卵巢大小 1.4cm×1.0cm，左卵巢 1.4cm×1.0cm，卵泡 5~6 个，大小 0.3。2015 年 6 月 6 日甲状腺功能及肿瘤标志物均正常。2015 年 7 月 10 日查性激素六项 FSH 0.48IU/L、LH 0.63 IU/L、$E_2$ 19.27pg/mL、PRL 244.90 mIU/L、P 0.66 ng/mL、T 0.244 nmol/L。

乳晕周围无长毛，无溢液，无溢乳，乳腺发育差，腋中线无长毛。舌质暗，舌苔薄白，脉沉细无力。中医诊断为闭经（肾气虚衰），西医诊断为继发性闭经。治宜补肾填精、养血调经为法，采用郭氏中药序贯疗法调周治疗。方药具体如下：①育胞汤加紫河车10g，淫羊藿12g，川椒10g，丹参20g，茺蔚子12g，阿胶10g，炙黄芪20g，荜澄茄12g，生白术30g，肉苁蓉15g，20剂。②两固汤加巴戟天10g，党参20g，丹参20g，茺蔚子12g，阿胶10g，炙黄芪20g，生白术30g，肉苁蓉15g，荜澄茄12g，14剂，服至月经来潮。③养血调经汤加肉桂10g，炙黄芪25g，桃仁12g，红花12g，三棱15g，白术20g，生山楂15g，3剂，经期第1~3天服。并予补佳乐6mg（下月5mg）加维生素$B_6$20片合一起，研为细末，分20份从①方第11天起服，日1份，连服20天。醋酸甲羟孕酮片每天4mg随②方起服，连服10天。

患者间断服药数月，于2016年11月15日月经来潮，量极少，色暗红，无血块，小腹坠胀，无腰酸，经前无乳胀，平素白带量少，怕冷，纳眠可，大便不成形、质黏，小便调，舌淡红、边齿痕、苔薄白，脉细滑。继以前法加减治疗3个月，月经量逐渐恢复正常，遂停用雌孕激素。继续在当地按此中药序贯治疗3个月，月经规律，遂停中药。

**按语：** 患者月经失调、闭经，间断应用人工周期治疗5年，就诊时LH、FSH均极低，提示垂体功能减退。患者为年轻女性，体型偏瘦，平素畏寒，腰偶酸，痤疮，乳腺发育差，大便溏，黏腻不爽，舌质暗，舌苔薄白，脉沉细无力。说明其禀赋不足，又服用人工周期药物过久，戕伐肾气，肾虚精亏，天癸失养以致不能按时泌至，月事不能按时来潮，无以行经。治以郭氏中药序贯疗法补肾填精、养血调经。方中鹿角胶、菟丝子、枸杞子、熟地黄均可补肾填精，八脉空虚，鹿角胶为血肉有情之品，峻补肾精；当归、枸杞子、熟地黄养血调经；党参、黄精、炙甘草补脾益气，补益后天以养先天之精气，以资气血生化之源；淫羊藿温阳补肾。

加用小剂量激素治疗，雌激素用量为6mg分成20份，每天用量0.3mg。小剂量雌激素可刺激下丘脑、垂体，调动其功能，而大剂量雌激素则会抑制下丘脑、垂体的功能。所以对低促性腺激素性性腺功能低下导致闭经的患者，可采用小剂量雌激素诱导治疗，达到恢复月经和排卵的目的。因为任何药物都是有不良反应的，而药物的不良反应又是和剂量成正比的，大剂量应用雌激素有发生心血管疾病、子宫内膜癌、乳腺癌、宫颈腺癌或阴道腺病和阴道癌等生殖器官恶性肿瘤的风险。并且剂量与经济花费多亦呈正相关。因此长期使用激素，能用小剂量解决问题则无需用大剂量。

此患者开始治疗时没有按时持续用药，后期连续治疗一段时间后，2017年2月20日（月经第6天）复查激素六项，FSH 5.78 IU/L、LH 8.25 IU/L、E₂ 33.00 pg/mL、P 0.61 ng/mL、T 0.44 nmol/L、PRL 161.94 mIU/L，均为正常值水平，且基础体温双相，月经按月来潮，提示恢复排卵。

（张丽、陈玥、钟炘燮、程欣惠）

## 第十节　中医药在辅助生殖中的应用

人类辅助生殖技术（Assistant Reproductive Technology，ART）是运用医学技术和方法对配子、合子、胚胎进行人工操作，以达到受孕目的的技术，也是用人工方法辅助自然过程的某一或全部环节来完成生育的方法，包括人工授精（artificial insemination，AI）和体外受精－胚胎移植（invitro fertilization and embryo transfer，IVF-ET）及其衍生技术。随着生活节奏的加快，二胎政策的放开，不孕不育的发病率逐渐升高，且逐渐趋向于人群年轻化、病因复杂化，辅助生殖技术的发展日新月异，而传统的中医药在辅助生殖技术的推进中同样也起到极大的促进作用，如在对于辅助生殖技术中面临的促排卵不佳、子宫内膜容受性不良、反复流产、免疫相关性等因素影响的问题，经过郭老中医辨证论治及特色疗法对患者都能有相当的成效，中医药在辅助生殖技术中的运用同样有着巨大的挖掘潜力。总的来说，郭老对行辅助生殖患者尤其是行 IVF-ET 的患者主要治疗原则是移植前先调理月经周期，恢复正常排卵，达到阴阳平衡，秉承健脾补肾、疏肝活血的治疗原则为主；移植后注重补肾填精，以固冲安胎为主。

## 一、西医 ART 治疗

### （一）促排卵及超促排卵

促排卵治疗即刺激卵巢卵泡发育的治疗，主要用于治疗女性因排卵障碍引起的不孕、闭经、功血和辅助生殖技术的控制性超促排卵（刺激多个成熟卵子的发育），如下丘脑性排卵障碍（低促性腺素性性腺功能减退症）、垂体性排卵障碍、卵巢性排卵障碍及其他内分泌疾病引起的排卵障碍性疾病。常用诱发排卵的药物包括氯米芬（CC）、人绝经后性腺激素（HMG）、尿源 FSH（uFSH）、基因重组 FSH（rFSH）、基因重组 LH（rLH）、基因重组 HCG（rHCG）、GnRH 类似物（GnRH-a）、GnRH 拮抗剂（GnRH-ant）及

GnRH 脉冲泵。

超促排卵又称控制性的卵巢刺激（Controlled Ovaries Stimulation，COS），指的是在可控制的范围内刺激多个卵泡发育和成熟，有效而安全地控制性超排卵（controlled ovarian hyperstimulation，COH）包含两层含义：募集到适当数量的卵泡并促使其发育到排卵前卵泡；选择适当的时间注射 hCG 诱发卵子最后成熟，主动决定取卵时间，便于安排工作。针对输卵管因素不孕、子宫内膜异位症、宫颈性不孕、男性因素不孕、免疫因素及不明原因不孕患者。在行 COH 之前，先通过年龄、基础 FSH、基础 $E_2$、基础 FSH/LH、抑制素 B、抗缪勒管激素（AMH）、基础窦卵泡计数（AFC）和前次 COS 效果等指标预测卵巢储备能力，选择合适的超促排卵方案。临床常用的几种方案如下。

### 1. 标准长方案

适用于年轻且卵巢储备正常者。一般于前次月经周期第 21 天（黄体中期）开始用促性腺激素释放激素激动剂（GnRH-a）一直使用到 hCG 日，由于 GnRH-a 激动剂的激发作用，在使用后 1～5 天可出现内源性的 FSH 和 LH 升高，但继续使用 10～14 天后到达到垂体降调节的作用；在月经来潮第 2 天通过阴道超声、基础血 FSH、LH、$E_2$ 等评价降调节效果，降调标准为 FSH、LH 均 <5mIU/mL，$E_2$ <50pg/mL，双侧卵巢内卵泡直径 <5mm，子宫内膜厚度 ≤5mm。达到降调标准后于月经第 3 天开始每天注射外源性的促性腺激素（Gn）。当有两个直径达 18mm 或 3 个达 17mm 或 4 个达 16mm 卵泡时停用 GnRH-a 激动剂和 Gn，当天晚注射 hCG 5000～10000IU，34～36 小时后取卵。长方案中 Gn 的应用从小剂量开始，综合患者的情况选择。

### 2. 短方案

该方案适于年龄大、卵巢储备功能较差者。自月经第 2 天皮下注射 GnRH-a 激动剂 0.05～0.1mg/天至 hCG 日。这种方案应用了 GnRH-a 激动剂激发垂体的功能，使卵巢在卵泡募集的早期有内源性 Gn 水平的上升，随后 GnRH 激动剂使垂体降调节。月经第 3 天开始给予 Gn，Gn 启动剂量及其他同长方案。

### 3. 超短方案

该方案适用于年龄大、卵巢功能更差者及既往 COH 反应不良者。月经第 2 天开始给予 GnRH-a 激动剂 0.1mg/天，仅用 3～5 天停药。月经第 3 天开始给予 Gn300～375IU/天，其他同长方案。这种方法主要利用 GnRH-a 激动剂最初的激发垂体的功能，使内源性的 FSH 增加，使卵巢募集功能得到强化。

**4. 超长方案**

该方案最初主要适用于重度 PCOS、高 LH 及子宫内膜异位症者，但现在有报道逐渐应用到卵巢反应正常甚至降低的患者。卵泡发育过程中，可通过 B 超监测卵泡生长发育是否正常及是否排卵，确定 IUI 或性生活时间，还可以了解子宫内膜的情况，如内膜的厚度、形态，有无子宫内膜息肉等，同时还可以明确促排药物剂量是否合适，是否需要调整等。

**5. 其他**

如微刺激方案、GnRH 拮抗剂方案。微刺激是指在不进行垂体降调节的情况下，单纯采用尿促性腺素、氯米芬、来曲唑等药物促排卵，通常不用 GnRH 激动剂，在月经的第 2 天或第 3 天氯米芬 100mg，1 次/天，共 5 天，月经第 5 天加用 HMG75IU 或 150IU，可在月经第 6～7 天或主导卵泡 1.4cm 时加用 GnRH 拮抗剂一直到 HCG 日，这样形成的卵泡通常在 3 个以下。GnRH 拮抗剂方案与微刺激方案有异曲同工之处，加用拮抗剂的时间和剂量相同，但通常的 Gn 的剂量比较大。这些方案更适合卵巢功能减慢或促排卵的低反应患者。超促排卵在达到其治疗效果的同时，也有其相应的不良反应，如卵巢过度刺激征，过多的卵泡发育或多发性黄素化囊肿，出现的腹水、胸水、心包积液等，重者危及生命；激素依赖性肿瘤的相关性问题，仍存在较大争议；多胎妊娠，母体孕期风险明显上升，死亡率增加，胎儿发生流产、早产、畸形的比率明显增加。因此超促排卵在极大地提高妊娠率的同时，要严格控制适应证、严密监测其不良反应，以获得健康妊娠。

## （二）人工授精（AI）

人工授精（artificial insemination，AI）是指将男性精液通过非性交的人工方法注入女性的生殖道内，以使卵子和精子自然受精达到妊娠的目的。根据精液来源不同将人工授精分为夫精人工授精（artificial insemination with husband's sperm，AIH）、供精人工授精（artificial insemination by donor，AID）、混精人工授精（artificial insemination with mixed sperm，AIM）三类；根据受精部位不同可分为直接阴道内人工授精（intra vaginal insemination，IVI）、宫颈内人工授精（intra cervical insemination，ICI）、宫腔内人工授精（intra uterine insemination，IUI）、腹腔内人工授精（direct intra peritoneal insemination，DIPI）、卵泡内人工授精（direct intra follicle insemination，DIFI）、经阴道输卵管内人工授精（transvaginal intra tubal insemination，TI-

TI）六类。人工授精适用于男性由于精液质量异常、精液排出障碍、基因遗传性疾病因素，女方由于存在阻碍精子在生殖道运行的因素、宫颈因素，或夫妻间特殊血型不相容、免疫型相关等因素造成的不孕不育，输卵管不通是人工授精的绝对禁忌。人工授精可采用自然周期排卵，但成功率较低，结合促排卵治疗可提高成功率，且适用于存在排卵障碍的患者。常用促卵药物有氯米芬、促性腺激素、促性腺激素释放激素。选择合适的时间进行人工授精，原则上在排卵时进行最合适，在排卵前 48 小时至排卵后 12 小时进行授精成功率较高，临床根据月经周期、基础体温、激素测定、超声监测排卵等来预测排卵时间，也可用注射 HCG 来控制排卵。人工授精存在着出血、损伤和感染、卵巢过度刺激综合征（OHSS）、多胎妊娠、腹痛、卵巢肿瘤等并发症。年龄、卵巢状态、精液质量、授精时机、治疗周期、不孕年限、精液标本处理等因素都影响人工授精的成功率。

### （三）体外受精胚胎移植（IVF-ET）

体外受精与胚胎移植（IVF-ET），又称试管婴儿，即用人工方法让卵子和精子在体外受精进行早期胚胎发育，然后移植到母体子宫内发育而诞生的婴儿。常规 IVF-ET 技术过程包括控制性超排卵、监测卵泡、取卵、取精、体外受精、胚胎体外培养、胚胎移植、胚胎移植后补充黄体酮、胚胎移植后 14 天抽血或者验尿是否妊娠、妊娠后 14 天 B 超检查胎儿数及胚胎着床部位等步骤。适用于输卵管性不孕、子宫内膜异位症和子宫腺肌症、男方少弱畸精因素、顽固性多囊卵巢综合征、免疫性不孕症、原因不明性不孕、遗传性不孕、由于遗传性疾病需要行植入前诊断等原因导致的不孕不育。在行 IVF-ET 之前，进行系统的评估和检查，以明确不孕原因，确认患者是否具备恰当的适应证及确定治疗方案，排除具有禁忌证患者。IVF 过程中控制性超促排卵（COH）是 IVF-ET 程序中不可缺少的重要步骤，常用的 COH 方案包括 GnRH 激动剂方案，如长方案、短方案、超短方案、超长方案；GnRH 拮抗剂方案；其他方案，如微刺激方案、自然周期方案等，根据患者不同的情况选择合适的 COH 方案，通过血清激素水平、尿 LH 水平、宫颈黏液检查及卵巢超声检查监测卵泡生长情况，若卵泡直径有 1 个以上的 18mm，有两个以上 17mm，多数在 14mm 以上，内膜达 8mm 时，给予 HCG 注射 5000～10000IU，34～36 小时经阴道取卵，经阴道取卵术已成为 IVF 的标准技术。于取卵后 48 小时或 72 小时行胚胎移植，或取卵后第 5/6 天行囊胚移植，每周期移植胚胎总数不得超过 3 个，其中 35 岁以下妇女第一次助孕周期移植胚胎数不得超过两个，移植后患者卧床休息 1～2 小时可自由活动，避免剧烈运动，保持心情愉快。移植到最后的临床妊娠还存在着如子宫内膜容受性、患者年龄、胚胎质量、输卵管积水等因素对 IVF-ET 成功率的影响。ART 在迅速发展极大提升了临床妊娠率的同时，还有许多潜在的并发症，如卵巢过度刺激综合征、多胎妊娠、自然流产、异位妊娠、出血及盆腔感染等。

### （四）其他 ART

除了临床运用比较多的人工授精（AI）和体外受精胚胎移植（IVF-ET）外，还有其他辅助生殖技术的发展，卵细胞内单精子注射（Intra Cytoplasmic Sperm Injection，ICSI）主要适用于少弱畸精症，临界性少弱精症，通过手术从睾丸或附睾中获得精子，常规 IVF 受精失败史，不明原因不孕症，免疫性不孕，精液冻存，不成熟卵体外培养和冻融卵母细胞，植入前遗传学诊断。胚胎移植前遗传学诊断（Preimplantation Genetic Diagnosis，PGD）是指通过体外受精（IVF）或单精子卵细胞浆内注射（ICSI），对携带致病基因或染色体畸变夫妇的胚胎或卵子行卵裂球或极体活检，做染色体和（或）基因学检测，将无疾病胚胎植入子宫妊娠。未成熟卵体外培养（Invitro Maturation，IVM）指在不经超促排卵，或少量应用促性腺激素后，从卵巢中获取未成熟卵，在体外经过适宜的条件进行体外成熟培养，使卵子成熟并具备受精能力的技术。IVM 可免除患者超促排卵造成过度刺激的危险，对于 PCOS 患者尤为重要，最低限度地减少长或短的刺激周期间促性腺激素在性激素敏感组织（如卵巢、子宫内膜、乳房）中富集而产生的不良反应，推进了卵巢组织和卵泡冷冻和保存后体外成熟技术的发展，但其活产率低而流产率高是其尚未能成为大多数生殖中心主流选择的重要原因。

## 二、中医药在辅助生殖中的治疗

### （一）改善子宫内膜容受性

随着辅助生殖技术的发展，极大提升了临床妊娠率，但目前国际上 IVF-ET 妊娠率仍在 30%～40%，而在导致 IVF-ET 植入失败的原因中，子宫内膜容受性因素约占 2/3。子宫内膜容受性即内膜接纳胚胎的能力，内膜容受性不良易导致胚胎着床失败。中医学没有关于子宫内膜容受性的记载，但从其临床表现总结，可归纳为"月经过少""不孕""堕胎""滑胎"等范畴，对于子宫内膜容受性不良的病机认识，中医学认为是以肾虚为主，在肾虚的基础上兼有血虚、血瘀、脾虚等病机特点。女性先天禀赋不足，或房劳久病，或屡孕屡堕，或数伤于血均可导致肾精亏虚，肾精亏虚又可引起血虚血瘀使胞宫胞脉血运不畅，不能荣养子宫内膜，使子宫内膜容受性降低，故肾虚血瘀是主要病机。多个临床观察发现反复体外受精－胚胎移植失败（RIF）患者在再次行 IVF 之前，根据月经周期的节律性调节，经后服滋补肝肾之阴，兼以疏肝理气、养血活血、温补肾阳之药，使精充血盛冲任通；黄体期服用补脾益肾、收涩固冲，兼以益气升提、阴中求阳方药，达补肾健脾培育长养之目的。经过一定疗程中药滋肾调周的治疗后，再次接受 IVF-ET 时子宫内膜容受性得到改善，临床妊娠率也明显提高。

### （二）改善卵巢功能

在辅助生殖技术中，控制性超排卵（COH）是关键步骤之一，在行 COH 之前先对患者卵巢功能进行评估，对于存在多囊卵巢综合征、卵巢储备功能低下、早发性卵巢储备功能不全、卵巢早衰等排卵功能异常的患者，在行 COH 的过程中或多或少地会出现促排反应不良，进而影响对后续工作的开展，在出现严重并发症时还可能影响到机体的健康。中医学认为肾藏精，主生殖及生长发育，肾精亏虚，则影响生育能力，超排卵周期要求多个卵泡同时发育，需要短时间内调动大量肾精，使机体出现肾虚的临床表现，因而促排卵阶段补肾填精才能满足机体的需要。对于本有肾精亏虚的患者来说，又行超促排卵，更加加重肾精不足，从而不能取得较好的促排效果和妊娠结局。因而在行 COH 之前，经过中医药调理，可以对卵巢功能及整体状态较好的改善，能有效地提高辅助生殖的有效率。

### 三、郭氏治疗特色

郭老认为，在治疗妇科疾病时从整体观念出发，在辨证过程中，尤应注重分辨其寒热虚实标本，并结合妇人不同的年龄段，合理遣方用药。年轻者注重健脾补肾，中年者注重疏肝活血。张子和曰："凡看妇人病，入门先问经。"《陈素庵妇科补解·调经门》指出："妇人诸病多由经水不调。经调，然后可以孕子，然后可以却疾，故以调经为首。"《女科证论·月经门》曰："妇人以血用事，故病莫先于调经。而经之所以不调者，或本于合非其时，或属于阴阳相胜，或感于风冷外邪，或忧于忧思郁怒，皆足以致经候不调。"对于求子患者必先调经，"男精壮、女经调，合于的候，故能有子"。而"经水出诸于肾"，《素问·上古天真论》曰："女子七岁，肾气盛,齿更发长。二七而天癸至,任脉通,太冲脉盛,月事以时下,故有子。"肾藏精主生殖,肾在月经和求子中的地位相当重要,故郭老根据月经周期创立了中药序贯疗法,对于月经失调、黄体功能不足、子宫内膜容受性差、排卵障碍等都有非常显著的作用。

郭老认为,行经期是重阳转阴,气血由盛转虚的时候,是新旧交替时期,排出应泄之经血,祛除陈旧的瘀浊,以利于新周期的开始。自拟方养血调经汤,由桃红四物汤加减而来,由川芎、当归、熟地黄、赤芍、莪术、丹参、泽兰、益母草、党参、川牛膝等组成,起到养血活血、化瘀调经的作用,促使胞宫由藏而泄,推陈出新,用法为月经的第1~3天连服3剂。经量少可加三棱、鸡血藤;经血过多,气虚可用益气摄血法,可加炙黄芪益气摄血;同时若气血不足可加用阿胶、白芍养血养阴之品;血瘀可加水蛭、三七粉、生蒲黄化瘀止血。

经后期是阴长至重阴、气血渐复至盛的过程,又称为经后卵泡期、阴长期、血海增盈期等。在这一段时间内开始阴长阳消的变化,阴长奠定物质基础,推动月经周期的演变,以促使阴血恢复,达到重阴的生理状态。从月经第4天至卵泡成熟,相当于西医学的卵泡期,生理特征为经水即行,陈去新生,胞宫、冲任空虚,肝肾精血相对不足。治法以滋补肝肾(阴)、养血调经为主,此期无定数,视卵泡发育程度而定,方用育胞汤,由菟丝子、女贞子、枸杞子、当归、何首乌、熟地黄、黄精、党参、益母草、川续断、山茱萸等组成。女贞子、枸杞子补肾益精共为君药;熟地黄补血养阴、填精益髓,黄精健脾益肾、补气养阴,助君药补肾益精,共为臣药;菟丝子、续断、淫羊藿温补肾阳,取其阳中求阴之义,党参、益母草益气活血;当归、川芎补血活血。育胞汤主要用于经后期,为阴阳转化氤氲之时奠定基础。主要达到滋补肝肾(阴)、养血调经的功效。用法是经行第4天开始服用,出现下列情况之一时停服:①阴道有透明拉丝样白带;②排卵试纸显示LH峰值出现时;③B超监测卵泡直径在1.8~2.0cm;④宫颈黏液见羊齿植物状结晶(+++)时。本方有促进卵泡发育的功效。对于卵子质量差、小卵泡排卵或者高龄妇女进入IVF周期前调理加重血肉有情之品如阿胶、鹿角胶、紫河车、龟甲胶等的使用,脾肾阳虚可加用黑附子、肉桂温暖胞宫来促进卵泡发育。郭老曾使用黑附子60g促进卵泡发育,也验证了"寒冰之地,不生草木"的理论。

我们曾用育胞汤进行动物试验验证此方剂的疗效。将SD雌性大鼠30只雷公藤造模成功后,随机分为中药组、西药组、对照组各10只。ELISA

检测大鼠血清抗苗勒管激素（AMH）水平，免疫组化检测大鼠 ER、PR、$E_2$、P、FSH、LH 表达，westernblot 检测大鼠卵巢 PKA 的表达。结果育胞汤可升高 POI 大鼠的 AMH 水平，增加 POI 大鼠卵巢 ER、PR 受体及 $E_2$、P 的表达，降低卵巢 FSH、LH 的表达，与对照组比较差异有统计学意义（$P < 0.05$）；育胞汤和克罗米芬均能增加大鼠卵巢 PKA 的表达，与对照组相比有统计学意义（$P < 0.01$）；克罗米芬组的表达高于育胞汤组，差异有统计学意义（$P < 0.01$）。因此育胞汤可以促进卵巢功能不全的恢复，其作用机制可能与育胞汤可以调节卵巢性激素水平、增加卵巢性激素受体表达，从而改善卵巢功能相关，同时育胞汤对于卵巢组织 PKA 的表达有促进作用，进一步促进卵泡成熟与排卵。

经期间为重阴转阳、阴盛阳动的时期，目的有三：其一，上传下达，在重阴的刺激下阳气内动，阳施阴化，精卵欲排出之前，借冲任胞脉上传心脑，心脑活动，下达冲任子宫，行其排卵活动；其二，卵巢活动，卵泡破裂排出，即肾精成熟而排出；其三，输卵管冲任活动，推动精卵受孕并移植子宫内。另临床研究认为，滋肾温阳活血有促排卵之功效，治法宜滋补肝肾、温阳活血，促排卵用于排卵功能障碍者。若人工授精可用此方，若人工授精取卵可不用此方。自拟促排卵汤，组成当归、丹参、羌活、菟丝子、肉桂、淫羊藿、党参、枸杞子、川续断、益母草、川芎等，治法宜滋补肝肾，佐以温阳活血。全方合用滋补肝肾、温阳活血，促排卵以助孕。用法为一般 3～5 剂，在停服育胞汤方之后开始服至基础体温升高 0.3～0.5℃也就是排卵后。对于卵泡未破裂黄素化综合征患者可加用皂角刺、鳖甲、山慈菇、生山楂等软坚散结、活血化瘀。

经前期是阴盛阳生、阳长至阴阳俱盛时期，相当于西医学的黄体期。这一时期在重阴的基础上开始阳长，为培本之时，逐渐达到重阳，又称阳长期。至周期末，不但阴血流沛，而且阳气旺盛，阴阳俱盛，血旺精充则胎孕乃成，为行经和孕育做好充分准备。《景岳全书·妇人规》认为："补脾胃以资血之源，养肾气以安血之室。"《经脉诸脏病因》云："血旺则经调而子嗣，故以补脾肾而固其本。"治法宜温补脾肾、养血助孕。自拟两固汤，由熟地黄、覆盆子、枸杞子、山药、当归、菟丝子、何首乌、淫羊藿、川续断、锁阳、怀牛膝等组成。用法为从 BBT 升高起至经行停止，一般服用 12～14 剂。治法补肾健脾、养血助孕。临床观察此方用于移植后或者人工授精后，能够有效改善黄体功能，对孕早期有固胞安胎之功。若基础体温升高连续超过 14 天，或查出 HCG 升高证实怀孕可改用保胎方寿胎丸加减，药用菟丝子、山药、炙黄芪、党参、炒续断、桑寄生、炒白术、白芍、炙甘草、阿胶、炒杜仲、苎麻根等健脾补肾、固冲安胎。此外，郭老注重脾胃化生气血的重要性，以后天养先天之肾精，因此全周期必用党参、白术、茯苓、山药等培补后天。

总的来说，郭氏中药序贯疗法从根本上调整月经量和月经周期，能促进卵泡发育成熟及排卵，逆转卵巢储备功能下降、卵巢功能早衰；改善子宫内膜的发育、子宫内环境，特别是改善子宫内膜容受性；促进小子宫发育、改善黄体功能；促进第二性征发育；促进妊娠和胚胎发育；能够治疗宫寒不孕、痛经尤其膜样痛经等。

郭老认为"阴常不足，阳非有余"。妇人因阴血常虚，肝木失于濡养，则肝气偏亢，肝气怫逆易出现肝郁。不孕症患者大多病程较长，情志抑郁，特别是对于反复试管失败患者更宜注重肝郁不舒的特点。因此，治疗妇人之郁应以养血柔肝为先，俾倚阴血自生，肝木得柔，其气自顺，或郁可解或不发生。当肝郁气滞较重时，柔肝不效，可增以疏肝解郁之品。若动辄疏肝行气或破气，其芳香辛散之气，反易耗伤阴血，则肝郁难解。张锡纯在《医学衷中参西录》中说香附伤血甚于水蛭即指此。王孟英认为"肝为刚脏，必柔以济之"，又"理气不可徒以香燥也，盖郁怒为情志之火，频服香燥，则营阴愈耗矣"。一贯煎、逍遥散为养血柔肝的代表方剂。一贯煎滋阴养血柔肝解郁为主，重在治疗肝肾阴虚、肝气横逆之证。药用生地黄、麦冬、沙参、当归、枸杞子滋阴养血柔肝，少佐川楝子疏肝理气，虽其有"苦燥伤阴"之说，然在大队滋阴养血之中，已制其伤阴之弊。因此在用药方面会注重保护阴液，常用当归、白芍等养血柔肝之品，稍加小剂量月季花、玫瑰花、柴胡以芳香疏肝，防滋腻。当然在就诊过程中给予及时的心理疏导或者鼓舞激励也非常重要，往往也起到事半功倍的作用。

同时对于有输卵管因素性不孕、盆腔子宫内膜异位症、慢性盆腔痛、盆腔炎性疾病后遗症等患者采用中药保留灌肠治疗，可在移植前或人工授精前使用，改善盆腔血液循环，促进盆腔炎性积液吸收，自拟化瘀宁坤液，自1999年起作为北京中医药大学东直门医院院内制剂（灌肠剂），已在临床应用二十多年。针对慢性盆腔炎瘀、湿、寒三者交结的病机特点，以温经活血、消癥散结、祛湿止带为法，组成为桂枝、附子、没药、三棱、莪术、水蛭、连翘、红藤、败酱草、赤芍、牡丹皮、桃仁等。方中水蛭、附子共为君药。水蛭破血通经，逐瘀消癥，具有虫类搜剔之性，能达隐曲之所，祛络中之邪，破瘀血而不伤新血。附子辛热，通达十二经，走而不守，能温通阳，暖命门，温坎水，破阴凝，血得温则行；又可助阳扶正，振奋衰弱的功能以抗邪，与水蛭共为君药，正为慢性盆腔炎血瘀、湿滞、寒凝而设。三棱、莪术破血行气，消积止痛，三棱偏于破血，莪术偏于破气，人皆以其开破力峻而不敢轻用；赤芍、牡丹皮活血化瘀，消肿止痛，善行血分之瘀滞；桂枝辛甘温，辛温发散，甘温助阳，可行里达表，有温经通阳、温阳化气祛湿之功。以上诸药为臣药。没药散血祛瘀，消肿定痛，又能祛腐生肌排脓；昆布咸寒，能软坚散结，利水消肿；败酱草、虎杖、红藤均味苦，苦能燥湿，故取其祛湿之功以为佐药，且有活血化瘀止痛的作用，入大肠或肝经，性下行，能直入病所；槟榔行气消积，功在下焦尤著，俾气行则血行。上药共为佐药。对于有盆腔包块或子宫内膜异位症严重者可加荔枝核、路路通、细辛等散寒通络，对便秘腹胀严重者可加槟榔消积导滞。一般每天 1 剂，睡前灌肠 1 次，直至基础体温升高 14 天后或移植后停用。

**【案 15】**

许某，女，37 岁。2014 年 2 月 19 日初诊。

主因"未避孕 4 年未孕，不良妊娠史两次"就诊，结婚 9 年，G2P0，2006 年孕两月自然流产，2010 年 4 月孕 5 月因宫颈功能不全引产，2013 年计划行 IVF，监测发现不排卵，促排卵后取卵 8 枚，配成 6 枚，移植两枚鲜胚，未受孕，余有 4 枚冻胚。月经 13 岁初潮，现周期 4 ~ 5/40 天，末次月经 2014 年 1 月 22 日，行经 8 天，经量中等，经色暗红，夹杂血块，无痛经，经前乳胀痛、便溏，经前咖啡色点滴出血 4 天左右，平素白带量、色、质正常。平素腰腹凉，手热足凉，食冷饮。舌胖大，苔薄白，脉沉细。2013 年 7 月 1 日查 B 超示子宫大小约 5.4cm×5.7cm×5.5cm，内膜厚约 0.9cm，左卵巢囊肿。2014 年 1 月 24 日月经第 3 天查激素六项示 $E_2$ 36pg/mL，FSH 6.86mIU/mL，LH 3.13mIU/mL，P 1.32ng/mL，PRL 19.18ng/mL，T 0.52ng/mL。输卵管造影示左侧不通，伞端粘连；右侧大致通畅，轻度扭曲。2013 年男方查精液常规示畸形率高，2013 年 11 月行精索静脉曲张术。西医诊断：继发性不孕，左卵巢囊肿；中医诊断：断绪（脾肾阳虚证），月经后期（脾肾阳虚证）。治宜滋肾健脾调理冲任。予①两固汤加巴戟天 10g，煅紫石英 15g，炒杜仲 12g，阿胶 10g，党参 20g，炒白术 25g，炙黄芪 25g，干姜 6g，14 剂，水煎服，日 1 剂，至行经停服。②养血调经汤加肉桂 10g，桃仁 12g，红花 12g，三棱 15g，炒白术 25g，炙黄芪 25g，3 剂，水煎服，日 1 剂，月经 1 ~ 3 天服。③育胞汤加紫河车 10g，淫羊藿 10g，山茱萸 15g，白芍 15g，川芎 10g，川椒 10g，阿胶 10g，炒白术 25g，炙黄芪 25g，干姜 8g，18 剂，水煎服，日 1 剂，月经第 4 天起服，见透明拉丝白带停服。④ 促排卵汤加肉桂 10g，穿山甲 10g，炒白术 25g，炙黄芪 20g，川芎 12g，月季花 12g，4 剂，水煎服，日 1 剂，见透明拉丝白带起服。嘱测基础体温，忌辛辣、寒凉、油腻之品，适当运动。

经过数月调理，基础体温双相，高温期达 14 天，于 2014 年 10 月 29 日第五次就诊，末次月经 9 月 13 日，行经 4 天，于 9 月 28 日胚胎移植 3 枚，10 月 21 日胚胎移植第 24 天，见阴道褐色分泌物，色红，水样，卧床休息后好转，现晚间乳房胀，腹胀，左下腹明显，恶心，无呕吐，无心慌，偶有头晕，纳差，眠可，大便日行一次，时干时稀，既往查 TSH 升高，现口服优甲乐 100ug/天，琪宁 200mg 口服两次/天，安琪坦 100mg 阴道上药 3 次/天。移植后第 18 天 HCG 4842.9mIU/mL，P > 60ng/mL，$E_2$ 1288.69pg/mL；移植后第 24 天 HCG 43410.9mIU/mL，P > 60ng/mL，$E_2$ 1721.87pg/mL。2014 年 10 月 29 日 B 超提示子宫大小 8.8cm×9.0cm×7.4cm，肌层回声不均，肌壁间见数个低回声结节，较大位于后壁，长径约 2.1cm，宫腔内可见两妊娠囊，其一妊娠囊大小 2.7cm×1.7cm×1.3cm，妊娠囊内可见胎芽，长径 0.5cm，胎心搏动可见，其二妊娠囊大小 3.7cm×3.3cm×1.2cm，妊娠囊内可见胎芽，长径 0.5cm，胎心搏动可见。予保胎方加味：菟丝子 20g，炒川续断 30g，阿胶 10g（烊），山药 20g，枸杞子 15g，炒白术 30g，炒白芍 30g，苎麻根 12g，党参 20g，炙黄芪 25g，炙甘草 10g，桑寄生 30g，巴戟天 10g，炒艾叶 10g，14 剂，水煎服，早、晚饭后分服。

六诊：2014 年 11 月 19 日，IVF-ET 移植后第 52 天，继续保胎治疗。11 月 9 日见少量红色血性分泌物，1 天后由深咖色转为浅咖色，持续至今。晨起恶心、偶有呕吐，偶有腹胀不适，小便色黄、尿频、尿不尽感，大便日行 1 次，眠可，舌边尖红，脉弦细滑。2014 年 11 月 5 日 HCG >200000mIU/mL，P > 60ng/mL，$E_2$ 2142.18pg/mL；2014 年 11 月 9 日超声：子宫大小 9.6cm×9.0cm×8.3cm，肌层回声不均，数个低回声结节，较大长径约 2.1cm，宫腔内可见两妊娠囊，其一妊娠囊大小 4.3cm×2.7cm×2.4cm，妊娠囊内可见胎芽，长径 2.1cm，胎心搏动可见，其二妊娠囊大小 5.0cm×3.4cm×1.9cm，妊娠囊内可见胎芽，长径 2.3cm，胎心搏动可见，胎囊内侧可见细回声区。予上方去苏叶加山茱萸 12g，14 剂，水煎服，早、晚饭后分服。

七诊：2014 年 12 月 3 日，IVF-ET 移植后第 66 天，保胎治疗。11 月 30

日至今见少量阴道褐色分泌物，晨起恶心，纳食尚可，睡眠欠佳，多梦，小便畅，夜尿 1 次，大便日行 1 次，质初头硬后溏，舌尖红，苔薄腻，脉细滑。2014 年 11 月 30 日 B 超提示宫内妊娠双活胎（双绒毛膜性可能），超声孕周 11 周 6 天、11 周 4 天，多发子宫肌瘤，双卵巢囊性增大。停服中药，嘱定期产前检查。

**按语**：该患者既往有自然流产史、小产史，就诊时未避孕未孕 4 年，符合继发性不孕之诊断。其不孕原因为输卵管不通、排卵障碍及男方精液质量差，因此选择行 IVF-ET 具有指征，但行移植鲜胚两枚未妊娠，故采用中药调理。患者贪食冷饮，损伤肾阳，"胞络者系于肾"，肾虚则系胎无力，故屡孕屡堕。元阳不足，脾阳宜虚，脾虚气血生化乏源，精血不足，则月经错后，排卵障碍。脾肾阳虚，失于温煦，则不仅出现腰腹凉、手热足凉、便溏、经前咖啡色点滴出血、舌胖大、苔薄白、脉沉细，而且会出现宫寒不能摄精成孕，导致不孕。肾虚精亏，肝血不足，肝气郁滞，则经前乳胀痛。气为血之帅，气滞则血瘀，见经色暗红、夹杂血块。可见本患者移植失败的病机是宫寒、脾肾阳虚、肝气郁滞，"暖则生物，冷则杀物"，治疗当以温肾填精、健脾养血、疏肝理气为法，采用郭氏中药序贯疗法为基本方剂，根据辨证适当加入血肉有情之品紫河车、阿胶以补肾养血填精，促进卵泡发育；炙黄芪、白术等益气健脾，促进脾胃运化而生气血；川椒、煅紫石英以温暖胞宫，改善子宫内膜容受性及黄体功能，有利于胚胎种植着床。妊娠之后，因患者既往有自然流产史，肾气尚不够充盛，需继续固肾安胎，故以寿胎丸及胎元饮加味安胎，保胎至妊娠 3 个月，此时胎盘已形成，胎儿已成型，一般不容易堕胎。妊娠后，郭老仍重视阳气，认为人的生命需要阳气才能生生不息，才能有活力，故安胎药中仍以温养药物为主，而少用所谓的"安胎圣药"黄芩。

（包晓霞、郑婧）

# 第十一节　先兆流产

先兆流产（threatened abortion）指妊娠不足 28 周，阴道少量出血（常为暗红色或血性白带）、随后出现阵发性腹痛或腰痛等症状，妇科检查宫口未开，胎膜完整，无妊娠物排出，子宫大小与妊娠周期相符。根据症状发生的时间，发生在妊娠 12 周前者称早期先兆流产，发生在妊娠 12 周至不足 28 周者称晚期先兆流产。

流产分为自然流产和人工流产，自然流产又依据其发展的不同阶段分为先兆流产、难免流产、不全流产、完全流产等。流行病学调查发现，自然流产的发生率在 15% 左右，而先兆流产发生率则更高，且在逐年上升，多数为早期流产。流产是一个动态变化的过程，从开始发展到终结经历一系列过程。在先兆流产阶段，如胚胎或胎儿未发现异常，并经过适当地安胎治疗，可继续妊娠，正常分娩。反之，病情加重，可发展为"难免流产""不全流产""完全流产"或"过期流产"。

中医妇科学中胎漏、胎动不安、胎动下血是堕胎、小产的先兆，属于"先兆流产"的范畴，可互参。胎漏是指妊娠期间阴道有少量出血，时出时止，或淋沥不断，而无腰酸、腹痛、小腹下坠者，又称"胞漏"或"漏胎"；胎动不安是指妊娠期间出现腰酸、腹痛、小腹下坠，或伴有少量阴道出血者；胎动下血，首见于《养儿宝》，是指妊娠 20～24 周，胎动腹痛，伴有阴道的少量出血，多为小产之先兆。以上三者病名虽不同，但因病因病机、辨证施治、预后转归、调摄预防等基本一致，故一并讨论。

## 【发病机制与病因病机】

### 一、西医病因与发病机制认识

导致先兆流产的原因很多，主要有以下几方面。

#### （一）染色体异常

曾有研究显示，在早期自然流产中有 50%～60% 的妊娠物有染色体异常。夫妇任何一方有染色体异常，可传至子代，导致流产或反复流产，即使少数妊娠至足月，出生后也会发生功能缺陷或畸形。染色体异常包括数量异常及结构异常两种，其中数量异常多见三体、X 单体等；而结构异常多为染色体断裂、缺失、倒置和易位等。

#### （二）母体因素

**1. 全身性疾病**

妊娠期间患全身性感染，高热可诱发子宫收缩引起流产；某些已知细菌毒素和病毒（如弓形虫、单纯疱疹病毒、人支原体、解脲支原体、巨细胞病毒等）可使胎儿死亡引起流产；孕妇患高血压、慢性肾炎、心力衰竭、严重贫血及严重营养不良等缺氧性疾病亦可导致流产。

### 2. 内分泌异常

如黄体功能不足、甲状腺功能低下、未控制的糖尿病等。

### 3. 不良生活习惯

如吸烟、酗酒、过量饮用咖啡或使用海洛因等毒品。

### 4. 子宫缺陷

如先天性子宫畸形（子宫纵隔、双子宫、子宫发育不良等），子宫黏膜下肌瘤、宫腔粘连等。

### 5. 创伤刺激

如挤压腹部或快速撞击，甚至手术、性交过度等，过度恐惧、忧伤、愤怒等亦可造成流产。

## （三）环境中的不良因素

如甲醛、苯、铅等有害化学物质的过多接触。

## （四）免疫功能异常

如已知与流产相关的免疫因素有孕期母体封闭抗体不足、母体抗父方淋巴细胞的细胞毒抗体不足、父方的组织相容性抗原、胎儿抗原、血型抗原等造成母儿双方免疫不适应，从而导致流产。

# 二、中医病因病机认识

母体与胎儿之间的关系，中医以"胎元"论述。一般来说，胎元包括了胎气（即胎儿在母体所受的精气《简明中医辞典》）、胎儿、胎盘，也就是说，胎儿、胎气中的任一方有问题都有可能造成胎漏、胎动不安、胎动下血等。

## （一）病因

### 1. 体质问题

若父母先天禀赋不足或母体素体虚弱、血热等，均可导致疾病的发生。《女科经纶》提到"女子之肾脉系于胎，是母之真气，子之所赖也"，母体本身气血、肾精的不足会导致胎儿所需不足。《格致余论》云"血气虚损，不足荣养，其胎自堕"；或母体素有癥瘕，可阻碍胎儿的生长。

### 2. 饮食不节

若孕后过食辛辣导致血热，或进食量少不足以补充母子所需水谷精微，均可导致疾病的发生。

**3. 外邪侵袭**

感受热邪，邪伤冲任，扰动胎元，致胎元不固；或时邪疫毒侵袭，扰动血海，损伤胎元。

**4. 跌仆损伤**

孕后不慎跌仆闪挫，导致气血不和，瘀血阻滞胞宫、冲任，使胎元失养。《傅青主女科》曰："妊妇有失足跌损，致伤胎元，腹中疼痛，势如将堕者。人只知是外伤之为病也，谁知有内伤之故乎……惟内之气血素亏，故略有闪挫，胎便不安。"

## （二）病机

中医学认为，冲任受损，胎元不安是导致胎漏、胎动不安、胎动下血的主要病机。冲任二脉皆起于胞中，冲任通盛才能有正常的妊娠。冲为血海，为十二经脉之海，能调节十二经脉的气血；任主胞胎，为阴脉之海，对人体的阴经有调节作用；天癸主要通过冲任二脉，来影响人体的生长、发育与生殖及衰老等过程。

任通冲盛，则能安胎、养胎。反之，冲任亏虚，或先天肾气不足，或气虚血亏，或房劳多产，不能养胎护胎，则致胎元不安。《名医指掌·妇人科》曰："纵然得孕，则胞门子户虚寒，而受胎不实……或淫欲无度，内损元气，如斯之类，鲜有不致疾者也。"《傅青主女科》提出"妊娠小腹作疼，胎动不安，如有下坠之状。人只知带脉无力也，谁知是脾肾之亏乎。夫胞胎虽系于带脉，而带脉实关于脾肾。脾肾亏损，则带脉无力，胞胎即无以胜任矣。"朱震亨在《格致余论》中指出，"阳施阴化，胎孕乃成。血气虚损，不足荣养，其胎自堕"。冲任血热，或素体阳盛，或阴虚内热，或孕后过食辛热，或外感热邪，热扰冲任，血热妄行，可致胎漏、胎动不安、胎动下血。《傅青主女科》有云："妇人怀妊有口渴汗出，大饮冷水，而烦躁发狂，腰腹疼痛，以致胎欲堕者。人莫不谓火盛之极也，抑知是何经之火盛乎。此乃胃火炎炽，熬煎胞胎之水，以致胞胎之水涸，胎失所养，故动而不安耳。"《景岳全书·妇人规》说："凡胎热者，血易动，血动者，胎不安。"宿有癥瘕血瘀占据胞宫，可致瘀阻胞宫、冲任，胎元失养而不固，遂致胎动不安。另，跌仆外伤或持重涉远，亦可导致胎元不安，"劳力跌仆闪挫，伤动其胎而堕"。《景岳全书·妇人规》曰："凡妊娠胎气不安者，证本非一，治亦不同。盖胎气不安，必有所因，或虚，或实，或寒，或热，皆能为胎气之病。"导致冲任受损、胎元不安的常见病机有肾虚、气虚血亏、血热妄行、血瘀等。

## 三、郭氏理论特色

郭老认为，胞胎系于肾，胎气系于脾，固护脾肾是安胎之根本。肾为先天之本，元气之根，主藏精气，是人体生长、发育和生殖的根本。《素问·奇病论》云"胞络者，系于肾"，肾与胞宫有一条直通的经络联系，肾脉与任脉又在"关元"交会，与冲脉下行支相并而行，与督脉同是"贯脊属肾"。肾通过经络与胞宫相系，胞宫的全部功能就是生殖功能，而肾主生殖，二者功能一致，且肾主藏精，精为化血之源，直接为胞宫的行经、胎孕提供物质基础。因此，肾旺自能荫胎。脾"五行属土，土爱稼穑""万物土中生，万物土中灭"，喻指脾土具有生化、承载、受纳等作用。脾为气血生化之源，内养五脏，外濡肌肤，是维持人体后天生命的根本。脾司中气，其气主升，有统藏功能，主生血和统血功能，胎气有赖于脾。气虚失于固摄，血虚失于温养故胚胎着床失败。

《灵枢·决气》云"两神相搏，合而成形"，在男女发育成熟后，两精相合，构成胎孕。夫妇双方要精壮经调，方能成孕，正如《女科正宗》所云"男精壮而女经调，有子之道也"。如果夫妇先天精气有一方不足，均可导致胎元不足。西医学认为胚胎是由男性精子和女性卵子受精后形成，男性配子构成胚胎基因组成分的一半，除外女性因素，一些精子的异常因素也会影响胚胎的发育，进而发生流产。因此郭老认为，发生胎元不安也有部分是男方责任。

妇人以阴为体，以血为用。妊娠初期胚胎依赖阳气之温煦以生，依赖阴血滋润以养，处于阴血偏虚、阳气偏亢的状态，阴虚生内热，俗语"胎前一盆火"，此火，乃是虚火，不得以实火论之。然有为医者不辨其虚实，皆遵丹溪"白术黄芩为安胎圣药"之说，大凡保胎必用黄芩，以致流产，不知原因何在。明代张景岳在《妇人规》中提出异议："凡妊娠胎气不安者，证本非一，治也不同。盖胎气不安，必有所因，或虚，或实，或寒，或热，皆能为胎气之病。去其所病，便是安胎之法。故安胎之方，不可执，亦不可拘泥其月数，但当随证、随经，因其病而用药，乃至为善。若谓白术、黄芩乃安胎之圣药，执而用之，鲜不误矣。"盖凡今之胎妇，气实者少，气虚者多。气虚则阳虚，所谓"寒冰之地，不生草木；重阴之渊，不长鱼龙"。因此，阳气充沛，才有可能孕育胎儿。

## 【诊断与鉴别诊断】

### 一、诊断

#### （一）病史

患者可有流产史、癥瘕史，或孕后不节房事史。

#### （二）临床表现及体征

妊娠期间阴道有少量出血，时出时止，或淋沥不断，而无腰酸、腹痛、小腹下坠者，脉滑，可诊断为胎漏；如妊娠期间出现腰酸、腹痛、小腹下坠，或伴有少量阴道出血，脉滑，可诊断为胎动不安。妊娠 20～24 周，胎动腹痛，伴有阴道的少量出血，可诊断为胎动下血。

#### （三）检查

**1. 妇科检查**

可见宫颈口未开，无妊娠物排出，子宫增大与孕周相符。

**2. 辅助检查**

尿妊娠试验阳性，妇科 B 超提示宫内活胎，还应检测血孕酮水平协助判断本病的预后转归。

### 二、鉴别诊断

#### （一）葡萄胎

妊娠后，阴道有不规则少量出血或大量出血，腹痛不明显，或有葡萄状胎块排出。尿妊娠试验强阳性，子宫大小多大于孕周。妇科 B 超可见有葡萄状胎块，血 HCG 检查有重要诊断意义。

#### （二）异位妊娠

妊娠早期一侧少腹隐痛或突发剧痛，或呈撕裂样疼痛，阴道有少量不规则出血，甚至出现晕厥、休克；而先兆流产腹痛或无或较轻，且妇科 B 超可提示宫内妊娠、活胎。

#### （三）激经

妊娠早期，仍按时来潮，量少而无其他症状，一般于妊娠 12～16 周后自然消失。而胎漏是不时地阴道出血，胎动不安则除了阴道少量出血外，伴有腰酸、腹痛、小腹下坠感，以此可作鉴别。

另外，胎漏、胎动不安之阴道的少量出血还需与各种原因所致的宫颈出血相鉴别。若经适当地保胎治疗后，仍出血不止，则应当在严格的消毒环境下检查宫颈，以明确有无宫颈息肉造成出血。

# 【治疗】

## 一、西医治疗

首先，孕妇要卧床休息、严禁性生活。给予患者合适的心理治疗，对患者营造一个有利于情绪稳定、解除紧张的环境。对有流产史的患者，要给予更多的精神支持，使其增强信心。必要时可给以对胎儿危害小的镇静剂。

同时可根据孕妇自身的不同情况，给予药物支持。如黄体功能不足者，可给黄体酮 20mg，每天或隔天肌注 1 次；也可给予维生素 E 及小剂量的甲状腺片（尤其适于甲状腺功能减退者）。

预后转归，若经过两周治疗后，阴道出血停止，妇科 B 超显示宫内活胎，可继续正常妊娠。反之，阴道出血未停止，临床症状加重，妇科 B 超发现胚胎发育不良，血 HCG 持续不升或下降，则提示流产不可避免，应终止妊娠。

## 二、中医辨证要点

胎漏、胎动不安、胎下血的辨证要点主要是抓住腹痛、腰酸、阴道出血、下坠四大症状的性质、轻重程度及全身脉证，以辨其虚、热、瘀及转归。

以上四大症状病情较轻且妊娠滑脉明显者，检查尿妊娠试验阳性，妇科 B 超提示宫内活胎，当以安胎，根据不同证型辨证施治，施予补肾健脾、益气养血、清热凉血、化瘀固冲、调气和血等法。妊娠期间阴道少量出血，若出现腰酸、腹痛、下坠，或曾有多次流产史，伴头晕耳鸣、夜尿频等肾虚症状，当以补肾健脾；若可见小腹空坠而痛、腰酸，面色㿠白，心悸气短，神疲肢倦等气虚血亏之症，应补气养血；伴有腰酸、口苦咽干、心烦不安、大便秘结等血热妄行之兆，应当清热凉血；若见孕后常有腹痛腰酸下坠感、舌暗红、有瘀斑、曾有癥瘕积聚病史者，应予活血化瘀；倘若妊娠期间不慎跌仆，胎元不安，则应调气和血安胎。反之，病情加重，滑脉不明显，早孕反应消失，尿妊娠试验转阴，出现胎堕难留或胚胎发育异常，当以下胎益母。

## 三、中医辨证论治

### （一）肾虚证

主症：妊娠期阴道少量出血，色暗淡或淡红，量少质稀，腰酸、腹痛、下坠感明显，或曾有流产史，或孕后不节房事。

次症：头晕耳鸣，小便频数，眼眶暗黑或面部暗斑。

舌脉：舌质淡暗，苔白，脉沉细滑，尺脉弱。

治法：补肾健脾，止血安胎。

方药：寿胎丸加减（《医学衷中参西录》）。处方：菟丝子、续断、桑寄生、阿胶、炒白术、党参、杜仲炭。

若腰酸明显，夜尿频数，加覆盆子、益智仁、怀山药以益肾固涩缩泉；若腹痛不减，阵阵发作者，可加用白芍、炙甘草缓急止痛；若阴道出血不止，则加山茱萸、地榆炭补肾固冲止血；若小腹下坠明显，加炙黄芪、升麻益气安胎；若大便干结，可选用肉苁蓉、熟地黄、桑椹滋肾润肠；若腰酸畏冷，大便溏稀明显，可加用补骨脂、鹿角霜以温补肾阳、固冲安胎。

### （二）气虚血亏证

主症：妊娠期阴道少量出血，量少色淡，淋沥不断，时有时无，小腹空坠而痛，或兼胎动不安，腰酸下坠。

次症：面色㿠白或萎黄，气短乏力，头晕心悸，神疲肢倦。

舌脉：舌质淡红，苔薄白，脉细弱无力略滑。

治法：益气养血，固肾安胎。

方药：胎元饮加减（《景岳全书·妇人规》）。处方：人参、炒白术、炙甘草、当归、白芍、熟地黄、杜仲炭、陈皮、桑寄生。

若伴腰膝酸软，胎动不安者，可加用菟丝子、续断以补肾固冲、止血安胎；若气虚明显，小腹下坠，则选用炙黄芪、升麻以益气提升、固元安胎；若阴道出血淋沥不断，面色㿠白或萎黄明显者，即阴血亏虚之象，则加用阿胶以养血补血安胎；如便溏、气短明显，可加用党参、生黄芪以健脾益气，固肠止涩。

### （三）血热妄行证

主症：妊娠期阴道不时少量出血，色鲜红或深红，质稠，小腹疼痛或胎动不安。

次症：口苦、咽干喜饮，心烦失眠，大便干结，小便黄赤，面红唇赤。

舌脉：舌质红，苔黄，或少津，脉滑数。

治法：清热凉血，养阴安胎。

方药：保阴煎加减（《景岳全书·妇人规》）。处方：生地黄、熟地黄、黄芩、黄柏、白芍、生山药、续断、甘草、地榆炭。

如阴道出血量多，加阿胶以养血补血安胎；若口干、腰酸重者，加女贞子、旱莲草以养阴凉血、止血安胎；如腰膝酸软，下坠感明显者，加用杜仲炭、菟丝子以固肾止血安胎；若见气短乏力，舌胖大苔薄白，脉弦细滑者，可加用党参、炒白术以健脾益气、安胎止血；若兼有头晕胁胀，口苦咽干，心烦易怒，脉弦滑数者，可选柴胡、川楝子以清热疏肝解郁。

### （四）血瘀证

主症：妊娠期常有腰酸腹痛下坠感，阴道不时少量出血，色暗红，可见少量血块，平素有癥瘕积聚病史。

次症：面部暗斑，肌肤甲错，口唇紫暗。

舌脉：舌质暗红，舌有瘀斑或有瘀点，脉弦滑或沉弦。

治法：活血化瘀，益肾安胎。

方药：桂枝茯苓丸加减（《金匮要略》）。处方：桂枝、茯苓、白芍、牡丹皮、桃仁、菟丝子、续断、杜仲炭。

若阴道出血淋沥不断，则加山茱萸、地榆炭以补肾固冲止血；若小腹下坠明显，加生黄芪、升麻补气安胎止血；若面色萎黄，出血量较多时，可选用阿胶、熟地黄以养阴补血安胎；如气短乏力明显，舌胖大苔薄白，脉弦细滑者，可加用党参、炙黄芪以健脾益气、安胎止血；若伴腰膝明显，胎动不安者，可加用桑寄生、盐杜仲以补肾固冲、止血安胎。

### （五）跌仆外伤证

主症：妊娠期发生跌仆闪挫，或持重远涉，导致阴道出血，量或多或少，色鲜红，腰酸腹痛下坠。

次症：周身乏力，心悸气短，神疲倦怠。

舌脉：舌质淡红，脉滑弱略无力。

治法：益气和血安胎。

方药：圣愈汤加减（《兰室秘藏》）。处方：熟地黄、人参、当归、生黄芪、川芎、白芍、菟丝子、炙甘草。

如伴腰膝酸软明显，胎动不安者，可加用盐杜仲、续断以补肾固冲、止血安胎；如大便溏稀、乏力明显者，选用党参、炒白术以健脾益气，固肠止涩；若阴道出血淋沥不断，且色淡质稀，则加用阿胶以养血补血安胎。

## 四、郭氏治疗特色

### （一）安胎益母，健脾补肾

肾为生殖之本，胎脉系于肾，胎气系于脾，安胎固护脾肾为最要。《景岳全书·妇人规》认为，"补脾胃以资血之源，养肾气以安血之室"。《经脉诸脏病因》云，"血旺则经调而子嗣，故以补脾肾而固其本"。郭老临床常用寿胎丸加味治疗胎漏、胎动不安。方中菟丝子性平，阴阳双补，补而不峻，微温不燥，补肾益精，肾旺自能荫胎。张锡纯谓"愚于千百味中药中，得一最善治流产之药，乃菟丝子是也"。桑寄生味苦甘，气平和，不寒不热，能养血安胎气、补肾固胎，《本草求真》云其"为补肾补血要剂"。川续断辛苦微温，归肝、肾经，补益肝肾、强筋健骨、止血安胎，《滇南本草》云其"补肝，强筋骨，走经络，止经中（筋骨）酸痛，安胎"。现代研究发现，川续断浸膏总生物碱及挥发油对未孕或妊娠小鼠子宫皆有显著的抑制收缩作用，有望成为治疗早产、流产及痛经的良药。阿胶甘平，归肺、肝、肾经，滋阴补血安胎。成无己云："阴不足者，补之以味，阿胶之甘，以补阴血。"《神农本草经》云："主心腹内崩，劳极洒洒如疟状，腰腹痛，四肢酸痛，女子下血，安胎。"加入山药，性味甘平，入肺、脾、肾经，《药性论》云其"能令胎牢固，主怀妊漏血不止"。山茱萸酸涩微温，归肝、肾经，补益肝肾，涩精固脱。清代《本草新编》载："补阴之药未有不偏胜者也，惟山萸大补肝肾专而不杂，既无寒热之偏，又无阴阳之背，实为诸补阴之冠。"健脾常用白术、党参、黄芪之类，保护后天之本并增运化水湿之功，用熟地黄、当归身、白芍等药来补血养血，有出血可酌加杜仲炭、苎麻根、艾叶等药止血。使肾气充盛、精血充足得以安养胎元。

### （二）保胎忌用寒凉药物

郭老强调妊娠期多虚热，安胎、养胎慎用有毒、寒凉类的药物。妇人以阴为体，以血为用。妊娠初期胚胎依赖阳气之温煦以生，依赖阴血滋润以养，处于阴血偏虚、阳气偏亢的状态，阴虚生内热，俗语"胎前一盆火"，此火，乃是虚火，不得以实火论之。然有为医者不辨其虚实，皆遵丹溪"白术黄芩为安胎圣药"之说，大凡保胎必用黄芩，以致流产，不知原因何在。明代张景岳在《景岳全书·妇人规》中提道："治热用黄芩，寒则不宜也，非惟寒者不宜，即平气者亦不宜。盖凡今之胎妇，气实者少，气虚者多。气虚则阳虚，而再用黄芩，有即受其损而病者；有用时虽或未觉，而阴损胎元，暗残母气，以致产妇羸困，或儿多脾病者，多由乎此。奈今人不能察理，但以'圣药'二字，认为胎家必用之药，无论人之阴阳强弱，凡属胎安，无不用之，其害固不少矣。至若白术虽善安胎，然或用不得善，则其性燥而气闭，故凡阴虚者非可独用，气滞者亦当权宜。"一般对于安胎的治疗，应避免应用碍胎药物，在不得已之时，方可采用"有故无殒亦无殒"的治疗原则。有毒、寒凉类的药物尽量慎用或者不用。

### （三）注重生活指导

《证治准绳》引袁了凡语："凡妇人一月经行一度，必有一日氤氲之候，于一时辰间，此的候也，顺而施之，则成胎矣。"这里所说的"氤氲之时""的候"也就是西医学所说的排卵期，这时候是受孕的最佳时机，郭老一般会在这个时候，给夫妻双方做详细时间推算和同房指导，增加受孕概率。受孕后会讲解注意事项，指导患者怎么样选择内衣和穿戴，强调乳房的护理；注重情志调节，常给患者做具体指导，纾解心情，心神宁静，情绪稳定，才能固摄胎元。如果出现胎元不安，应绝对休息，严禁房事，积极保胎治疗，在胎儿发育比较稳定的时候才可以停药。怀孕后饮食宜于消化，保持大便通畅，起居有常，避风寒，劳逸适度，避免跌仆损伤。禁用有损胎儿发育的食品及药物。

【案16】

李某，女，34岁，婚龄8年。2015年4月22日初诊。

主因"停经44天，阴道出血6天"就诊，初潮13岁，周期6/30～37天，量中，色鲜红，夹血块不夹膜，有痛经。LMP2015年3月8日，停经44天，伴阴道出血6天，呈咖啡色、点滴状，伴小腹隐痛，活动后加重，手足畏冷，夜尿两次，大便不干，两天一行。舌淡红，舌苔薄白，边有齿痕，脉滑。当天查血HCG 36.56nmol/L，P 29.81nmol/L，$E_2$ 334pmol/L。既往于2013年因胎停育（孕11周）行清宫术。中医诊断为胎动不安（脾肾两虚证），西医诊断为先兆流产。治疗以补肾健脾、止血安胎为法，予寿胎丸加味治疗，方药如下：菟丝子20g，川续断30g，桑寄生30g，阿胶10g（烊化），炒白术25g，炒白芍30g，炒艾叶炭10g，苎麻根12g，黄芪20g，党参20g，山茱萸12g，炒杜仲12g，炙甘草10g，枸杞子15g，葛根15g，苏叶 10g。14 剂，水煎服，日 1 剂。

二诊：2015 年 5 月 6 日。孕 8$^{+3}$ 周，今阴道点滴出血，腰酸不痛，无乳胀，恶心不吐，食欲不振。舌淡红，边有齿痕，脉沉细滑。上方加菖蒲 5g，14 剂，水煎服，日 1 剂。

三诊：2015 年 5 月 20 日。孕 10$^{+3}$ 周，5 月 13 日阴道有点滴出血，现无阴道出血，轻微腰酸，偶有小腹痛，有恶心呕吐。纳少，进食后自觉胃胀。小便黄，大便质软，1~2 次/天。易疲乏，偶有憋气感，睡眠易醒。偶有阴痒，白带量偏多、色偏黄、无明显异味。舌暗红苔薄白，脉细滑。2015 年 5 月 15 日查妇科 B 超提示宫内孕囊，胎芽 3.1cm，胎心搏动（＋）。继予前方，12 剂，水煎服，每周 6 剂，前 5 天日 1 剂，后两天服 1 剂。

四诊：2015 年 6 月 3 日。孕 12$^{+3}$ 周，恶心呕吐，夜间尤甚。下腹部隐痛，右侧拽痛，乏力明显，无阴道出血，无腰酸腰痛，四肢酸困，口干，纳少，食欲差，入睡可，易醒，大便 1~2 次/天，偏稀，夜尿 1 次。带下量可、色白质稀、无异味，不痒。自诉胸骨后烧灼感，午后明显，与恶心呕吐相关。舌暗红苔薄白，脉细滑。继服原方，隔天 1 剂，服至妊娠 16 周，停药。嘱定期产检，注意乳头保健。

**按语：**本患者平素月经错后，有不良孕史，妊娠后又出现胎动不安，根据其症状及伴随症状小腹隐痛，活动后加重，手足畏冷，夜尿多，舌淡红、舌苔薄白、边有齿痕，脉滑，辨证属脾肾不足。治以补肾健脾、止血安胎，选方寿胎丸加味。加入白术、党参、黄芪健脾补气安胎；山茱萸、杜仲补肾固胎止血，大剂量白芍配甘草缓急止痛；艾叶炭、苎麻根止血安胎，诸药合用共奏健脾补肾止血安胎之功。连服两月出血已止，胚胎发育正常，渐有恶心呕吐等早孕反应，出现白带量偏多、色偏黄，偶有阴痒，予苏叶、菖蒲宽中止呕、醒神开窍、利湿化痰，后辅以茯苓、佩兰健脾利湿，使母体健胎安稳。

（柴丽宏、任蕊蕊）

# 第十二节 复发性流产

复发性流产（recurrent abortion）是指连续发生两次或两次以上的自然流产，其临床特点是每次流产多发生在同一妊娠月份，其流产过程与一般流产相同。本病系反复堕胎、小产发展而成，病情严重者，屡孕屡堕，始终不能成正产。而流产是指妊娠不足 28 周、胎儿体重不足 1000g 而终止者，又分为自然流产和人工流产。流行病学调查，自然流产的发病率在15%左右，而复发性自然流产的发病率则低于前者。

中医学根据其临床症状及发病特点将其归属于"滑胎"范畴。中医妇科学中"滑胎"是指堕胎或小产连续发生3次或3次以上者，又称"屡孕屡堕""数堕胎"。临床中，以连续性、自然性和应期而下为特点。曾有古籍中记载的滑胎是指在临产前用药使孕妇胎滑易产的一种催生方法，不在本节讨论之列。《诸病源候论》最早提出"妊娠数堕胎候"专论，为后世医家提供了认识、了解本病的理论基础。"滑胎"首见于我国现存的第一部妇产科专著《经效产宝》。而把"滑胎"定为病名，始于清代，如《叶天士女科全书》指出"有屡孕屡堕者，由于气血不充，名曰滑胎"，又如《医宗金鉴·妇科心法要诀》曰"数数堕胎，则谓之滑胎"。

# 【发病机制与病因病机】

## 一、西医病因与发病机制认识

西医学认为，复发性流产的患者中能够识别其病因的仅占50%，主要包括基因异常、母体生殖器畸形、母体内分泌异常、免疫功能异常、生殖道感染、遗传性血栓倾向及不健康的生活方式等。

### （一）基因异常

包括夫妻染色体异常和胚胎染色体异常。常见的夫妻双方染色体异常有罗伯逊易位、平衡易位等。

### （二）母体生殖器畸形

**1. 子宫畸形**

15%～20%复发性自然流产与子宫畸形有关，包括子宫纵隔、单角子宫、双角子宫及双子宫等，其中子宫不全纵隔最易诱发复发性流产。

**2. Asherman 综合征**

宫腔体积缩小，对甾体激素应答下降，亦可导致复发性流产。

**3. 宫颈功能不全**

可引发晚期流产和早产，占复发性流产的8%。

**4. 肌瘤**

黏膜下肌瘤及大于5cm的肌间肌瘤与复发性流产相关。

### （三）母体内分泌异常

1. 据研究表明，在复发性自然流产患者中，多囊卵巢综合征患者占58%，高浓度的促黄体生成素、高雄激素和高胰岛素血症降低了卵子质量和子宫内膜容受性，可引起复发性流产。

2. 黄体功能不全占23%～60%，黄体功能不全影响孕卵着床，亦可诱发复发性流产。

3. 高泌乳素血症，有学者发现泌乳素可减少早期人类胎盘绒毛膜促性腺激素的分泌。高泌乳素抑制颗粒细胞黄素化及类固醇激素，导致黄体功能不全和卵子质量下降，从而导致复发性流产。

4. 甲状腺功能低下与复发性自然流产有关，且认为复发性自然流产与甲状腺抗体的存在相关（此类患者甲状腺功能多为正常）。

5. 血糖控制不满意或未经控制的胰岛素依赖型糖尿病复发性自然流产率增加。

### （四）免疫功能异常

包括自身免疫抗磷脂抗体综合征和同种免疫等，二者均可引起复发性流产。

### （五）生殖道感染

0.5%～5%的复发性流产与生殖道感染有关。细菌感染生殖道，沙眼衣原体、解脲支原体造成子宫内膜炎，或宫颈管炎均可诱发复发性流产。

### （六）遗传性血栓倾向

如 factorVLeiden 基因突变和亚甲基四氢叶酸还原酶基因表达异常，蛋白S、蛋白C缺乏导致血栓倾向亦可导致复发性流产。

### （七）与不健康的生活方式有关

有学者指出每天吸烟超过 14 支的女性，流产风险较对照组增加两倍。酗酒、过量饮用咖啡因，以及环境因素如有机溶剂和毒物等亦可诱发复发性流产。

## 二、中医病因病机认识

妊娠是胚胎寄生在母体子宫内生长、发育、成熟的过程，母体与胎儿是相互影响、不可分割的整体。《诸病源候论》提出"其母有疾以动胎"和"胎有不牢以病母"等观点，胎儿既可以利用母体的变化来促进自身的生长、发育、成熟至分娩，又可影响母体使其生病。

中医学认为，导致滑胎的主要机制是母体冲任受损或/和胎元失健。古人云"胞络者系于肾"，冲任二脉皆起于胞中。冲任通盛才能有正常的妊娠，才能安胎、养胎。冲为血海，为十二经之海；任主胞胎。胎儿居于母体之内，全赖母体气以护之，血以养之，肾以固之，冲任以系之。反之，若母体先天肾虚不固，或后天脾胃虚弱，或气血虚亏，或血热妄行，或癥瘕血瘀，以致冲任损伤，不能养胎护胎，从而胎元不安以致滑胎。《景岳全书·妇人规》指出："凡妊娠数堕胎者，必以气脉亏损而然，而亏损之由，有禀质之素弱者；有年力之衰残者；有忧怒劳苦而困其精力者；有色欲不慎而盗损其生气者。此外如跌仆、饮食之类皆能伤其气脉，气脉有伤而胎可无恙者，非先天之最完固者不能，而常人则未之有也。"而胎元失健，多由父母先天之精亏气虚，两精虽相合，但先天禀赋不足，以致胚胎受损或不能成形，或成形易夭，故而发生屡孕屡堕。故导致滑胎的常见病因有肾虚、脾虚、气血亏虚、血热妄行和癥瘕血瘀等。

### （一）肾虚

母体肾中真阳损伤，命门火衰，冲任失养，胞宫虚寒，胎元不安，从而屡孕屡堕而致滑胎，正如《太平圣惠方·治妊娠数堕胎诸方》所云"胎数落而不结实者，此是子宫虚冷所致"；或久病大病受累于肾，肾阴虚精亏，冲任失养，不能养胎护胎，以致胎元不安，反复堕胎、小产遂致滑胎；或父母先天禀赋不足，或孕后房事不节，从而肾气受损，冲任损伤，固胎无力以致滑胎。

### （二）脾虚

母体素体脾虚，或思虑过度，或饮食不节，脾胃受损，中气虚怯，气陷而不举，不能养胎护胎，以致滑胎。《女科指要·霍乱》曰："脾胃俱困，血气并伤，不能护养其胎，胎必因之而堕。"

### （三）气血亏虚

母体先天脾胃虚弱，气血生化无源，或饮食不当，或多次人工堕胎损伤胞宫，或劳倦损伤脾胃，以致气虚血亏，冲任失养，从而不能摄养胎元，随之滑胎。《诸病源候论·妇人妊娠病诸候》提出："若血气虚损者，子脏为风冷所居，则血气不足，故不能养胎，所以致胎数堕。"又《妇人良方·妊娠数堕胎方论》言："阳施阴化，胎孕乃成。血气虚乏，不能荣养，其胎则堕。譬如枝枯而果落，藤萎则花堕。"

### （四）血热妄行

平素阳盛血热，或外感热邪，或孕后肝郁化火，或孕后阴精下养胎元，导致阴虚内热，热扰冲任，而致胎元不固，屡孕屡堕。《医学源流论·胎产论》云："盖半产之故，非一端，由于虚滑者，十之一二。由于内热者，十之八九……苟血或不足，则胎枯竭而下堕矣。其血所以不足之故，皆由内热火盛，阳旺而阴亏也。"

### （五）癥瘕血瘀

母体素有癥瘕积聚，瘀血内阻，冲任受损，遂气血失和，胎失所养而致胎元不固，屡孕屡堕，以致滑胎。

## 三、郭氏理论特色

### （一）肾气盛则胎元固

《灵枢·经脉》指出："人始生，先成精，精成而脑髓生。"而人的先天之精受之于父母，正如《灵枢·天年》所云，"以母为基，以父为盾"。人的体质特征和强弱与先天禀赋有关，禀赋优则体健，禀赋差则体弱。由于肾藏先天之精，为脏腑阴阳之本，生命之源，主人体生殖发育。肾中精气的盛衰，主宰着人体的生长发育及生殖功能的成熟和衰退。肾气盛、天癸至，是月经来潮、孕育胚胎的基础。而先天之精，有赖于后天之精的充养，才能维持它的常在，后天之精则依靠先天之精的信息指导，才能不断化生为各种生命物质，两者相互依存，不可分离。因此，郭老认为，肾为先天之本，主藏精气，五脏之根，是生命活动的动力，亦是人体免疫活动的司督中枢，肾中精气旺盛，则生命力强，肾中精气亏虚则胎元不固。古代医籍无"复发性流产"一说，古人有"育儿犹如钟悬于梁，梁软则钟下坠，梁折则胎堕故也"之说，《医学衷中参西录》亦指出："男女生育皆赖肾气做强，肾旺自能荫胎，肾气盛则胎元固，自无滑胎之虑。"

### （二）脾胃健则养胎载胎

郭老认为，脾胃为气血生化之源，后天之本，与妇女经、孕、产、乳有密切关系。肾为先天之本，能孕育胚胎；脾为中土，司中气，主运化水谷精微，为后天之本，气血生化之源，可以滋养先天，胎脉系于脾，脾胃健则气血足，血海盈满，经候如常，胎元得固。因此，郭老特别强调脾胃在养胎载胎中的作用。脾"五行属土，土爰稼穑"，"万物土中生，万物土中灭"，喻指脾土具有生化、承载、受纳等作用。故胚胎着床失败主要是由于脾土失运，气血生化不足，气虚失于固摄，血虚失于温养所致。

### （三） 阴常不足，阳亦常虚

《灵枢·五音五味》说"妇人之生，有余于气，不足于血，以其数脱血也"，即女性的生理特点为气有余而血不足。现代女性，工作学习压力大，生活起居不规律，熬夜加班已成常态，往往耗损阴精；加之从小不论冬夏，喜食生冷，穿衣暴露，空调房里恣意直吹，节食减肥，失治误治等，常常戕伐人体之阳气。且女性多瘀，瘀久常阻遏阳气，阳气失布，久而生寒者，亦常见之。又阴阳互根互生，女性经、孕、产、乳数伤于血，阴常不足，阴损及阳，致阳气不足。临诊时，女性多有手足欠温，腰腹部清冷，大便溏薄，皆为阳虚之征。阳虚阴寒内盛，往往导致月经失调，宫寒不孕。所谓"寒冰之地，不生草木；重阴之渊，不长鱼龙"。

### （四） 强调男精壮，亦可固护胎元

《灵枢·决气》云"两神相搏，合而成形"，《女科正宗·广嗣总论》曰"男精壮而女经调，有子之道也"。在男女发育成熟后，两精相合，构成胎孕。夫妇双方要精壮经调，方能成孕。《景岳全书·妇人规》中也有"父气薄弱"导致胎元不固的描述。胎元失健，多由父母先天之精亏气虚。如果夫妇先天精气有一方不足，两精虽相合，但先天禀赋不足，以致胚胎受损或不能成形，或成形易夭，故而发生屡孕屡堕。

## 【诊断与鉴别诊断】

### 一、诊断

#### （一） 病史

流产史，流产的月份、形式和特点等；月经史；感染史；与甲状腺功能、泌乳素、糖代谢、高雄激素血症等内分泌异常有关的病史；个人和家族血栓史；与抗磷脂抗体综合征相关的特异及其他自身免疫性疾病史；生活方式，主要是吸烟、酗酒、过量咖啡因及孕期用药史；家族史，产科并发症史，与胎儿丢失相关的综合征史；过去的诊断和治疗史。

#### （二） 临床表现及体征

连续发生两次或两次以上的自然流产，往往每次流产多发生在同一妊娠月份，流产时可以表现为停经后阴道出血、腰酸和腹痛，部分患者可没

有临床症状。

### （三）检查

**1. 专科检查**

常规全身一般情况检查，有无多毛、肥胖等，甲状腺检查，有无溢乳等；盆腔检查特别是有无生殖道畸形和感染等。

**2. 辅助检查**

输卵管造影、宫腔镜、妇科 B 超检查；夫妇双方染色体筛查；女方血清性激素六项，甲状腺激素及其自身抗体，血糖及胰岛素抵抗检查；抗心磷脂抗体或狼疮抗凝因子，抗 β2 糖蛋白-1 抗体的检测；同型半胱氨酸；factorVLeidenmutation，蛋白 S、蛋白 C 检查；血常规及其凝血因子检查；血小板聚集度检查；双方血型检查；卵巢储备功能检查；男方精液检查。

## 二、鉴别诊断

患者连续自然流产两次或两次以上者即可明确诊断，无须鉴别。若本病患者再次妊娠，如出现阴道出血、腰酸、腹痛、下坠等症，可与胎漏、胎动不安等同时诊断。

# 【治疗】

## 一、西医治疗

复发性流产患者，针对不同病因，选择不同治疗方法，对症治疗。

（1）基因异常的夫妇应在再次妊娠之前进行遗传咨询，检查夫妻双方染色体及血型鉴定，确定是否可妊娠。

（2）生殖器畸形的患者，应在孕前进行生殖道检查，包括有无肿瘤、宫腔粘连，并行子宫输卵管造影及宫腔镜检查，以确定子宫有无畸形、有无宫颈内口松弛等。若发现有子宫纵隔，则孕前进行子宫纵隔手术；如发现黏膜下肌瘤或多发大于 5cm 肌壁间肌瘤，则进行肌瘤剔除术；宫颈内口松弛者则在妊娠前行宫颈内口修补术，或于孕 14 ~ 16 周进行宫颈内口环扎术。

（3）内分泌异常的患者，如被诊断为多囊卵巢综合征，应在孕前控制体重，口服二甲双胍，孕期黄体支持；若黄体功能不全者，可于基础体温升高后，口服黄体酮或者地屈孕酮补充黄体功能，妊娠后可以隔天加用人绒毛膜促性腺激素2000u肌内注射，刺激黄体功能、保胎；高泌乳素血症的治法为每晚睡前口服溴隐亭，初始剂量1.25mg，可逐步加量至2.5mg；甲状腺功能异常者，则当维持正常的甲状腺功能，甲减者应服用甲状腺片。

（4）免疫功能异常的患者，如抗磷脂抗体综合征的治疗，可以口服阿司匹林和/或联合小剂量强的松及联合小剂量肝素治疗均有一定效果。

（5）遗传性血栓倾向患者的治疗，若factorVLeiden基因突变、蛋白S或蛋白C缺乏者，妊娠期间可考虑肝素抗凝治疗；对于亚甲基四氢叶酸还原酶基因表达异常的高半胱氨酸血症者，应补充叶酸、$VB_6$、$VB_{12}$。

（6）保持良好的生活习惯，夫妻双方做好备孕工作，摄入营养均衡，戒烟限酒，限咖啡因的摄入，避免熬夜，脱离有机溶剂和有毒环境等；孕后母体保持良好情绪，可给予心理疗法以稳定情绪。

（7）不明原因复发性流产患者的治疗，排除以上各种原因，同时符合复发性流产诊断的患者，发病原因不明，其治疗方法主要包括主动免疫和被动免疫治疗。

## 二、中医辨证要点

本病主要以滑胎伴随全身症状作为辨证要点，依据检查结果，排除女方非药物所能起效的因素及男方因素，针对不同病因辨证论治。治疗本病当以预防为主，防治结合。孕前应补肾健脾、益气养血、清热凉血、活血化瘀、调理冲任，而孕后当积极保胎，并治疗时间应当超过既往小产、堕胎的时间两周以上，千万不可等到发生先兆流产再进行诊疗。应当对滑胎患者言明"预培其损"的重要性及孕后坚持保胎治疗的必要性。

若屡孕屡堕，平素腰膝酸软、头晕耳鸣，或周身畏冷、大便溏稀、舌淡苔薄、脉沉迟，或五心烦热、潮热汗出、大便干结、舌红苔少、脉弦细，或夜尿频多、面色晦暗、舌淡苔薄白、脉沉细弱，应当温补肾阳，或填精益肾，或补肾益气，固冲安胎；如屡孕屡堕，气短懒言，纳呆腹胀，大便溏薄，面色萎黄，舌体胖大，淡红苔白，边有齿痕，脉细弱，应宜健脾益气，固冲安胎；患者屡孕屡堕，伴神疲乏力，面色㿠白，心悸气短，舌质淡红苔薄白，脉细弱，当养血益气、固冲安胎；如屡孕屡堕，患者孕后面赤唇红，口干舌燥，大便秘结，舌红苔黄，脉弦滑数，应清热凉血、滋肾安胎；若素有癥瘕积聚，屡孕屡堕，肌肤甲错，舌质紫暗、有瘀斑瘀点，脉弦滑涩，宜祛瘀消癥、固冲安胎。

## 三、中医辨证论治

### （一）肾虚证

#### 1. 肾阳虚证

主症：堕胎或小产连续发生 3 次或 3 次以上。

次症：平素腰膝酸软，头晕耳鸣，肢冷畏寒、大便溏稀、小便清长、夜尿频多。

舌脉：舌淡苔薄，脉沉迟或弱。

治法：温补肾阳，固冲安胎。

方药：肾气丸加减（《金匮要略》）。处方：熟地黄、生山药、山茱萸、桂枝、菟丝子、盐杜仲、炒白术、茯苓、牡丹皮、黑附子。

若腰酸明显，夜尿频数，加覆盆子、益智仁以益肾固涩缩泉；若腰酸肢冷，大便溏稀明显，可加用补骨脂、鹿角霜以奏温补肾阳之功。

#### 2. 肾阴虚证

主症：屡孕屡堕。

次症：腰膝酸软，甚则足跟痛，头晕耳鸣，五心烦热，潮热汗出，入睡困难，大便干结。

舌脉：舌红苔少，脉弦细。

治法：滋益肾阴，固冲安胎。

方药：育阴汤加减（《百灵妇科》）。处方：熟地黄、白芍、续断、山茱萸、盐杜仲、龟甲、生牡蛎、阿胶、桑寄生、生山药。

如手足心热，潮热汗出甚者，则可加用牡丹皮以凉血清热；若睡眠不宁，盗汗可选用酸枣仁、生地黄、百合以养心安神；患者大便秘结明显，选加肉苁蓉、桑椹滋肾增液润肠。

#### 3. 肾气不足证

主症：屡孕屡堕。

次症：腰膝酸软，头晕耳鸣，夜尿频多，面色晦暗。

舌脉：舌淡苔薄白，脉沉细弱滑。

治法：补益肾气，固冲安胎。

方药：补肾固冲丸加减（《中医学新编》）。处方：菟丝子、续断、巴戟天、盐杜仲、鹿角霜、党参、炒白术、大枣、阿胶、枸杞子。

如气短乏力明显，可选生黄芪、炙甘草以健脾益气；若腰酸明显，夜尿频数，加覆盆子、益智仁以补益肾气、固涩缩泉；患者若腹胀纳呆，可加砂仁宽中理气，以防补益太过。

### （二）脾虚证

主症：屡孕屡堕。

次症：气短懒言，神疲肢倦，纳呆腹胀，大便溏薄，面色萎黄。

舌脉：舌体胖大，淡红苔白，边有齿痕，脉细弱。

治法：健脾益气，固冲安胎。

方药：所以载丸加减（《女科要旨》）。处方：炒白术、人参、桑寄生、盐杜仲、茯苓、炙甘草。

若气短乏力，大便溏薄明显，可加用生黄芪、党参、炒山药以加强健脾益气之效；如纳呆腹胀甚者，可选鸡内金、炒三仙、陈皮以消积化食除胀；患者伴腰酸畏冷等症，则选巴戟天、菟丝子以益肾固冲。

### （三）气血亏虚证

主症：堕胎或小产连续发生3次或3次以上。

次症：神疲乏力，头晕目眩，面色㿠白，心悸气短，肌肤不润。

舌脉：舌质淡红苔薄白，脉细弱无力。

治法：益气养血，固冲安胎。

方药：泰山磐石散加减（《景岳全书》）。处方：人参、炒白术、炙甘草、当归、续断、川芎、熟地黄、白芍、砂仁、糯米。

如患者神疲乏力气短甚，伴有大便溏稀，选用生黄芪、党参以增益气之功；头晕目眩，面色㿠白，则加用阿胶以养阴血；若孕后易起口疮，舌苔薄黄，可加用黄芩清热安胎；若伴有腰膝酸软者，可选桑寄生、盐杜仲、菟丝子以补益肾气。

### （四）血热妄行证

主症：屡孕屡堕。

次症：患者孕后阴道出血，色深红，质稠，面赤唇红，口干舌燥，大便秘结，小便黄溺。

舌脉：舌红苔黄，脉弦滑数。

治法：清热滋肾，凉血安胎。

方药：保阴煎加减（《景岳全书》）。处方：生地黄、熟地黄、黄芩、黄柏、白芍、甘草、生山药、女贞子、旱莲草、炒白术。

若阴道出血加重者，可加用地榆炭、杜仲炭以凉血滋肾、止血安胎；

如出血过多以致阴虚亏虚，可加阿胶以养血补血安胎；若见气短乏力，舌胖大苔薄白，脉弦细滑者，可加用党参、生黄芪以健脾益气、安胎止血；如伴腰膝酸软者，宜选用桑寄生、菟丝子以固肾安胎；若兼有口苦咽干，头晕胁胀，心烦易怒，脉弦滑数者，可加柴胡、川楝子以清热疏肝解郁。

### （五）癥瘕血瘀证

主症：屡孕屡堕。

次症：面部暗斑，肌肤甲错，口唇紫暗，平素有癥瘕积聚病史。

舌脉：舌质暗红，舌有瘀斑、或有瘀点，脉弦滑或沉弦涩。

治法：消癥化瘀，益肾安胎。

方药：桂枝茯苓丸加减（《金匮要略》）。处方：桂枝、茯苓、白芍、牡丹皮、桃仁、菟丝子、续断、杜仲炭。

若孕后阴道出血，则加山茱萸、地榆炭以补肾固冲止血；若气短乏力，小腹下坠，加生黄芪、升麻以益气安胎；若面色萎黄、心悸目眩，可选用阿胶、熟地黄以养血补血安胎；若伴腰膝酸软明显者，可加用桑寄生、盐杜仲以补肾固冲安胎。

## 四、郭氏治疗特色

### （一）以治未病为治疗原则

复发性流产其临床特点是每次流产多发生在同一妊娠月份，以连续性、自然性和应期而下为特点。屡孕屡堕，难成正产。受孕之后再来治疗，很难取得良效。正如《素问·四气调神大论》所云："夫病已成而后药之，乱已成而后治之，譬犹渴而穿井，斗而铸锥，不亦晚呼？"郭老在《内经》治未病思想指导下，在患者未受孕之前查找流产病因，针对患者的发病原因及体质因素等问题，先行用中药调理，待患者身体状况健康再促其受孕，往往取得良好疗效。

### （二）种子当先调经

《傅青主女科》云"夫经本于肾""经水出诸于肾"，而肾为生殖之本。女子月经调，是受孕基础。郭老非常注重调理月经，不仅调理周期，还注重调色、调量及兼夹症状。郭老的调周法是顺应妇女月经周期演化规律，结合时相节律，以肾-天癸-冲任-胞宫轴为核心，进行周期节律诱导来调整月经周期。其特点是以郭氏中药序贯疗法为基本方，治疗有序而无期。在调经的同时去除病邪，促进康复，增强体质，为备孕做准备。

### （三）男女同调，改善父母体质

《灵枢·决气》云"两神相搏，合而成形"，在男女发育成熟后，两精相合，构成胎孕。夫妇双方要精壮经调，方能成孕，正如《女科正宗》所云"男精壮而女经调，有子之道也"。如果夫妇先天精气有一方不足，均可导致胎元不足。西医学认为胚胎是由男性精子和女性卵子受精后形成，男性精子构成胚胎基因组成分的一半。而复发性流产的反复发生，往往也有一部分是男性因素，因此，郭老在调理女性的同时也很注重调理男性，使男精壮女经调，从根本上减少复发性流产的发生率。

### （四）受孕后及时保胎

复发性流产，屡孕屡堕，以及试管婴儿术不成功。往往数伤于血，而致女性阴血亏虚，试管培育孕卵虽发育良好，而胚胎移植屡屡失败，或胚胎移植成功而孕早期又停育者，多属黄体功能不健，阳气不足所致。妊娠初期胚胎依赖阳气温煦以生，依赖阴血滋润以养，脾肾虚则不能载胎、护胎，精血亏则不能荫胎、养胎。因此，孕后要及时保胎治疗，既要注重滋阴养血，也要注重培护脾肾阳气，辨证用药尽量慎用或者不用有毒、寒凉类的药物，但如果病情需要也不必过于拘泥，强推保胎治疗期要超过以往堕胎、小产之孕周。生活指导同前一节，不再赘述。

【案17】

孟某，女，30岁，婚龄2年。2015年3月18日初诊。

主因"不良孕史两次，备孕半年未孕"就诊。患者平素月经错后，12岁初潮，周期5~6/37~40天，量中，色暗，夹血块，有痛经（经前明显）。LMP2015年2月20日，量中，色暗，有血块。痛经，经前明显。经前乳胀，稍有急躁。腰酸，腰腹发凉，伴便溏，夜尿频。偶有手足畏冷。PMP2015年1月中旬（具体日期不详），行经6天。白带量偏少，平时工作压力大，情绪不稳，纳眠可，常熬夜至12点，大便日行一次、成形，小便调，小腹、腰骶部畏凉。2013年8月查有甲状腺功能减退（现服用优甲乐50μg，日1次）。孕2产0，自然流产两次（均），末次妊娠2014年6月，未避孕半年。2014年7月4日月经期第2天查性激素六项，FSH 5.41 mIU/mL，LH 5.53mIU/mL，$E_2$ 91.95pmol/L，P 0.11nmol/L，PRL 20.55nmol/L，T 23.92nmol/L。一般查体：乳晕周皮长毛（－），溢液（－），溢乳（－），乳腺发育良好，查有乳腺增生，腹中线无毛。面色红润，舌质淡红、苔薄、中有裂痕，脉沉细。西医诊断为复发性流产，中医诊断为滑胎（肾阳虚证）。治以温补肾阳、固冲益气为法。采用郭氏中药序贯疗法治疗，处方如下：①促排卵汤加淫羊藿 12g，肉桂 10g，炙黄芪 20g，川芎 12g，月季花 12g，4 剂，水煎服，日 1 剂，BBT 升高即可停药。②两固汤加巴戟天 10g，炒杜仲 15g，补骨脂 10g，党参 20g，炙黄芪 20g，炒白术 20g，阿胶 10g（烊化），14 剂，水煎服，日 1 剂，月经来潮即可停药。③养血调经汤加肉桂 10g，桃仁 12g，红花 12g，炙黄芪 20g，三棱 12g，小茴香 10g，3 剂，水煎服，日 1 剂，经行第 1~3 天服用。④育胞汤加淫羊藿 12g，紫河车 10g，川芎 10g，炙黄芪 20g，炒白术 20g，阿胶 12g（烊化），川椒 10g，15 剂，水煎服，日 1 剂，阴道分泌透明拉丝白带即可停止。

二诊：2015 年 4 月 8 日。LMP3 月 20 日，行经 6~7 天，量中，色暗，有血块，无经行腹痛，小腹畏凉，经前小腹坠痛、乳房胀痛。平素白带量少，平时工作压力大。舌红苔少，脉弦滑。继以前法治疗，3 月 18 日②方减炒杜仲、紫石英，加天冬 15g，14 剂，水煎服，日 1 剂，月经来潮即可停药。③方改三棱 12g 为 15g，3 剂，水煎服，日 1 剂，经行第 1~3 天服用。④方加玫瑰花 10g，13 剂，水煎服，日 1 剂，阴道分泌物为透明拉丝白带即可停止。①方加川椒 10g，4 剂，水煎服，日 1 剂，BBT 升高即可停药。

四诊：2015 年 5 月 27 日。LMP：4 月 14 日，月经过期未潮，停经 43 天，伴右下腹隐痛，乳头憋胀，无恶心呕吐，无头晕，无阴道出血，纳可，易困，大便一天一行、偏稀，小便调。舌红苔白，脉弦滑。口服优甲乐 50μg，1 次/天，1 年余。5 月 23 日至外院查血，血 HCG 85.75nmol/L，P > 40.00nmol/L。甲状腺功能：$T_3$ 1.32ng/mL，$T_4$ 121.10ug/dL，$FT_3$ 4.16 pg/mL，$FT_4$ 19.03ng/dL，TSH 5.92mIU/L（↑）。遂予黄体酮胶囊 100mg 两次/天，口服。5 月 25 至妇产医院查血 HCG 253.2 nmol/L，P 50.88 nmol/L。甲状腺功能：$FT_4$ 1.29 ng/dL，TSH 3.52 mIU/L（↑），TPO A49.5IU/mL。给予 HCG 注射液 2000u，隔天 1 次，肌内注射。中药予补肾健脾、固冲安胎为法，以寿胎丸加味治疗，处方：菟丝子 20g，川续断 30g，炒山药 15g，桑寄生 30g，炙黄芪 20g，白芍 20g，党参 20g，炙甘草 10g，苎麻根 12g，炒杜仲 12g，枸杞子 15g，山茱萸 12g，炒白术 25g，茯苓 15g。14 剂，水煎服，日 1 剂。另改优甲乐用量为 25μg，1 次/天，口服。

六诊：2015 年 6 月 24 日。孕 $8^{+5}$ 周，6 月 12 日查妇科 B 超示宫内孕囊 2.3cm×3.4cm×1.5cm，胎芽 0.5cm，胎心搏动（+）。服药后纳呆好转，乳房胀痛、增大，乳头触痛。右少腹时隐痛，分泌物一般，大便溏，小便频。舌淡红苔薄白，脉滑。6 月 10 日上方去山茱萸，加炒莲子 15g，12 剂，水煎服，日1剂。

七诊：2015年7月18日。孕12<sup>+1</sup>周，纳食可，乳房发胀。偶有小腹隐痛，矢气多。分泌物一般，大便一天一行，不稀。睡眠可。舌淡红苔薄白，脉细滑。停服中药，嘱定期产检，注意乳房保健，控盐饮食。

**按语：** 患者结婚两年，备孕半年未孕。平素月经规律，有痛经，曾有两次自然流产（45<sup>+</sup>天）史。2013年8月查有甲状腺功能减低（现服用优甲乐50μg，日1次）。结合患者病史及性激素、B超检查等，西医诊断为复发性流产，中医诊断为滑胎（肾阳虚证）。根据患者经色暗，有血块、痛经、经前乳胀、急躁，腰酸，腰腹发凉，伴便溏，夜尿频，偶有手足畏冷，属肾阳虚证，宜温补肾阳、固冲益气。在受孕前予郭氏中药序贯疗法加减治疗，调理患者体质，温补肾阳，增加受孕成胎的成功率。经过3个疗程的治疗，改善患者肾阳虚症状，成功受孕，进行常规保胎治疗。随着孕期天数增加，患者再次出现纳呆，乳房胀大，晨便溏、一天两行，周身畏冷等脾肾阳虚症状，偶有右少腹痛，30秒即消，矢气多，分泌物不多。郭老给予健脾补肾保胎治疗，至患者孕12<sup>+1</sup>周，胚胎平稳，一般情况良好，给予停药。

（柴丽宏、任蕊蕊、邸彗芳）

# 第四章

# 男 性 不 育

## 第一节　无 精 子 症

无精子症指射出的精液中没有精子存在。确诊必须要经过两次以上的精液分析，并将精液经离心沉淀后，显微镜下仍未发现精子。无精子症是引起不育症的较严重病因，可以分为三类，即睾丸前性、睾丸性和睾丸后性。

睾丸前性，指睾丸本身功能正常，但是由于身体整体的原因引起睾丸不发育或不生精。具体原因有以下几类：特发性低促性腺激素型性腺功能低下症，这是一种先天性疾病，下丘脑完全或部分缺乏促性腺激素释放激素（LHR）的功能。人体的下丘脑－垂体－睾丸性腺轴，一旦最高的环节出现故障，必然连锁影响到下面环节，垂体不能释放促性腺激素，睾丸就不能发育，不能分泌雄激素，因而就不能产生精子。还有一些垂体损伤、肿瘤的病人也属于此类。内分泌紊乱，如肾上腺皮质功能亢进，甲状腺功能减退，雄激素或雌激素过多或雄激素、雌激素的代谢异常；严重的全身性疾病或营养不良；其他如精索静脉曲张、辐射损伤、药物影响（如细胞毒性抗肿瘤药物等）。

睾丸性，指睾丸本身因各种原因导致其丧失产生精子的能力，常见的原因有遗传学异常，最常见的有克氏综合征；支持细胞仅有综合征，这种病人睾丸中只有支持细胞，而没有生精细胞；两性畸形；先天性异常，如睾丸生殖细胞发育不全，双侧隐睾或先天性无睾；其他如精索静脉曲张造成的睾丸萎缩、变软、生精障碍；感染，如腮腺炎性睾丸炎；产棉区长期食用生棉籽油导致无精子等。

睾丸后性，指由于输精道阻塞或不通，使睾丸生成的精子不能排出，常见的原因有先天性畸形，由于附睾头的位置异常及附睾体、尾明显萎缩，附睾管完全闭锁，或附睾头正常而附睾中部及尾极不成熟、发育不全或完全缺乏，同时有泌尿生殖道的其他畸形，如双侧输精管合并精囊缺如等；感染造成附睾远端及输精管内的阻塞，如结核使附睾受到破坏、附睾结核、双侧附睾炎、射精管梗阻等；附睾囊肿压迫附睾管引起阻塞；幼年时做隐睾或疝修补术后因瘢痕形成引起阻塞；做阴囊内手术时误将输精管切断或结扎，睾丸虽然生产出大量精子，却不能排出体外，因此精液中无精子。

无精子症意味着男性生殖能力缺乏。据统计，其发病率为男性不育症的 6% ~ 10%。对患者来说，是一个十分严重的打击，故确立诊断时，必须严格慎重。诊断的同时，要细致地为患者查找出无精子症的发生原因。临床遇到这类患者，应对其进行无精子症的原因逐个鉴别，才能做到准确诊断，因病施治。特别要指出的是，绝不是所有无精子症都没有治愈希望，有些在消除发病原因后，是可以恢复生育能力的。

中医学对无精子症的原因多责之于虚，或由于先天不足，禀赋薄弱，肾阴亏损，命门火微；或由于后天失调，虚损太过，脾失健运，精血无源。临床亦有实证者，或其人湿热素盛，瘀阻睾丸，闭塞精道；或其人先患痄腮，少阳之疫毒下流厥阴，而成子痈；子痈虽愈，煎灼精室，余毒留恋，血脉瘀滞，精虫难生。

## 【发病机制与病因病机】

### 一、西医病因与发病机制认识

#### （一）睾丸生精障碍

睾丸是产生精子的唯一器官。睾丸生精障碍可出现于下列 3 种情况：一是睾丸组织内无任何生精细胞，又叫唯支持细胞综合征；二是虽有生殖细胞，但多为幼稚型，不向精子方向发育，此为生精阻滞；三是虽可产生少量精子，但无排放精子的能力，这叫支持细胞障碍型。

#### （二）感染因素

多因患流行性腮腺炎所致，其他感染也会引起此症。由于睾丸受到感染产生炎症而无法制造精子可致无精子症。

### （三）先天因素

部分人先天无生精能力，这种异常是在研究染色体和遗传基因中发现，或通过活检而得知的。也可经多次精液检查发现。目前的研究资料显示，约6%的男性不育患者有不同程度上的染色体异常，其中无精子症的患者染色体异常率甚至可高达10%～15%。而极度少精子症的患者染色体异常率则为4%～5%，相对于正常精子数目的不育男性只有1%有染色体异常，有非常大的差异。可见染色体在精子生成过程中扮演相当重要的角色。主要表现为Y染色体长臂上的微小缺失，这些缺失又被称为无精子因子。许多基因与其有关，其中DYS1基因为重要的候选成分，并已发现部分无精子症或严重少精子症的患者基因组DNA中有DYS1的丢失。由于DYS1片段较小，其丢失在常规的染色体核型分析中不易发现，往往难以诊断。

### （四）输精管道梗阻或缺如

睾丸虽有生精能力，但运输精子的管道不通了，诸如双侧附睾结核、输精管炎性堵塞及射精管、前列腺和尿道疾患等造成的精液不能排出，致临床检查精液中没有精子。此外，人们发现1%～2%的不育男子患有双侧输精管缺如。

### （五）射精功能障碍

如不射精症和逆行射精即属于此，这时做精液检查，也可查不到精子。

### （六）高龄造成睾丸制造精子能力下降

因人而异，部分人群70多岁仍有生育能力。

### （七）其他因素

如营养障碍、工业危害、放射线接触、发热性疾病、变态反应及嗜烟酒等不良习惯。

## 二、中医病机认识

### （一）肾精亏极

先天禀赋不足，肾精匮乏，或房事不节，手淫频繁，耗伤肾精，以致精室空虚，故无精子。

### （二）气血两亏

大病久病，耗伤元气，气精不足，或致脾失健运，水谷不能化生为精微，肾精欠于充养以致无精子。

### （三）湿热扰动

嗜食烟酒厚味，损伤脾胃，脾失健运，内生湿热，或因房事不洁，外感湿热邪毒，湿性重浊，下移精室，精室不安，难以生精。

### （四）瘀血阻络

禀赋乖异，精道不通，或久病入络，或跌仆外伤，或同房用力不当，导致瘀血内生，阻滞精道，而致无精子。

## 【诊断与鉴别诊断】

### 一、诊断标准

连续 3 次以上精液检查发现无精子，可考虑为本病。在诊断无精子症前，必须明确两点：一是送检的必须确是精液，真正的精液是由精子、前列腺液、精囊腺液和部分尿道球腺液组成。一般情况下，一次射出的精液总量在 1.5mL 以上，外观呈乳白或灰白色，pH 值在 7.0 以上，开始呈胶冻状，并有液化能力。有些患者送检的不是精液而是尿液，尿液中当然不会有精子。故进行镜检时，首先要认真辨认送检物的外观、性状，以免出错。二是采集精液时间必须符合禁欲 48 小时到 7 天的规定。少部分患者因房事过频，或刚进行过性交就来做这项检查，这时出现的无精子或少精子现象，属正常生理范畴，不能作为诊断本症的依据。

### 二、鉴别诊断

#### （一）进行病史采集和体格检查

特别注意男性第二性征和生殖器官的发育，由此可判断有无内分泌功能障碍。测量睾丸体积，一般中国正常成年人两侧睾丸纵径为 4～5cm，横径约为 2～3cm，前后径约 1.7cm，重约 10～15g。检查附睾时发现增厚、结节及变硬，则意味着梗阻；附睾增大膨胀时，表示其远端有梗阻。仔细检查输精管，正常输精管位于精索的内侧，粗细有如火柴棍，质地坚韧而均匀，增粗、结节均表示有梗阻；输精管过细乃至缺如也不少见，检查时容易被忽略。精索静脉检查，有严重的精索静脉曲张，可产生严重少精症或无精子症。

#### （二）内分泌检查

对无精子症病人进行内分泌检查主要是观察血清中 FSH、LH、T 和 PRL

的情况。血清中的激素水平结合精液生精细胞的检查能衡量睾丸的损伤程度，分析无精子症、少精子症的原因，而局部激素的变化可能是真正影响睾丸生精功能的因素。

血清抑制素 B（INH-B）检查也具有重要意义。INH-B 在男性是由睾丸产生的糖蛋白激素，与垂体 – 性腺轴的反馈相关。血清 INH-B 被认为是男性精子和生精的标志物，其水平反映了生精上皮的功能，与睾丸体积、精子密度成正比。作为睾丸分泌的产物，在精浆中也可检出 INH-B。

### （三）睾丸活检

又称为睾丸活组织病理检查，可直接检查睾丸曲细精管的生精功能及间质细胞的发育情况，局部激素的合成与代谢可通过免疫组化染色法进行检查。在睾丸上取下一小块睾丸组织，经波音溶液固定后切片，在显微镜下可以观察到曲细精管的结构和形态。睾丸生精功能可以诊为严重和不可逆性生精障碍、轻度和中度生精障碍、生精功能较好、生精功能正常或基本正常。

此项检查为一项有创伤性的检查，所以要严格掌握适应证。凡不需要睾丸活检就可以做出明确诊断的疾病，不必再做睾丸活检来证实。如克氏综合征、睾丸生精细胞丧失，检查染色体即可确定诊断。又如无精子症，双侧睾丸小而软，血中 FSH 明显升高，提示患者患有原发性睾丸萎缩，也不必做睾丸活检。无精子症，触摸不到输精管，化验检查精浆果糖测定阴性，提示输精管、精囊腺先天缺如，也不必做睾丸活检。

睾丸活检的适应证有以下几个方面：①经其他各项检查未能判定生精功能者；②青春发育期或发育后期，施行隐睾固定术时，必须做睾丸活检以评价生精功能，并排除恶变；③精索静脉曲张准备手术，睾丸活检可判断预后；④输精管结扎术后，欲再做吻合复通术时，睾丸活检可估计睾丸的生精功能；⑤无精子症精液量过少；⑥无精子症睾丸大小正常；⑦严重的少精子症；⑧阻塞性无精子症。

### （四）果糖测定

果糖测定可以用来鉴别是否存在精囊发育不良或缺如，或射精管堵塞。但是果糖测定结果的价值是有限的。果糖是由精囊腺分泌的，只有在精囊腺颈部或射精管梗阻时才会缺乏；如果梗阻发生在附睾或精囊腺颈部之前，精液中果糖含量则正常；而且用普通比色法测定果糖误差太大，而酶化学法又较复杂。

### （五）输精管造影检查

该检查是将造影剂通过切开法或经皮穿刺法注入输精管，使其显示输精管、精囊及射精管等组织结构，以了解输精管是否通畅，精囊腺有无病理变化等，明确引起男性不育的病因。

经皮穿刺输精管精路造影术步骤：

（1）平卧，消毒，局麻。麻醉以高位精索封闭＋穿刺处局部浸润麻醉为好。

（2）输精管穿刺。用特制的输精管皮外固定钳进行输精管固定，8号针头刺破输精管前壁，更换6号钝针头沿穿刺孔插入输精管腔。

（3）鉴别针头是否进入管腔。输精管盲腔加压注气试验、精囊灌注试验。术者感觉滑动、均匀、摆动。

（4）造影。50%泛影葡胺，2.5mL，注射速度1分钟/侧。以耻骨联合上缘为中心，焦距90cm、垂直先拍平片，继拍造影片，先一侧后双侧。

（5）术后处理。压迫止血，输精管复位，制动，抗炎。

输精管造影检查的主要适应证：①睾丸活检证实精子发生正常的无精子症，以明确阻塞的部位及性质；②了解精囊有无先天性畸形、囊肿、肿瘤或慢性炎症等情况。

### （六）X线及CT检查

为确定输精管道的梗阻部位，可采用输精管、附睾造影，输精管、精囊造影或尿道造影等；前列腺造影可发现前列腺增大的程度及前列腺癌；睾丸及附睾结核可通过X线检查确定病变范围；阴茎的X线检查主要针对阴茎硬结症、阴茎异常勃起。高泌乳素血症者，可拍摄蝶鞍X线断层正侧位片以确定有无垂体腺瘤，也可通过CT或MRI检查确诊。男性生殖系CT检查可确诊前列腺增生肥大、前列腺癌、睾丸发育不良、睾丸肿瘤等。

### （七）超声检查

主要用于鞘膜积液、附睾血肿、精索静脉曲张、附睾囊肿、附睾炎症、睾丸肿瘤、睾丸扭转等。多普勒超声有助于确诊精索静脉曲张，前列腺疾病也可用超声波方法进行检查。

### （八）热像图

适用于男性生殖系统肿瘤、男性生殖系炎症。放射性同位素检查可发现一些隐匿性疾患，如精索静脉曲张、睾丸扭转、睾丸肿瘤。

### （九）染色体核型分析

用于睾丸发育不良、外生殖器官畸形及原因不明的无精子症。对生精障碍的诊断有重要价值，发现特殊的易位及缺失，判断是新发生的还是遗传而来，可为医生提供染色体异常与生精障碍关系的重要线索。但不是有染色体异常即无生育能力，有的有生育能力者亦有轻微的染色体异常。

## 【治疗】

### 一、西医治疗

总的来说，无精子症的治疗较困难；但不是所有的无精子症都无治愈的希望。通过大量的临床总结，发现少部分无精子症还是有恢复的可能，如精索静脉曲张所致且 FSH 正常者；睾丸发育不良，但睾丸质地尚可，有弹性、韧性，睾丸体积在 4mL 以上且 FSH 正常者；早期的炎性堵塞者。其余情况，多需要西医人工辅助生育技术治疗。

（1）对于睾丸前性即下丘脑和（或）垂体功能障碍引起的促性腺功能低下，可以用激素替代疗法。无精子症患者同时又见睾丸体积明显缩小，往往这些患者同时还存在男性乳房发育，性欲、性功能减退，男件第二性征不发育等。睾丸病理改变已呈不可逆性，治疗已不能逆转睾丸的少精功能，但可采用雄激素制剂替代治疗改善性欲，刺激男性第二性征发育。对 FSH、LH 正常或偏低，而同时有血清睾酮偏低及精子检查异常不育的患者，主要采取促性腺激素治疗。目前有两种办法：一是合并使用人绝经期促性腺激素（HMG）与人绒毛膜促性腺激素（HCG）；二是脉冲注射促性腺激素释放激素（LHRH）。

（2）对于睾丸性无精子症，只有那些 FSH 没有升高的患者才有治疗的希望。如果 FSH 已明显升高，或者睾丸活检证实为严重和不可逆生精障碍者，则应该正视现实，做出以下选择：人工授精、收养孩子或不要孩子。

（3）对于睾丸后性无精子症，附睾局部梗阻和输精管上端梗阻者可实行外科手术解除梗阻，做附睾输精管吻合术，手术是否成功取决于梗阻部位及医生的技术熟练程度。广泛或多发性双侧输精管梗阻，双侧输精管合并精囊缺如，以及输精管下端涉及射精管和精囊颈梗阻，则很难用外科手术修复。

（4）其他治疗：精索静脉曲张、睾丸鞘膜积液可进行手术，高泌乳素血症应用溴隐亭，高 AsAB 采用免疫抑制治疗及辅助生育技术等。

## 二、中医辨证要点

无精子症辨证要宏观辨证与微观辨证相结合。传统的辨证论治方法是以患者临床症状特点及舌脉等特殊查体为主要诊断手段，从宏观角度分析认识疾病，具有局限性和模糊性等不足。而西医学则在很大程度上借助了现代化的高科技检查手段，从微观解剖结构、分子生物组成变化，也就是从微观角度认识和指导疾病的治疗，存在着宏观上把握疾病的不足。无精子症的辨证是不育症临床诊疗工作中极为重要的一环，西医学长于明确病因病理，对其进行微观辨证；传统中医学则对多对其进行宏观辨证。

在无精子症的辨证过程中，可将现代检查手段所得的数据纳入中医传统的宏观辨证的参考因素之中，即宏观辨证不单单参考患者全身症状、体征及舌脉等中医查体资料，还要将解剖、细胞、分子生物层面的病情资料作为辨证的依据，综合以探索疾病的实质，为临床治疗提供更精确的依据。如结合睾丸大小、质地、弹性、韧性，血清 FSH 值，精索静脉是否曲张等。

## 三、中医辨证论治

### （一）肾精亏损证

主症：不育，精液中无精子，睾丸大小正常或小而软，胡须、阴毛稀疏。

次症：头晕目眩，耳鸣腰酸，性欲低下，阳痿早泄。

舌脉：舌淡苔薄，脉沉细。

治法：滋补肝肾，充养精室。

方药：六味地黄丸加减。处方：熟地黄、山药、山茱萸、牡丹皮、茯苓、泽泻。

### （二）气血亏虚证

主症：不育，精液中无精子。

次症：面色无华，神疲乏力，少气懒言，肢体倦怠，纳谷不香，便溏。

舌脉：舌淡有齿痕，苔薄白，脉细无力。

治法：健脾益气，养血生精。

方药：十全大补汤加减。处方：党参、肉桂、川芎、熟地黄、茯苓、白术、炙甘草、炙黄芪、川当归、白芍。

### （三）湿热下注证

主症：不育，精液中无精子，素有泌尿生殖系感染史或有腮腺炎病史。

次症：口干咽苦，尿频尿赤，少腹会阴胀痛，阴囊湿痒，大便干结。

舌脉：舌红苔黄腻，脉滑数。

治法：清热利湿，疏通精道。

方药：龙胆泻肝丸加减。处方：龙胆草、黄芩、栀子、泽泻、木通、车前子、当归、生地黄、柴胡、生甘草。

### （四）瘀血阻络证

主症：不育，精液中无精子，射精疼痛或睾丸、附睾肿痛，精索增粗有结节、质地硬。

次症：少腹会阴刺痛，按之剧痛。

舌脉：舌质暗，有瘀斑点，脉涩。

治法：活血化瘀，疏通精道。

方药：桃红四物汤加味。处方：当归、熟地黄、川芎、白芍、桃仁、红花。

## 四、郭氏治疗特色

郭老多主张病证结合辨治，注重从患者局部临床表现如睾丸发育情况、精索静脉有无曲张等方面综合辨治，具体思路如下：

### （一）睾丸发育不良

症见：无精子、附睾输精管、精囊发育良好，精浆有果糖，睾丸体积4mL以上，睾丸不软而有韧性、弹性，或睾丸活检曲细精管无玻璃样变，血FSH不高亦不低，精液中有生精细胞。舌淡红，苔薄白。治宜补肾益精，兼活血。方用龟鹿补肾丸加减，处方：黄芪，龟胶，鹿角霜，牡蛎，紫河车粉，益智仁，枸杞子，菟丝子，当归，路路通等。

### （二）精索静脉曲张

症见：无精子，精索静脉曲张 $II \sim III^0$，精浆中有生精细胞，血中FSH不高；舌淡红，苔薄白。治宜活血通淋，补气益精。方用益气扶元汤加减，处方：生黄芪、柴胡、升麻、川芎、红花、土茯苓、威灵仙、菟丝子、制首乌、枸杞子。

### （三）近期输精管道炎性阻塞

症见：无精子，以前有精子，或配偶曾怀过孕，近期有泌尿生殖系统感染史（或有过典型感染的症状史，如尿痛、射精痛或不适等），前列腺有压痛，或不平，或射精不适或疼痛，或有血精，输精管、附睾丸有压痛，精浆中有或无果糖，精浆中无生精细胞，有大量白细胞或脓细胞，舌淡边红，苔黄。治宜清热通淋、活血。方用少腹逐瘀汤加减，处方：桃仁、红花、赤芍、柴胡、石苇、通草、虎杖、黄芪、忍冬藤、败酱草、血竭、水蛭等。

**【案18】**

孙某，男，28岁，公司员工，于2008年6月26日就诊。

婚后3年性生活正常，未育，配偶体检无异常。患者既往体健，无明显不适症状，纳眠可，二便调，舌淡胖、边有瘀点，苔薄黄，脉弦。否认腮腺炎、乙肝、结核等传染病史，不吸烟、偶少量饮酒，否认家族遗传病史。体格检查一般状态好，第二性征正常。无双乳房增大，阴毛呈男性型分布，外生殖器发育正常，双侧睾丸无触痛，右附睾尾与输精管连接部有结节感、左附睾（－），无精索静脉曲张，双侧输精管短、僵硬。精液常规检查：精液量2mL，色灰白，质清，PH6.5，液化时间40分钟，精子密度0（百万/mL）、活率0%（A级0%，B级0%，C级0%，D级0%）。患者之后连续两次取精，精液离心沉淀后镜检均未见到精子。前列腺液常规检查、支原体、衣原体、性六项检测、血浆抗精子抗体、TORCH、染色体检查均无异常。患者于外院行睾丸活检示睾丸组织结构正常、曲精小管壁中各种不同阶段的生精细胞排列有序。输精管造影术示射精管未显影，尿道及膀胱中亦无显影剂。诊断为梗阻性无精子症。予少腹逐瘀汤加减治疗。随症加减治疗5个月后，复查精液检查示精子密度12.5（百万/mL）、活率18%（A级3%，B级10%，C级5%，D级82%），后未再随诊。

（张耀圣、王旭昀）

## 第二节　少精症、弱精症

根据《人类精液检查与处理实验手册》第五版的标准，少精症是指精子浓度或精子总数少于1500万/mL，弱精症是指精子活力在2级以下，活动精子数即精子活率不足50%者，均是男性不育症的最主要原因。精子活力、密度与生育能力一般呈正相关，但临床发现亦有精子计数低于正常而受孕者，因此，判断男性的生育能力，不能单纯以精子数的多少或活力高低来决定，精子数低于1500万/mL标准，只能说明睾丸生精功能明显下降，生育机会明显减少，临床上还应根据精液的其他检测值综合分析。

中医文献中没有少精症、弱精症的记载，统属中医的"精少""精清""精薄"等证，属虚劳范畴。

## 【发病机制与病因病机】

### 一、西医病因与发病机制的认识

导致少精症、弱精症的原因包括以下 7 个方面。

#### （一）精索静脉曲张

精索静脉曲张时，使睾丸的局部温度升高，血管活性物质增加，从而影响睾丸生精功能。但精索静脉曲张程度与精子质量不成比例。

#### （二）隐睾症

隐睾症包括睾丸下降不全、睾丸未降或异位睾丸。如果睾丸在下降过程中，受到各种不利因素的影响，不能正常降入阴囊，就形成隐睾。隐睾是影响精液质量重要原因之一。单侧隐睾约 60% 患者不育，因此若精子密度低，又有隐睾存在，必须及早治疗。

#### （三）生殖道感染

附属生殖腺的慢性感染，可以影响精液中的各种化验指标。

#### （四）自身免疫

生殖免疫学研究发现，男性自身免疫可影响生育能力，抗精子抗体可影响精子的产生和运送。

#### （五）内分泌异常

男性正常生精功能依赖于下丘脑－垂体－性腺轴功能的正常，其中任何一环节障碍，都会影响生精功能，其他如甲状腺、肾上腺疾病也会影响生殖腺功能而致少精症。

#### （六）染色体异常

染色体畸变对精子密度、活动率及形态均有严重影响。

#### （七）其他

阴囊温度过高、放射损伤、化学毒品及药物影响均可造成少精症。

### 二、中医病因病机认识

本病以虚证为主，不外于脾肾两脏，涉及精、气、血。实证以湿热、痰瘀扰乱精室，阻滞精道为主。也可见虚实夹杂证，或因虚致实，或因实致虚，当辨明何者为本、何者偏重，以免误治。

（1）先天禀赋不足或后天失养，肾精亏虚，命门火衰而致。

（2）跌仆损伤、手术外伤、血精、子痈等导致瘀血内停，耗伤肾气，冲任不和，精窍被阻而致。

（3）素食肥甘厚味、辛辣之品，损伤脾胃，痰湿内生，蕴湿成热，湿热下注精室精窍，蕴久化热化毒，耗伤肾精而致。

（4）情志不舒，郁怒伤肝，肝气郁结，疏泄无权，可致宗筋痿而不举，或气郁化火，肝火亢盛，灼伤肾水，肝木失养，纵筋拘急，精窍之道被阻而致。

## 三、郭氏理论特色

中医学早在《黄帝内经》时期已经认识到了男性的生殖与肾密切相关，并确立了男子以肾为轴心的生育观，提出男性不育症的病机首责肾精亏虚。汉代张仲景与《黄帝内经》一脉相承，其《金匮要略·血痹虚劳病脉证治篇》言"男子脉浮弱而涩，为无子，精气清冷"。郭老也认为，男子肾阳亏虚不能温煦精宫致使精气清冷是不育症的病机。

脾为后天之本，主运化水谷精微，为气血生化之源。脾胃功能对肾精的盛衰与否起着直接和间接双重作用，精血互生、脾气散精，而肾"受五脏六腑之精而藏之"，只有当五脏精气旺盛，才能将精气泄藏于肾，以养肾精。正如叶天士所言："然必纳谷资生，脾胃后天得振，始望精气生于谷食。"（《临证指南医案·遗精》）脾气虚弱，运化不及，水谷精微化生无源，则肾精虚弱，封藏失职。"脾虚及肾"是男性不育症常见病机。

## 【诊断与鉴别诊断】

### 一、诊断标准

### （一）病史

明确患者是否曾食用棉籽油，是否有腮腺炎所致睾丸炎病史，是否有睾丸炎、附睾炎病史，是否有放射线接触史，是否为高温作业工作等。

### （二）实验室检查

精液检查精子浓度每毫升少于1500万，或精子活力低于50%。

## （三）临床表现

可有原发病变的症状和体征，或中医证候的相关表现。

## 二、鉴别诊断

### （一）与无精子症鉴别

无精子症是指连续 3 次以上化验检查精液中均无精子的病症，是引起不育症的较严重病因。

### （二）与无精症鉴别

无精症是指无精液排出，见于不射精症和逆行射精等。

### （三）与死精子症鉴别

死精子症是指精液中未发现活动的精子。

# 【治疗】

## 一、西医治疗

药物因素引起睾丸损害，停药后部分患者睾丸功能可以恢复，较为可靠的方法是在用药前将精子储存于精子库以备使用。大剂量雄激素的摄入可通过抑制垂体促性腺激素的分泌，从而影响曲细精管的精子发生，直至无精子。当治疗停止后，原来被抑制而储存的促性腺激素释放，使精子的发生恢复到治疗前甚至更高，精液中精子数及精子活力明显增加，可超过治疗前的水平。不良反应主要有前列腺增生、持续勃起、乳房增生、肝功能损害等。常用的药物主要有氯米芬（克罗米芬）及他莫西芬等。

### （一）促性腺激素制剂

促性腺激素是一种直接刺激睾丸的治疗方法，隔 1~2 周肌内注射 1 次。

### （二）阴囊降温治疗

睾丸处于高温环境一定时间后，可使精子数减少，阴部制冷可改善精子发生。

### （三）溴隐亭

雄激素治疗高催乳素血症，只要血清催乳素水平仍保持增高，患者性欲和性功能障碍就难得到改善。高催乳素血症男性不育可用溴隐亭治疗。

## 二、中医辨证要点

### （一）辨虚实

精子减少症以虚证多见，肾精亏虚、肾阳虚衰、气血不足均属虚证；实证可见于湿热下注、经脉瘀阻；亦有虚实夹杂，或因虚致实，或因实致虚者。临证时必须辨别清楚，以免误诊误治。

### （二）辨先天后天

肾精不足有因先天不足，也有后天失养，或先天、后天因素均有者。气血不足、湿热下注、瘀血阻滞者则为后天因素所致。

### （三）辨病位

该病病位主要在肾，但也涉及心、肝、脾等脏。如气血亏虚，多责之于心、脾和肾；湿热下注者，多涉及脾、胃、肝、胆和肾。

## 三、中医辨证论治

### （一）肾精不足证

主症：不育，精液点滴量少，或有精子活力低下。

次症：头晕耳鸣，健忘发落，腰膝酸软，眼眶黧黑，手足心热。舌脉：舌质红、苔少，脉沉细弱。

治法：补肾填精。

方药：五子衍宗丸加减。处方：五味子、菟丝子、覆盆子、枸杞子、车前子等。

若偏于肾阴虚，伴精液不液化、死精子多者，可加牡丹皮、地骨皮、生地黄、白芍、玄参滋阴清热凉血。

### （二）脾肾阳虚证

主症：不育，精子稀少，精液清冷活力低。

次症：腰膝酸软，畏寒怕冷，面色不华，自汗便溏，小便清长、夜尿频多，阳痿早泄。

舌脉：舌淡胖，脉沉细无力。

治法：温脾补火，温肾生精。

方药：右归丸合保元汤加减。处方：附子、肉桂、人参、黄芪、熟地黄、山药、山茱萸、牡丹皮等。

若兼脾阳不足，运化失司者，可加干姜、白术以温运脾阳。

### （三）气血两亏证

主症：精子数目稀少，精液稀薄而少，活力低，不育。

次症：神疲乏力，面色无华，头晕耳鸣，食少便溏。

舌脉：舌淡苔薄，脉细无力。

治法：健脾益气，养血充精。

方药：人参养荣汤加减。处方：人参、白术、黄芪、茯苓、熟地黄、当归、肉桂、巴戟天等。

### （四）湿热下注证

主症：不育，精液少而黏稠，精子少或活力低。

次症：周身困倦，口苦咽干，胸胁痞闷，少腹不适，阴囊湿痒。

舌脉：舌红、苔黄腻，脉滑数。

治法：泻肝清热，利湿通精。

方药：龙胆泻肝汤加减。处方：龙胆草、黄柏、栀子、车前子、泽泻、金银花、连翘、熟地黄、山茱萸、牡丹皮等。

### （五）气滞血瘀证

主症：不育，精液少，精子量少，排精时疼痛，或跌仆外伤、手术史。

次症：少腹会阴刺痛，或阴囊青筋暴露，或有附睾肿大疼痛。

舌脉：舌暗有瘀斑瘀点，脉弦或涩。

治法：活血理气，化瘀通精。

方药：血府逐瘀汤合逍遥散加减。处方：桃仁、红花、赤芍、川芎、当归、柴胡、薄荷、生甘草等。

## 四、郭氏治疗特色

郭老治疗少精症、弱精症以济生肾气丸为基础方进行加减。方中包含熟地黄，能够发挥滋补肾阴的作用，加肉桂、附子助命门之火以温阳化气，达"阴中求阳"之效；山茱萸、山药补肝益脾，化生精血；牛膝滋阴益肾，少量牡丹皮清肝泄热，车前子利水；加用黄芪、当归补气血；诸药配伍起到补肾助阳、益气活血等功效，促进其脾肾功能恢复。重度少弱精子症患者，郭老往往加仙茅、淫羊藿、生黄芪、紫河车、熟地黄、黄精、女贞子、当归、丹参、阿胶、鹿茸粉，以增强补肾填精之功效。伴有精子数量少者，加鸡血藤、黄精、女贞子、玄参、麦冬以补肾阴填精血。

**【案 19】**

罗某，男，36 岁，2015 年 9 月 30 日到东直门医院就诊。

主诉未避孕 3 年未育。患者平素性生活少，时间短，性欲淡漠，阳举不坚，腰酸，射精乏力，晨勃欠佳，无夜尿，偶小便余沥。纳可，多梦，舌质淡苔白腻，脉细缓。精液常规检查：不完全液化，A 级 7%，B 级 10%，浓度 $2.55 \times 10^6/L$。中医诊断为少弱精子症，脾肾阳虚型。治宜健脾补肾填精。处方：熟地 15g，山茱萸 15g，枸杞子 15g，当归 15g，紫河车 10g，菟丝子 15g，锁阳 10g，红芪 20g，淫羊藿 12g，覆盆子 10g，黄精 15g，丹参 20g，党参 20g，炒白术 25g，川牛膝 15g，巴戟天 10g，补骨脂 15g。28 剂，水煎服。

复诊（2015 年 11 月 4 日）：性生活 1 次/周，性欲淡漠，阳举不坚，射精乏力，晨勃略好转，无夜尿，多梦，纳食可，大便黏。精液常规检查：不液化，精液量 4.0mL，A 级 34.7%，B 级 17.39%，A+B52.17%，精子浓度 $17.4 \times 10^6/L$，WBC 0~1/HP。舌淡苔薄，脉沉细。初诊方加知母 10g、黄柏 10g。28 剂，水煎服。

三诊（2015 年 12 月 1 日）：性生活 1 次/周，同房质量可，晨勃好转，无夜尿，多梦，纳食可，大便黏。精液常规检查：完全液化，精液量 4.0mL，A 级 36.3%，B 级 21.26%，A+B 57.56%，精子浓度 $23.4 \times 10^6/L$，WBC 0~1/HP。舌淡苔薄，脉沉细。现患者精液常规正常，嘱患者继续服用上方 28 天以巩固疗效。

**按语：**近年来，由于不良行为、环境污染及生活节奏的加快等造成男性精子质量和数量降低、男子生殖功能下降，男性不育症的发病率呈全球性增高趋势。历代医家多运用五子衍宗丸、右归丸、左归丸等治疗少弱精子症，而郭老运用济生肾气丸为基础方进行辨证治疗。济生肾气丸出自《张氏医通》卷十六。具有温肾化气、利水消肿之功效。主治肾阳不足、水湿内停所致的肾虚水肿、腰膝疲重、小便不利、痰饮咳喘。重度弱精子症患者，郭老往往加仙茅、淫羊藿、生黄芪、紫河车、熟地黄、黄精、女贞子、当归、丹参、阿胶、鹿茸粉，以增强补肾填精之功效。伴有精子数量少者，加鸡血藤、黄精、女贞子、玄参、麦冬以补肾阴填精血；伴失眠者加炒枣仁，夜交藤；伴白发者加黑芝麻。

（张耀圣、商建伟）

## 第三节 畸形精子症

畸形精子症（Teratospermia）是正常男性在检查精液分析时发现精子的头、体、尾部出现异常形态，如头部畸形表现有巨大头、无空形、双头等；体部畸形表现有体部粗大、折裂、不完整等形态；尾部畸形表现有卷尾、双尾、缺尾等。按 WHO 最新标准，正常形态精子低于 4% 者，即可诊断为畸形精子症。往往是在已婚青壮年男性当有生育需求时就医过程中检查发现，畸形精子症是目前男性不育症中较为常见的原因，已引起广泛重视。因本症需要实验室检查精液时才能确诊，中医学本无此病名，现代中医多根据其临床症状将其归属于"精气清冷""精清""精冷""少精"等中医疾病范畴。结合中医理论和临床实践，现代中医医家多认为畸形精子症的基本病机为肾虚，兼有湿热、血瘀等，治疗以补肾为大法，辅以清热利湿、活血化瘀等方法。

## 【发病机制与病因病机】

### 一、西医病理及发病机制的认识

睾丸生精功能异常是引起畸形精子症的主要原因；某些药物如呋喃类可以使精子畸形率升高；精索静脉曲张、隐睾可以导致畸形精子增加，典型的是双头精子；另外，一些急性疾病及物理、精神性应激反应、过敏性反应，内分泌、血管、神经系统疾病等都可能引起异常精子的发生；还有酒精、烟草、高温、辐射、化学药物、生殖道感染，等等，也是引起精子畸形的重要原因。

### 二、中医病因病机认识

中医学认为"肾者主水""肾主藏精""肾主生殖"，畸形精子症与肾关系密切；又"肝主宗筋""肝脉环阴器"，故归结到发病，多责之肾、肝两脏，故虚症多为肾阳不足，或肾阴不足；实证多为肝经湿热，瘀阻于下焦，或肝失疏泄，气滞血瘀。

#### （一）肾阳亏虚

素体阳虚，或久病伤肾及房劳过度，造成阳气虚损不能温养肾精，畸形精子增多。

### （二）阴虚火旺

热病、久病伤阴，或纵欲过度，或过服温燥劫阴之品，耗伤肾阴，肾精不足，阴虚火旺，煎熬精液，畸形精子增加。

### （三）湿热下注

饮食不节，过食肥甘厚味、嗜烟酒、辛辣之品，损伤脾胃，不能运化水湿，湿久化热，湿热下注，畸形精子增多。

### （四）气滞血瘀

情志内伤，抑郁不遂，肝失疏泄，致肝气郁结；或暴怒伤肝，气机失调，日久致气血运行不畅，经络瘀阻，精道瘀滞，阻滞精室，畸形精子增多。

### （五）肾精不足

先天不足，后天失养，肾精不充，或因久病劳损、房事不节耗伤肾精所致，而致畸形精子增多。

## 【诊断标准】

如精液分析检查发现异常形态精子增多，超过4%，可诊断为本病。

## 【治疗】

### 一、西医治疗

#### （一）药物治疗

根据辅助检查情况可选用的药物有克罗米芬、氯米芬、十一酸睾酮，或抗生素等，也可使用左旋肉毒碱、辅酶Q10、维生素C、维生素E、血管舒缓素、胰激肽释放酶等改善生精功能。使用时应严格按治疗疗程和适应证使用，密切观察不良反应。

#### （二）去除有关病因

如精索静脉曲张者手术治疗，戒烟酒等。

### 二、中医辨证论治

#### （一）肾精不足证

主症：不育，性功能减退，成人早衰。

次症：脱发齿松，耳鸣耳聋，腰膝酸软，精神呆钝、健忘。

舌脉：舌瘦苔薄白，脉细无力。

治法：滋补肾水，填精益髓。

方药：左归丸加减。常用药物：熟地黄、山药、山茱萸、茯苓、枸杞子、杜仲、菟丝子、牛膝、当归、鹿角胶（烊化冲服）、阿胶（烊化冲服）、肉苁蓉等。

如耳鸣耳聋者去鹿角胶、肉苁蓉，加石菖蒲、益智仁；气虚者加黄芪、白术；夜寐不安者，加酸枣仁、煅龙骨、煅牡蛎。

### （二）肾阳不足证

主症：不育，阳事不举或举而不久。

次症：神疲倦怠，阴部冷凉，形寒肢冷，久病伤肾体弱，面色无华，小便清长，大便稀溏。

舌脉：舌淡胖、苔薄白，脉沉细。

治法：温肾助阳，暖精固本。

方药：右归丸加减。常用药物：熟地黄、山药、山茱萸、枸杞子、杜仲、附子、肉桂。

如肾阳亏虚甚者，加淫羊藿、仙茅等；失精者，加金樱子、芡实；便溏者，加补骨脂。

### （三）肾阴不足证

主症：不育，阳事易举。

次症：失眠多梦，口干口渴，形体消瘦，急躁易怒，五心烦热。

舌脉：舌红少苔，脉细数。

治法：滋阴补肾，益精种子。

方药：知柏地黄丸加龟甲、鳖甲。常用药物：知母、黄柏、龟甲、鳖甲、熟地黄、山药、川芎、当归、白芍、牛膝、女贞子等。

如心烦失眠，易怒者，加生地黄、牡丹皮；口干渴者，加石斛、天冬、麦冬；夜寐不安者，加酸枣仁、五味子。

### （四）湿热下注证

主症：不育。

次症：体质偏胖，喜食辛辣、肥甘之品，阴囊潮湿，瘙痒腥臭，少腹、会阴、睾丸胀痛，小便灼热涩痛，尿色黄，或大便干结，心烦口苦，胁胀腹闷。

舌脉：舌红苔黄腻，脉滑。

治法：清利湿热，通精利尿。

方药：龙胆泻肝汤或柴胡胜湿汤加减。常用药物：龙胆草、柴胡、连翘、茯苓、栀子、泽泻、车前子、当归、生地黄、赤芍。

如阴部潮湿瘙痒者，加苦参、薏苡仁、苍术；睾丸、会阴胀痛者，加橘核、荔枝核；大便干结者，加大黄。

### （五）气滞血瘀证

主症：不育，常服滋补无效。

次症：精神抑郁，会阴胀痛，睾丸刺痛，或少腹抽痛，肌肤粗糙失润，或阳事不举，性欲淡漠。

舌脉：舌质暗，边尖有瘀点或瘀斑，脉沉涩或弦。

治法：行气活血，化瘀通络。

方药：血府逐瘀汤加减。常用药物：当归、生地黄、红花、桃仁、枳壳、赤芍、柴胡、桔梗、川芎、牛膝等。

如瘀久化热，烦躁易怒者，加知母、黄柏；阳事不举、早泄者，加蜈蚣、红花、淫羊藿；少腹疼痛者加延胡索、莪术或失笑散。

（张耀圣、丁劲）

# 第四节　精液过少

精液过少指的是男性在一次正常射精过程中排出体外的精液量少于 1mL。据报道，精液过少占男性不育症患者的 1.8% ~ 14.6%。由于精囊腺先天性发育不全、射精管阻塞、前列腺或精囊腺的感染、雄激素水平低下，或射精功能障碍而引起不完全性逆行射精，亦可能由房事过度或标本遗漏所引起。一般情况下，正常男性每次射精量 2 ~ 6mL，射精量的多少与射精频度有一定关系。

## 【发病机制与病因病机】

### 一、西医病因及发病机制的认识

精液减少的原因主要有：①脑垂体或睾丸间质细胞病变，造成促性腺激素降低或雄激素减少引起精液生成减少；②先天性精囊缺乏或射精管阻塞引起；③生殖道有感染性疾病也可造成附属性腺功能损害，精液生成减少。

## 二、中医病因病机认识

### （一）肾精不足

常因先天禀赋不足，后天脾胃失养，或房劳过度，耗液伐精，以致精液量少而无子。

### （二）气血亏虚

思虑过度，劳伤心脾，或久病、大病未愈，或饮食不节，损伤脾胃，致气血化源不足，精血无以充养，故精液量少。

### （三）湿热下注

过食膏粱厚味、烟酒辛辣之品，内生湿热，或因湿热之邪外袭，留滞下焦，蕴结精室，煎熬精液而致精液量少。

### （四）瘀血阻滞

跌仆损伤，精道瘀阻，或因湿热之邪，久恋化瘀，蕴阻精道，或因忍精不泄，败精阻道，或因情志不畅，气滞血瘀，阻滞精道而致精少。

## 【诊断标准】

正常情况下每次排精量少于 1mL。

## 【治疗】

## 一、西医治疗

前列腺或精囊腺等泌尿生殖道感染者给予抗感染药物，以及局部热水坐浴、定期前列腺按摩和理疗等。内分泌功能低下者可予十一酸睾酮胶丸或丙酸睾酮肌内注射，严重者可采用辅助受孕技术。单纯精液量过少者可通过人工授精，或采用辅助生殖技术做体外或宫腔内人工授精；此外还可采用其他的综合性治疗方法。

## 二、中医辨证要点

参见本章第一节无精子症的辨证要点。

## 三、中医辨证论治

### （一）肾精不足证

主症：不育，精液量少。

次症：神疲乏力，腰膝酸软，头晕耳鸣，四肢不温，性欲淡漠，舌淡苔薄，脉沉细。

治法：补肾填精。

方药：龟鹿二仙膏合五子衍宗丸加减。常用药物：龟甲、鹿角、人参、枸杞子、菟丝子、五味子、覆盆子、车前子等。

### （二）气血两亏证

主症：不育，精液量少。

次症：伴有神疲乏力，形体消瘦，面色无华，头晕目眩，少气懒言，纳呆便溏，舌淡有齿印、苔薄白，脉细无力。

治法：益气养血补肾。

方药：十全大补汤加减。常用药物：当归、黄芪、肉桂、白术、茯苓、甘草、熟地黄、白芍、人参、川芎等。

### （三）湿热伤精证

主症：不育，精液量少而稠或不液化。

次症：射精后有灼热感，小腹、会阴坠胀，周身疲倦，小便白浊或尿后白浊，大便不畅，舌红苔黄腻，脉滑数。

治法：清利湿热。

方药：八正散加减。常用药物：车前子、木通、瞿麦、萹蓄、滑石、甘草、栀子、大黄等

### （四）瘀血阻滞证

主症：不育，排精量少。

次症：少腹会阴刺痛，入夜尤甚，排精刺痛，两胁胀痛，舌紫暗或有瘀斑瘀点，苔薄白，脉弦或涩。

治法：活血化瘀通精。

方药：血府逐瘀汤加减。常用药物：当归、生地黄、桃仁、红花、枳壳、赤芍、柴胡、甘草、桔梗、川芎、牛膝等。

（张耀圣、安艳辉）

# 第五节 脓精症

正常情况下精液中无脓细胞，白细胞计数 $< 1 \times 10^6/mL$。如果精液中发现脓细胞或白细胞 $> 1 \times 10^6/mL$（5 个/高倍视野），并大部分伴不育者，称为脓精症。中医学虽无脓精症的病名，但历代医著中"精浊""淋证"与本病有相似的描述。

## 【发病机制与病因病机】

### 一、西医病因及发病机制的认识

脓精症的主要病因是生殖道细菌感染。但对生殖道细菌感染与男性不育的关系和作用机制等问题尚未完全清楚，特别是一些大规模的随机对照临床试验并不支持生殖道细菌感染与男性不育存在一定的相关性。又有临床研究表明，厌氧菌是男性生殖道的正常菌群，与男性不育无明显的相关性。

其次，衣原体和解脲支原体的感染也与脓精症形成有一定关系。病毒的感染可通过直接的毒不良反应和间接引起局部炎症反应即免疫反应影响睾丸功能，病毒与精子细胞可能通过相同机制逃避免疫监视，青春期前和青春期腮腺炎患者约 20% 并发睾丸炎，而形成脓精症。

### 二、中医病因病机认识

中医学认为，脓精症与膀胱、肾经关系密切，病位在于下焦，多见湿热、肾虚证，尤以湿热证多见。临床分虚实两类，实证常由于饮食不节，过食辛辣膏粱厚味，导致内生湿热，或因外感湿热，病久不愈，湿热之邪循经下注精室，日久化毒，酿脓腐精，而形成脓精症。虚证多由感受热病，伤津耗阴或热毒久驻，耗伤阴精，导致肾阴不足，阴虚火旺，煎熬精液，酿脓化腐。也可由于劳累过度，或久病伤肾，或恣情纵欲，耗气伤精，以致肾阳不振，气化不利，而形成脓精症。

本病初起多因内生湿热或外感湿邪，湿热下注，热毒内蕴，扰动精室，酿脓腐精，多为湿热证候，如湿热久驻、伤津耗阴而致肾阴不足，阴虚火旺，虚火伤精之证；也见病久伤肾，耗气伤精，以致肾阳不振而形成。

## 【诊断标准】

### （一）病史

与脓精症相关病史和体征，如前列腺炎、精囊腺炎、睾丸炎或附睾炎等。此外，应对患者潜在的或可能存在的任何性传播疾病进行评估。

### （二）体格检查

检查患者下腹部、腰骶部、会阴部、阴茎、尿道外口、睾丸、附睾、精索等有无异常，有助于诊断。前列腺炎患者应直肠指检，检查前列腺质地、大小、有无肿胀和压痛，有无软硬不匀，有无结节。

### （三）实验室检查

（1）精液检查　白细胞计数 $>1 \times 10^6/mL$。

（2）前列腺液检查　前列腺炎患者常见白细胞计数 $>10$ 个/HP，卵磷脂小体消失或减少。

（3）尿常规分析及尿沉渣检查　尿路感染和前列腺炎的辅助诊断方法。

（4）细菌学检查　分别收集前列腺按摩前排出的中段尿 10mL、前列腺液和精液，分别做细菌培养、细菌菌落计数和抗生素敏感试验，可以区分前列腺炎、尿道炎和尿路感染。

（5）衣原体和解脲支原体检查。

（6）淋球菌涂片和染色培养。

## 【治疗】

### 一、西医治疗

西医主要运用抗生素、丈夫精液人工授精。根据病原体采用特异性抗感染治疗，结核可选用异烟肼、利福平等药物；淋球菌可选用青霉素、头孢曲松（头孢三嗪）等；衣原体、支原体可选用强力霉素、四环素、红霉素等。

### 二、中医辨证要点

#### （一）辨八钢

临床上首当辨寒热虚实，辨病位。

## （二）辨症状

精室湿热证特征性症状是尿频尿急、尿道灼热；阴虚火旺证特征性症状是潮热盗汗、口燥咽干；肾阳不足证特征性症状是畏寒肢冷、腰膝酸软。

## 三、中医辨证论治

### （一）精室湿热证

主症：不育，精液脓稠腥臭，尿频、尿急、尿痛。

次症：小便黄赤，尿后余沥，肢体困重，阴囊潮湿。

舌脉：舌红苔厚腻，脉滑数或弦数。

治法：清利湿热，解毒排脓。

方药：龙胆泻肝汤加减（《医方集解》）。处方：龙胆草、黄芩、泽泻、栀子、通草、当归、生地黄、柴胡、生甘草、车前子。

湿盛加猪茯苓、薏苡仁等；热盛加知母、赤芍；血尿加小蓟、白茅根、脱力草等。

### （二）阴虚火旺证

主症：不育，精液量少，潮热盗汗，腰膝酸软，五心烦热，口干咽燥。

次症：心烦易怒，头晕耳鸣，失眠多梦。

舌脉：舌红、苔少而干，脉细数。

治法：养阴清热，补肾填精。

方药：知柏地黄丸加减（《医宗金鉴》）。处方：知母、黄柏、熟地黄、山药、山茱萸、茯苓、泽泻、牡丹皮。

伴湿热重可加车前子、龙胆草等，遗精甚者合二至丸。

### （三）肾阳不足证

主症：不育，精液量少，畏寒肢冷，膝酸软。

次症：头晕耳鸣，夜尿频多，性欲减退。

舌脉：舌淡苔白，脉沉迟或沉细无力。

治法：补肾壮阳。

方药：肾气丸加减（《金匮要略》）。处方：干地黄、山药、山茱萸、茯苓、泽泻、牡丹皮、肉桂、附子。

## 四、郭氏治疗特色

郭老指出，中医治疗的是患病的人，应以阴阳五行理论为指导，通过药物、针灸等治疗手段调理人身之脏腑经络气血，辅助促进人体自身的生克制化调节向着"阴阳和"的方向进行，使人体恢复以阳气固密为主导的"阴平阳秘"的生理状态。而这种自我向愈的调节能力正是阳气的重要功能，故在治疗时应注重顾护患者的阳气，男科病中更重顾护阳气尤以肾阳为主。

**【案 20】**

刘某，男，39 岁，2009 年 09 月 18 日首诊。

患者育有一子，欲求二胎，2008 年 6 月妻子胎停育。患者平素偶饮酒，不食辛辣。查体：阴囊潮湿，无下坠，尿频，尿道偶有灼热，性功能正常，射精不快，双侧精索静脉Ⅱ°曲张。否认有家族遗传病史，无手术史，无外伤史及药物过敏史，无腮腺炎史。精液常规检查：不液化。A 级 10%，B 级 5%，白细胞 5 个/高倍视野。舌淡夹瘀、苔薄白，脉细涩。诊断为脓精型不育症，辨为肾阳不足夹瘀证。

处方：生黄芪、土茯苓、猪苓、菟丝子、狗脊、杜仲、柴胡、升麻、枸杞子、车前子、川芎、红花、白花蛇舌草。叮嘱忌食辛辣，忌酒，清淡饮食，规律起居。上方调整两月后复查精液常规正常，以益气扶元方加减调整两月余配偶怀孕。

**按语：**方以黄芪为君，益气升阳排脓；以土茯苓、猪苓、车前子、白花蛇舌草清利下焦湿毒兼以排脓；菟丝子、枸杞子、杜仲、狗脊补阴助阳，以阴阳和；柴胡、升麻、川芎、红花，轻清灵动，升清降浊，改善局部微循环。全方以阴阳和为主要思路，升清阳降浊腻排脓毒为辅。在治疗过程中病证结合，整体调制，提高患者身体功能，改善患者全身状态，助孕助育同时病去身轻。

（张耀圣、闫博）

# 第六节　精液不液化

新鲜离体精液应该在室温下 60 分钟内发生液化，若超过 60 分钟仍不液化或仍含不液化的凝集块，称为精液不液化。由于精液凝固不化、减缓或抑制了精液的正常运动，使精子发生凝集或制动，减缓或抑制精子的正常运动,精子不能通过宫颈与卵子结合而导致不育。本病属中医学"淋浊""精寒""精热"等证范畴。

# 【发病机制与病因病机】

## 一、西医病因及发病机制的认识

### (一) 附属性腺炎症

精囊腺和前列腺是与精子发生凝固和液化关系最密切的两个附属性腺,精囊腺产生凝固因子(SG 蛋白)使精液凝固,而前列腺产生的蛋白分解酶、纤溶蛋白酶可以使精液液化,若前列腺发生炎症,会导致前列腺分泌的蛋白分解酶、纤溶蛋白减少,从而影响精液的液化过程,出现精液不液化。

### (二) 前列腺缺如

部分患者前列腺先天缺如,精液中缺少前列腺液及前列腺分泌的蛋白分解酶、纤溶蛋白酶,导致精液液化发生障碍,出现精液不液化。

### (三) 微量元素缺乏

精液液化需要微量元素的参与,若与精液液化密切相关的镁、锌等元素缺乏,也会导致精液不液化。

### (四) 精索静脉曲张

精索静脉曲张可引起睾丸内分泌功能失调,睾酮分泌减少,导致附属性腺分泌功能降低,也会导致精液不液化。

## 二、中医病机认识

### (一) 肾阴亏损

素体阴虚,或房事过度,肾精过耗,或劳心太甚,或五志化火,耗损精液,或过服温燥助阳之品,而致热盛伤阴,阴虚火旺,精液受灼而黏稠难化。

### (二) 肾阳不足

先天肾阳不足,或大病久病及肾,损耗肾阳,致肾阳不足,气化失司;或后天失养,脾运失健,湿浊不化,或居住潮湿,寒湿、水湿之邪内侵,损伤阳气,精宫虚寒,致阳不化气行水而精液不液化。

### （三）湿热下注

过食辛辣醇酒厚味，湿热内生，湿热下注，或外感湿浊之邪，蕴久化热、熏蒸精室，清浊不分，导致气化失常而精液难化。

### （四）痰瘀阻滞

跌仆损伤，或久病入络，或素有痰湿，排精时强忍不泄，败精离位，浊瘀阻窍，气机阻滞，精液不液化。

## 三、郭氏理论特色

郭老认为，精液不液化多与慢性前列腺炎有关，根据前列腺所处的解剖部位和藏精而泄的生理功能分析，提出前列腺为"男子胞"这一观点。认为其有奇恒之腑的特征，与女子胞相对应，为冲、任、督三脉的共同起源，即所谓的"一源而三歧"。现代研究发现，周围区为前列腺炎的高发区，即为督脉所属。前列腺周围区络属督脉，督脉乃阳脉之海，主要受足之三阳经脉影响，即胃、胆、膀胱经影响，正气内虚、气血失调、邪气侵袭是引起疾病的根本原因，精浊好发于中青年男性性活跃期，由于胆主疏泄、条达气机，偏盛则化火，内济命门，引动相火旺盛，性欲增强，施泄无制，故肾精亏耗；或忍精不泄，瘀阻胞中。胃主受纳、腐熟、通降，湿热辛辣之品过入蕴生湿热，随经脉下注，壅阻男子胞、凝滞气血；膀胱乃州都之官，禀肾阳而主气化寒水，不论邪气外侵，内邪下注，均可导致气化不利。由此可见，胆、胃、膀胱及其经脉失调可以引起前列腺及其功能的失调，出现精浊的症状。

## 【诊断与鉴别诊断】

### 一、诊断标准

精液不液化的诊断比较明确，指的是新鲜离体精液在室温下 60 分钟以上不液化者。这里需要注意的是"室温"，常规在 25℃左右，若在冬季气温较低时检测精液，则需要将精液放置水浴箱中进行观察，否则会影响诊断结果。

### 二、鉴别诊断

射精不全也会伴有精液不液化的表现，是因为精液未完全混合即射精，但射精不完全，精液中前列腺液的成分较少，则会出现精液不液化的情况。二者的区别在于精液量，精液不液化症的精液量正常，而射精不全的精液量常低于正常值，且伴有射精过快的表现。

## 【治疗】

### 一、西医治疗

对同时存在慢性前列腺炎者应用脂溶性较好的抗生素，如喹诺酮类进行病因治疗；对雄激素缺乏或明显低下的患者适当补充睾酮制剂；无明显病因者可口服维生素 C 和复合蛋白锌制剂。

### 二、中医辨证要点

临床发现，本病的就诊患者，多是存在前列腺炎，有些患者无前列腺炎的症状，但是精液检查若是不液化，也需要考虑患者可能有无症状前列腺炎。而中医学认为前列腺炎的病机为肾虚、湿热、血瘀，肾虚为本，湿热为标，瘀滞为变。单纯的湿热、血瘀等病机导致的前列腺炎并不会直接引起不育症，而能够导致不育症，是因为这些病机进一步导致了机体的肾虚而引起不育。肾虚所致的前列腺炎，一方面机体本身就存在肾虚，容易引起肾精不足而引起不育，另外一方面，肾虚所致的前列腺炎患者的前列腺偏软小扁平，前列腺液分泌不充足，容易引起前列腺分泌促进精液液化的蛋白水解酶减少，表现为精液量少、精液不液化等导致的不育。湿热所致的前列腺炎，多见于湿热体质的患者，偏食肥甘滋腻、辛辣炙煿之品，湿热长期壅滞，可损伤脾胃，脾失健运，痰湿内生，郁久化热，湿阻阳气，热伤阴精，从而出现肾虚，影响肾藏精的功能而导致不育。血瘀所致的前列腺炎，临床表现为以前列腺周围区域疼痛为主，缠绵难愈，反复发作，病程较长，中医学认为"久病及肾，久病必虚"，而血瘀型前列腺炎患者在后期往往出现腰酸、乏力等肾虚的表现。因此血瘀型前列腺炎久病及肾，出现肾虚，导致肾藏精失职，引起不育。另外，血瘀所致的前列腺炎患者由于前列腺周围区域血瘀的形成，瘀阻阳气，阳不化水，从而影响精液液化功能，也可引起不育。总之，肾虚、湿热、瘀血是前列腺炎三大主因，其中肾虚是致病之本，而湿热内蕴、瘀血内阻及肾虚的病理变化往往互为因果，使前列腺炎病情缠绵难愈，导致久病及肾，进而影响肾藏精功能，引起不育。

## 三、中医辨证论治

### （一）肾阴亏损，阴虚火旺证

证候：婚久不育，精液黏稠不液化。精子数、精子成活率、精子活动力正常或异常。头晕耳鸣，腰膝酸软，五心烦热，口干盗汗，失眠健忘，性欲不减。

舌脉：舌质红，少苔或无苔，脉细数。

治法：滋阴降火。

方药：知柏地黄汤加减（《医宗金鉴》）。常用药物：熟地黄、山茱萸、干山药、泽泻、茯苓（去皮）、牡丹皮、知母、黄柏等。

### （二）肾阳不足证

证候：精冷不育，精液黏稠而不液化。精子数、精子成活率、精子活动力正常或异常。阳痿早泄，腰膝酸软，畏寒阴冷，夜间多尿，小便清长。

舌脉：舌质淡，苔薄白，脉细弱。

治法：填精益气，温肾散寒。

方药：金匮肾气丸（《金匮要略》）。常用药物：附子、肉桂、山茱萸、生地黄、山药、泽泻、牡丹皮、茯苓等。

### （三）湿热下注证

证候：婚久不育，精液黏稠不液化，精液腥臭黄浊，精子数、精子成活率、精子活动力正常或异常。精液内有脓细胞、白细胞。小便灼热刺痛，频数淋沥，黄赤浑浊，甚则尿血，或小腹拘急，身倦嗜睡。

舌脉：舌质红苔黄腻，脉濡数或滑数。

治法：清热利湿，滋阴降火。

方药：萆薢分清饮（《医学心悟》）。常用药物：川萆薢、盐黄柏、石菖蒲、茯苓、炒白术、莲子心、丹参、盐车前子。

### （四）痰瘀阻滞证

证候：婚久不育，精液量少，黏稠不液化，死精子较多，伴面色黧黑，或皮肤色素沉着，会阴、小腹坠胀痛，或射精时刺痛，肢体困倦，神疲气短，头晕心悸，多数有痰湿，形体肥胖。

舌脉：舌暗红有瘀斑，苔腻，脉弦涩。

治法：化痰祛瘀，通利精道。

方药：血府逐瘀汤（《医林改错》）合苍附导痰汤（《广嗣纪要》）。常用药物：桃仁、红花、当归、生地黄、牛膝、川芎、桔梗、赤芍、枳壳、生甘草、柴胡、苍术、香附、陈皮、南星、清半夏、茯苓、神曲等。

## 四、郭氏治疗特色

前列腺功能异常是导致精液不液化症最主要的原因，而前列腺炎是前列腺功能异常的最常见病因，所以诊治早期，需先明确是否是因前列腺炎引起，是否需要中西医结合治疗，是否需要联合抗生素治疗。若是无菌性慢性前列腺炎导致，郭老认为应结合男子胞的本质及其经络归属，以疏解少阳经、清解阳明经为主，始终以固护男子胞本质功能为基础。慢性期少阳枢机不利宜龙胆泻肝汤；湿浊下注宜萆薢分清饮；后期阴虚发热宜知柏地黄丸；恢复期宜六味地黄丸和补中益气丸。若是无症状者，则从肾虚、血瘀、湿热辨证入手，看三者的偏重程度，对症用药。另外郭老注重外治法的治疗，常配合栓剂外用，经直肠给药，直接作用于前列腺，配合内服药物，可以达到事半功倍的效果。

【案21】

薛某，男，38岁，北京丰台人，2017年3月7日初诊。

主诉：未避孕未育3年。现病史：自诉结婚近5年，近3年未避孕而不育。配偶检查无异常。反复查精液均不液化。每年服药数月，一直不能液化。2017年3月4日查精液：3mL，不液化，A级15.82%，B级13.15%。浓度：$3.278 \times 10^8$/mL。会阴部不适，久坐后加重，偶有尿频尿急，大便后常有滴白，稍口干，无口苦，纳眠可，大便正常。性功能可，性生活规律，2次/周。舌质红夹瘀苔薄白，脉弦滑。辨证属阴虚火旺夹瘀。处方：熟地黄20g，山茱萸20g，黄柏10g，知母10g，怀山药20g，茯苓20g，花椒6g，红花6g，生甘草6g，狗脊10g，滑石20g。14剂，配合前列安栓外用。

2017年3月22日复诊：查精液常规：完全液化，4mL，A级29.2%，B级17.28%。浓度：$6.977 \times 10^8$/mL。会阴部无不适，无口干口苦，纳眠可，二便正常。舌质红夹瘀苔薄白，脉弦滑。处方：熟地黄20g，山茱萸20g，黄柏15g，知母10g，怀山药20g，茯苓20g，花椒6g，红花6g，生甘草6g，狗脊10g，滑石20g，赤芍30g，泽兰10g。14剂，嘱试孕。（电话随访爱人已怀孕）

按语：男性不育是目前临床常见病，其中精液不液化是重要原因。本案患者有慢性前列腺炎的典型症状（会阴部不适，久坐后加重，偶有尿频尿急，大便后常有滴白），郭老在施治时结合男子胞的本质及其经络归属，以疏解少阳经、清解阳明经为主，始终以固护男子胞本质功能为基础。根据前面论述的男子胞的功能及辨证经验，以知柏地黄丸加减，酌加活血除湿之品，月余则成全功，可见辨证准确则中药效如桴鼓。

（张耀圣、李宪锐）

# 第七节　精索静脉曲张性不育

精索静脉曲张是指精索静脉蔓状静脉丛，因各种原因引起静脉血回流不畅或因静脉瓣损坏引起血液倒流，而形成局部静脉扩张、迂曲、伸长的病理现象。多发生于青壮年，发病率在男性人群中为 10%～15%，男子青春期之前很少发生，而青春期后，随着年龄的增长其发病率明显增加，18～30 岁之间达到高峰。精索静脉曲张被认为是男性不育最常见原因之一，常伴有睾丸缩小、变软和组织学改变及精液检查异常，在原发性男性不育中占 30%～40%，在继发性男性不育中占 69%～81%，精液异常男性中约占25.4%。中医学无精索静脉曲张之病名，根据其临床表现，将其归属于"筋瘤""筋疝""偏坠""不育"等病范畴论治。

## 【发病机制与病因病机】

### 一、西医病因及发病机制认识

精索静脉曲张使睾丸发生病理改变。生精小管生精上皮出现脱层，精母细胞及精细胞排列紊乱，进行性减少。严重病例，精原细胞丧失，仅残留支持细胞，并可见多核巨细胞。生精小管管壁玻璃样变，管腔收缩，间质内一部分 Leydig 细胞蜕变，另一部分，血管有硬化改变。精子数目减少，尖头精子、无定形或不成熟精子增加。精索静脉曲张对男性生殖功能的影响及机制西医尚未完全清楚，主要有以下几种假说。

### （一）局部睾丸温度升高

睾丸在阴囊内，其温度比在直肠内温度低 2.5℃左右，是精子生长的适宜温度。由于曲张的精索蔓状静脉丛包绕睾丸，静脉血流缓慢郁滞，精索内静脉血液反流，使睾丸温度升高，影响精子的发生生长。

## （二）伴有血流动力学改变影响睾丸代谢

精索静脉曲张，精索内静脉血液反流，静脉压升高周围静脉丛血流瘀滞，睾丸内血含氧量降低，阻碍睾丸新陈代谢废物排出，从而影响生育。

## （三）毒性作用

精索内反流血中含有损害睾丸物质。精索静脉曲张，肾静脉的血液通过精索静脉逆流至睾丸，于是肾静脉中含有的来自肾上腺的激素物质，如皮质醇、儿茶酚胺，以及毒性代谢产物，如 5-羟色胺和肾脏分泌的前列腺素都会随精索静脉血逆流进入睾丸，进而可能通过收缩睾丸动脉，减少睾丸血供，抑制睾丸生精功能。此外，还能直接引起附性腺的收缩，使精子不易在附睾内成熟。

## （四）一氧化氮（NO）

NO 由一氧化氮合酶（NOS）以 L-精氨酸为底物催化生成，广泛存在于哺乳动物生殖系统中，在生殖过程中起重要作用。有研究表明 NO 对精子有双重影响：低水平 NO 可维持正常的生精、灭活超氧阴离子、提高精子活动度；但高水平 NO 则抑制精子运动。精索静脉血液淤积及反流的代谢产物刺激血管内皮细胞、巨噬细胞和睾丸细胞产生过量的 NO 合酶。此外，在精索静脉曲张时，精索静脉血中 L-精氨酸含量升高，这也是 NO 生成异常增加的原因之一。精索静脉曲张时精索静脉血 NO 含量与精子密度、活力呈负相关，推测 NO 含量的升高与精索静脉曲张致不育存在密切关系。

## （五）免疫因素

正常情况下由于受到血－睾屏障的隔离作用和免疫抑制功能、机体主动免疫调节机制等因素制约，机体并不产生自身免疫反应，只有当免疫功能低下影响机体防御屏障功能，使上述保护作用受损，并可能在精子与机体自身免疫系统接触时产生抗精子抗体（AsAb），进而干扰正常精子的形成及发育，引起无精或少精。精索静脉曲张时 AsAb 产生的原因可能是微血管病变及血液毒性物质损害了睾丸支持细胞和附睾上皮细胞间的紧密连接，导致血－睾屏障破坏，精子受到血液中免疫因子的攻击，产生自身抗体。也有可能是因为睾丸温度升高使 Sertoli 细胞变性使血－睾屏障破坏，精子释放入血产生 AsAb，免疫复合物通过受损的血－睾屏障沉积于睾丸间质或精原细胞可进一步诱发睾丸自身免疫反应。而且这种免疫应答即使在手术消除精索静脉曲张后仍能持续存在。

### （六）其他

#### 1. 内分泌因素

精索静脉曲张患者睾丸间质细胞增生，间质细胞合成睾酮能力下降，影响下丘脑－垂体－睾丸性腺轴，从而影响睾丸精子发生及精子在附睾内成熟。

#### 2. 局部营养障碍

精索静脉曲张者，毛细血管和静脉淤血，动脉血流下降，睾丸微循环障碍，影响精子发生；附睾微循环障碍，干扰附睾功能，影响精子在附睾内成熟。

#### 3. 破坏血睾屏障

精索静脉曲张患者测定抗精子抗体，约10%出现抗精子抗体增高是精索静脉曲张可致睾丸附睾免疫屏障受损，精子抗原暴露所致。

#### 4. 氧自由基

氧自由基主要通过启动脂膜过氧化而影响精子功能。

## 二、中医病因病机认识

中医学认为，男子的生育能力取决于肾中精气的强弱和天癸的盈亏。古代中医并无精索静脉曲张病名，现代中医医家结合临床实际及西医学病因病理的认识对精索静脉曲张性不育的认识，对其阐述各有侧重，认为精索静脉曲张不育的发病离不开肾虚、络阻、肝郁、血瘀。其病位与肝、脾、肾三脏及肝、肾二经联系十分密切。

### （一）肾虚血瘀

肾气亏虚，血瘀于外肾与子系络脉，瘀久化毒，毒损外肾，外肾的生精功能与藏精功能受损，生殖之精的生成不足，则发生不育。瘀血阻络，外肾失于五脏之精气的营养，生长发育受限，外肾发育不良，导致不育；瘀血内阻，脾胃所化生的后天之精不能充养先天之精，则生殖之精的生成不足，亦致不育产生。肾虚为本，血瘀为标，肾虚导致血瘀，血瘀加重肾虚，肾虚与血瘀两者相互夹杂为患，相互影响。瘀阻络脉，气血不能达于外肾，则外肾络脉空虚，无以化精，导致肾精不足。瘀不去则新不生，精血同源，瘀血内阻，则精的生成受阻，致肾精虚。精化气，气生精。瘀血阻络，血行不畅，则有碍肾精的充养，肾精亏损，则肾气必虚。

## （二） 肝郁气滞

张从正提出"疝本肝经益通勿塞论"，并指出"若少年得之，不计男子妇人皆无子"。王清任言："青筋暴露，非筋也，现于皮肤者血管也，血管青者，内有瘀血也。"可见其病位在肝，病机为气滞血瘀，最终可引起"男子无子"。肝气郁结，经络气血运行失和则气滞血瘀，筋脉瘀滞，不通则痛，引起少腹、睾丸坠胀疼痛，日久则瘀血停滞，络道阻塞，以致脉络迁曲、显露最终形成筋疝或筋瘤。病后血运受阻，蕴而化热，血不养睾，热灼精伤，可以导致不育。

## （三） 瘀热互结

邪气侵袭，营气运行不畅，瘀阻于肌肉腠理之间，血郁热聚，瘀血凝聚，闭阻经络发为筋瘤，日久肾子失养则不育。即"营气不从－逆于肉理－血郁热聚－耗血伤精－肾精亏虚"。"营气不从"即是附睾睾丸的局部缺血缺氧，表现为阴囊坠胀不适，精索静脉迁曲显露呈蚯蚓团状，睾丸局部温度偏高，精液质量下降。

## （四） 脾虚气陷

脾气虚衰，则清阳不升，浊阴不降，脾不升清，精微不能运化，肾精失于濡养，则致肾虚血瘀。而静脉血回流不良体现在浊阴不降，浊阴不降又见于清阳不升，临床表现为少精、弱精和精子畸形而致不育。

在对精索静脉曲张性不育病因病机的认识上，虽各有侧重，总体来说在于肾虚、脾虚、肝郁，而致血瘀、郁热、气滞，进而影响生殖功能而致不育。

## 三、郭氏特色理论

根据长期临床观察及实践，郭老提出了"清阳不升、浊阴不降为因，肾虚血瘀为果"新的精索静脉曲张性不育的病机。认为该病的基本病机为脾虚是根本，肾虚血瘀、肝气不疏等只是继发病理。其核心理论为：①静脉血回流不良是浊阴不降的表现之一，浊阴不降是由于清阳不升而下陷引起的。②附睾组织缺氧状态是脾气不升的表现之一，脾主升清，清阳不升，脾虚是根本。脾不升清，精微不能运化，肾精失于濡养，出现少精、弱精及畸形精子症。③肾虚血瘀、肝气不疏等是继发病理。并将亚临床型、Ⅰ度精索静脉曲张、Ⅱ度精索静脉曲张辨为脾虚气陷证，Ⅲ度精索静脉曲张辨为肾虚血瘀证。

脾气主升，为气机升降之枢纽，对全身气机协调具有十分重要的作用。气为血之帅，血非气不运，血液的循行有赖于气的推动作用。当气推动作用下降时，则可出现血流缓慢，出现血滞、血瘀等病理状态。《医学求是·血证求原论》云："脾以阴土而升于阳，胃以阳土而降于阴。土位于中，而火上、水下、左木、右金。左主乎升，右主乎降。五行之升降，以气不以质也。而升降之权，又在中气……升则赖脾气之左旋，降则赖胃土之右转也。故中气旺，则脾升而胃降，四象得以轮旋。中气败，则脾郁而胃逆，四象失其运行矣。"当脾气虚弱升举力量下降、推动人体下部血液上升作用减弱、下部血液回流缓慢，血液郁滞，出现血瘀，致生筋瘤等相关疾病。可见脾虚气陷为筋瘤发病的基本病因。当脾为情志、寒湿、饮食等邪气所困，运化失常，气血生化乏源，以致气虚，甚至在气虚基础上进一步发展成升清不足、无力升举之气陷。当脾因各种原因导致脾虚气陷时，则可致生筋瘤。瘀血阻滞脉络，旧血不去，新血不布，阻于络道，以至脉络怒张，弯曲状如蚯蚓盘曲成团，日久血不能养睾，使得睾丸附睾失养，精无所生而致不育。

## 【诊断与鉴别诊断】

### 一、诊断标准

按照世界卫生组织人类生殖特别规划处不育研究组制定的精索静脉曲张不育的标准，即临床检查有精索静脉曲张，同时伴有精液分析异常。如精索静脉曲张，而精液分析正常，不能归入精索静脉曲张不育，而应归入不明原因不育。病情轻者可无症状，仅在体检时发现。病情较重者感觉阴囊坠胀不适，睾丸或少腹胀痛不适，行走时久及劳累后症状加重，平卧休息后症状减轻，常伴有头晕乏力、腰膝酸软、阴囊湿冷等症。

### （一）物理检查

检查患者是否有精索静脉曲张，必须嘱患者取直立位，检查时必须注意：

**1. 必须在温暖室温内检查**

由于阴囊遇冷会收缩，使阴囊皮肤增厚，提睾肌收缩使睾丸升提，影响观察，尤其在冬天应特别注意。

**2. 患者需站立足够时间**

站立足够时间以便使精索静脉充分充盈，一般需站立5分钟。对难以判断的精索静脉曲张患者，可做 Valsalvas 试验：被检查者取站立位，屏气用力增加腹压，使静脉血突然反流入蔓状静脉丛，对较轻的精索静脉曲张也能发现。WHO 根据精索静脉曲张严重程度，临床中分为 4 级：Ⅲ级，通过阴囊皮肤即可看见曲张的精索静脉丛；Ⅱ级，可以扪及曲张的精索静脉，仅外观看不见；Ⅰ级，精索静脉不易扪及，需做 Valsalva's 检查才能摸到曲张精索静脉；亚临床型，阴囊内未触及扩张精索静脉，但用阴囊热像仪或多普勒超声检查发现有异常者。但在正常人群小精索内静脉的瓣膜在屏气情况下也会出现关闭不全而出现反流，因此，在做出亚临床型精索静脉曲张诊断前，必须做精液分析，如多次出现精子异常的患者才能诊断亚临床型精索静脉曲张。

## （二）红外线热像仪

精液分析发现参数异常，而泌尿生殖系统检查无异常的不育者，怀疑有亚临床型精索静脉曲张存在，应做此项检查。检查方法：患者脱下裤子在不超过22℃室温环境下，站立 5 ~ 10 分后检查。正常男性，阴囊温度分布均匀者不超过33℃。若阴囊温度分布不均匀，且温度增高，应怀疑有亚临床型精索静脉曲张存在。

## （三）多普勒超声检查

精索静脉曲张患者血流出现反流，做 Valsalva's 试验时，出现血流反流，表明有亚临床型精索静脉曲张存在。

## （四）精索静脉造影

精索静脉插管造影，可以观察精索内静脉的反流和精索静脉曲张程度，并对亚临床型精索静脉曲张做出诊断。静脉插管可通过股静脉和颈静脉两个途径。由于本方法是一种损伤性的检查，一般只有在临床检查和多普勒超声检查都难以确定的隐匿性精索静脉曲张或精液质量差的患者才适宜应用。

## （五）核素阴囊血池扫描

应用标记体内红细胞的放射性核素，经静脉注射后行阴囊区的血池显像，了解睾丸动脉血供，显示左右阴囊对称性。适用于单侧精索静脉曲张者，但会受睾丸炎、附睾炎、睾丸扭转、肿瘤等因素影响而出现假阳性。对亚临床型精索静脉曲张诊断价值不大。

## （六）其他

其他检查如精液分析、性激素测定、睾丸活检主要是为了明确精索静脉曲张对生育力影响提供参考。

### （七）临床表现

患者站立时阴囊胀大，有沉重及坠胀感，可向下腹部、腹股沟或腰部放射，行走劳动时加重，平卧休息后减轻。静脉曲张程度与症状可不一致，可能会伴有神经衰弱症状。

## 二、鉴别诊断

精索静脉曲张通过体格检查、彩色多普勒超声检查基本上可以确诊。但由于其与阴囊不适、疼痛、生育、雄激素之间的关系具有不确定性，所以应注意鉴别是否有精索静脉曲张合并有引起上述症状的其他疾病，如慢性骨盆疼痛综合征。特别注意与以躯体症状为主要表现的心理疾患进行鉴别。在做出精索静脉曲张诊断时，需鉴别是原发性还是继发性。

# 【治疗】

## 一、西医治疗

### （一）一般治疗

包括生活方式和饮食的调节、物理疗法等。生活方式和饮食的调节，如控制烟酒、饮食清淡、回避增加腹压的运动，能一定程度上改善精液质量。物理疗法包括降温疗法和阴囊托法等。

### （二）药物治疗

**1. 针对精索静脉曲张的药物**

（1）七叶皂苷类：代表性药物为迈之灵，具有抗炎、抗渗出、保护静脉管壁的胶原纤维作用，逐步恢复静脉管壁的弹性和收缩功能，增加静脉血液回流速度，降低静脉压，从而改善由精索静脉曲张所引起的症状，如睾丸肿胀、疼痛等。

（2）黄酮类：代表性药物为爱脉朗，为微粒化纯化黄酮，具有抗炎、抗氧化作用，可快速提高静脉张力，降低毛细血管通透性，提高淋巴回流率，减轻水肿。可改善临床型精索静脉曲张引起的疼痛症状，并且能延缓亚临床型精索静脉曲张向临床型发展。

**2. 改善精液质量的药物**

选择治疗药物的主要依据是精液质量分析和查体结果，针对精子发生、成熟和获能的多个环节，选择 3~4 种药物联合应用成为共识。根据精子生成周期，将疗程确定为 2~3 个月，如果获得了满意的疗效，则可以继续治疗；反之则建议根据精液质量复查结果调整药物或治疗方案。合理治疗超过 6 个月无效，需选择进一步的治疗措施，经验性治疗不应该超过 6~12 个月。

**3. 改善其他症状的药物**

针对局部疼痛不适患者，可以使用非甾体类消炎药，如消炎痛、布洛芬、辛诺昔康等。这类药物能够在一定程度上缓解由精索静脉曲张引起的相关症状，对部分患者还可能改善其精液质量。

## （二）手术治疗

对于不生育合并精索静脉曲张者，如果精液检查结果基本正常，可以暂时不考虑手术治疗，每 3~6 个月定期进行精液常规检查。精液质量和精索静脉曲张严重程度相伴的进行性加重者，高度怀疑为精索静脉曲张影响了男性生育能力，可以手术治疗。适应证包括临床型精索静脉曲张、少精子症、≥2 年的无其他原因的不育症，而对于精液正常的精索静脉曲张不建议手术。

手术治疗方式包括传统经腹股沟途径、经腹膜后途径、经腹股沟下途径精索静脉结扎术，显微技术腹股沟途径或腹股沟下途径精索静脉结扎术，腹腔镜精索静脉结扎术等。大部分研究认为，手术能显著改善患者精液质量，包括精子浓度、精子总数及活动能力。但无论何种手术方式，术后都有可能复发。

## （三）辅助生殖技术（ART）

对于手术治疗恢复自然生育的可能性极小、配偶年龄偏大、急迫解决生育问题的夫妻，可选择 ART。

# 二、中医辨证要点

## （一）辨脏腑

精索静脉曲张为肝脾肾亏虚、瘀血凝滞、脉络不和所致，其病位与肝、脾、肾三脏及肝、肾二经联系十分密切。生殖之精乃有形之精，由肾精等无形之精所化生，若无形之精气亏虚，必将引起有形之精功能下降、活力减低，引起少精症、弱精症而不育。脾为后天之本，肾精有赖于脾运化的水谷精微不断补充才能保持盈满。而肝郁气滞，则瘀血停滞，络道阻塞，临床表现为脉络迂曲、显露，阴囊坠胀不适，以致睾丸气血运行不足，生化无力，终至不育。在肾者，常因先天禀赋不足，肾精亏虚，或他脏及肾，肾精失养，而生殖之精不足。在肝者，情志等影响肝之疏泄，临床表现除有一般精瘀症状外，气滞精瘀常以情志因素为多，常伴有阴部胀痛坠胀明显。在脾者，脾气亏虚，清阳不升，气虚下陷，气虚血瘀，又脾为后天之本，化源不足则先天失养，影响生殖之精生成。

### （二）辨虚实

精索静脉曲张不育多因瘀血为患，或因肝肾不足，外感寒湿，气滞血瘀，筋脉失濡；或因举重担物，长途跋涉，筋脉受伤，肝络瘀滞；或因湿热下注，脉络失和；或因脾虚气陷，血运无力。其发病多表现为血运受阻，蕴而化热，血不养睾，热灼精伤，而致男性不育。其中，脾肾亏虚为本，瘀血阻滞为标。血瘀日久，化热伤精，又加重了脾肾亏虚。虚实兼夹，二者可互相影响。

## 三、中医辨证论治

### （一）寒滞肝脉型

主症：阴囊坠胀不适，阴冷酸痛，青筋暴露，站立加重、平卧减轻，腰膝冷冰，形冷畏寒，四肢不温，舌淡苔白，脉沉细。

治法：温经散寒，活血通络。

方药：当归四逆汤加减（《伤寒论》）。处方：当归、桂枝、芍药、细辛、炙甘草、通草、大枣。

### （二）气滞血瘀型

主症：阴囊胀痛或下坠感，局部青筋暴露，性情急躁，胸闷不舒，常随情志变化而加重，舌暗紫或有瘀斑，脉涩或弦。

治法：活血化瘀，理气通络。

方药：桃红四物汤合失笑散（《苏沈良方》）。处方：熟地黄、当归、白芍、川芎、桃仁、红花、蒲黄、五灵脂。

### （三）湿热瘀阻型

主症：阴囊时有灼热刺痛，精索静脉盘曲成团，精索粗肿，脘腹闷胀，身体困重，小便短赤，舌苔黄腻，脉弦滑。

治法：清热化湿，活血通络。

方药：防己泽兰汤加减。处方：防己、萆薢、茵陈、泽兰、牛膝、赤芍、牡丹皮、丹参、荔枝核、川楝子、延胡索、青皮、陈皮。

### （四）肝肾亏虚型

主症：阴囊内青筋暴露，坠胀疼痛，曲张侧睾丸软小，伴头晕耳鸣，腰膝酸软，体倦乏力，舌苔薄腻，脉弦细。

治法：活血化瘀，补益肝肾，通精。

方药：通精煎加减（经验方）。处方：丹参、莪术、川牛膝、柴胡、生牡蛎、黄芪。

### （五）肾虚瘀阻型

主症：阴囊坠胀，站立时尤甚，伴腰酸肢冷，头晕耳鸣，舌淡苔白，脉沉。

治法：活血化瘀，补肾通络。

方药：温阳通络汤加减（《赵炳南临床经验集》）。处方：仙茅、淫羊藿、桂枝、熟地黄、补骨脂、当归、川芎、赤芍、鸡血藤、黄芪、炙甘草。

### （六）气虚下陷型

主症：患侧精索坠胀，久立行走后加剧，伴精神萎靡，面色萎黄，形体消瘦，短气懒言，体倦乏力，舌淡胖，边有齿印，苔白，脉沉细而濡。

治法：补中益气，化瘀止痛。

方药：补中益气汤加减（《脾胃论》）。处方：黄芪、白术、当归、陈皮、柴胡、升麻、人参、甘草。

## 四、其他疗法

对轻度精索静脉曲张，临床症状不重者，可采用阴囊托，局部冷敷方法治疗。

## 五、郭氏治疗特色

### （一）健脾益气，升清降浊

根据对精索静脉曲张性不育脾虚气陷病机的认识，治疗当以益气健脾、升清降浊为主。脾为后天之本，主运化水谷精微，为气血生化之源。脾胃健则气血充，生精有源，种子有望。健运脾胃，补益后天，水谷精微而能聚精归精，旺则子盛。因此，用健脾益气之品以补中焦之虚，助运化水谷精微，生精有源，尤擅用黄芪、党参、白术等健运中焦脾胃。其次加入升举阳气、通达气血之品以升清降浊，助清阳得升、浊阴得降，气血调和，川芎辛温，活血行气，为血中之气药；升麻、柴胡，味辛，善引脾胃清阳之气上升。

## （二）兼以补肾活血，理气化湿

肾虚血瘀、肝气郁结、气滞、湿热等皆为继发病理，临证中当兼以补肾活血、理气化湿。擅用枸杞子、熟地黄、菟丝子等补肾填精之品，以助肾精得充。炮三甲、桃仁等活血化瘀、消瘕之品，以消散瘀血。对于舌苔厚腻，脉濡缓，常兼加藿香、厚朴、砂仁等化湿之品，亦常在此基础上兼加陈皮、青皮等理气之品。

## （三）用药轻灵，整体调治

精索静脉曲张性不育症病程较长，病因病机较为复杂，常虚实夹杂，用药当平和清灵、升清降浊为总则，不可重用滋补及活血化瘀之品，宜先升清阳，予草类、根茎、花类药物为主，性多轻清灵动，如黄芪、党参、白术、陈皮、升麻、柴胡、川芎、红花等。行气药多辛温芳香而性燥，多用则有耗气伤阴之弊，不可过量。脾气不升，运化力弱，滋补之品常有碍脾胃运化，不可重用乱投。同时不育症患者不仅仅了为了改善患者精子质量而满足其生育要求，当先辨证，病证结合，整体调治，提高患者身体功能，改善患者全身状态，则病去身轻。

## （四）重视饮食，整体调治

在辨证论治调理的同时，生活中应重视日常调养，改善饮食结构，忌辛辣烟酒；保持心情舒畅，学会调节情绪，释放压力，调理脏腑功能和精神状态；不可剧烈运动，宜适度适量运动，避免久坐。

【案 22】

患某，男，33 岁，2013 年 9 月 4 日初诊。

患者结婚 6 年，备育 4 年未育。婚后性生活正常，配偶妇科检查未见异常。患者 2011 年 2 月 16 日就诊于外院，查精液常规示：量 3 mL，不完全液化，A 级精子 9.37%，B 级精子 8.23%，总活力 19.21%，浓度 $7.94 \times 10^6$/mL，精子总数 $23.82 \times 10^6$，畸形率 61.20%。查阴囊 B 超示：左侧精索静脉呈迂曲状改变，最大管径 0.25cm，屏气可探及血流，最大管径 0.28cm，精索静脉曲张 Ⅱ 度，男性激素及染色体检查未见异常。诊断为精索静脉曲张不育症、弱精子症，予左卡尼汀口服液、五子衍宗丸、迈之灵片等治疗后精子质量未见明显改善，后断续就诊多家医院效果皆不明显。患者为公司职员，久坐，平日工作压力较大，心情尚可，无饮酒吸烟史，嗜辛辣，自诉平日全身乏力感明显，偶有腰酸，阴囊坠胀不适，左侧睾丸偶有隐痛，口干，晨起口稍苦，纳少，眠一般，入睡困难，大便稀溏，2～3次/天，小便尚调。舌暗淡苔稍厚，脉虚弱。辨证为脾虚气陷，兼夹瘀滞，治以健脾益气、升清降浊。处方：生黄芪10g，升麻6g，柴胡6g，党参10g，白术10g，枸杞子30g，川芎6g，红花6g，藿香10g，厚朴10g，陈皮15g，炙远志6g，石菖蒲6g，炮三甲3g，鸡内金15g。上方连服14剂，并嘱患者戒辛辣，适度运动，避免久坐。

二诊（2013年9月18日）：查精液常规未见明显改善，患者诉全身疲乏感好转明显，纳食可，睡眠有所改善，大便每天1～2次，仍偏稀，小便偏黄，舌淡偏暗苔稍厚，脉细弱。前方减厚朴、炙远志，加车前子10g、茯苓20g。继服28剂后复查精液常规。

三诊（2013年10月25日）：查精液常规：量4mL，完全液化，A级精子15.37%，B级精子10.23%，总活力33.21%，浓度10.94×10$^6$/mL，精子总数43.76×10$^6$，WBC 1～3/HP，畸形率49.20%。患者诉乏力感基本缓解，偶有腰酸，性生活后明显，纳眠可，大便每天1～2次，成形，小便调。舌淡红苔薄白，脉细弱。前方减车前子，加川断10g，红参5g每天嚼服。告知患者可以服中药同时备育，继服28剂。

四诊（2013年11月23日）：查精液常规基本正常，继服前方28剂。后患者一直服用中药调理，于2014年4月来诊诉其妻已孕50余天。

（张耀圣、刘涵）

# 主要参考文献

[1]郭志强.郭志强妇科精华[M].北京:人民军医出版社,2011.

[2]郭志强,王必勤.郭志强不孕不育治验录[M].北京:人民军医出版社,2013.

[3]李军.不孕不育防治必读全书[M].北京:中国妇女出版社,2013.

[4]张玉珍.中医妇科学[M].北京:中国中医药出版社,2007.

[5]丰有吉,沈铿.妇产科学[M].北京:人民卫生出版社,2006.

[6]牛建昭.现代中西医妇科学[M].北京:中国科学技术出版社,1996.

[7]徐丛剑,华克勤.实用妇产科学[M].北京:人民卫生出版社,2018.

[8]杜惠兰.中西医结合妇产科学[M].北京:中国中医药出版社,2012.

[9]李力,乔杰.实用生殖医学[M].北京:人民卫生出版社,2012.

[10]乔杰.生殖工程学[M].北京:人民卫生出版社,2007.

[11]乐杰.自然流产[M].北京:人民卫生出版社,2003.

[12]刘敏如,谭万信.中医妇产科学[M].北京:人民卫生出版社,2018.

[13]杨建华.现代男性不育诊疗学[M].上海:上海科学技术文献出版社,2007.

[14]郭应禄,辛钟成,金杰.男性生殖医学[M].北京:北京大学医学出版社,2016.

[15]双卫兵,章慧平.男性生殖道疾病与生育调节技术[M].北京:人民卫生出版社,2015.

[16]陈振文.辅助生殖男性技术[M].北京:人民卫生出版社,2016.

[17]李曰庆,何清湖.中医外科学[M].北京:中国中医药出版社,2012.

[18]王沛,张耀圣,王军.今日中医外科[M].北京:人民卫生出版社,2011.

[19]秦国政.中医男科学[M].北京:中国中医药出版社,2012.

[20]夏术阶,吕福泰,辛钟成,等.郭应禄男科学[M].北京:人民卫生出版社,2019.

[21]贾金铭.中国中西医结合男科学[M].北京:中国医药科技出版社,2005.

[22]田秦杰,黄禾.异常子宫出血的定义、命名、分类与诊断[J].实用妇产科杂志,2016,32(12):881-883.

[23]中国中西医结合学会妇产科专业委员会.排卵障碍性异常子宫出血中

西医结合诊疗指南[J].中国中西医结志,2020,40(4):391-400.

[24]中华医学会妇产科分会子官内膜异位症专业委员会子官内膜异位症协作组.子官内膜异位症长期管理中国专家共识[J].中华妇产科杂志,2018,53(12):836-841.

[25]李华,李蓉,刘洋,等.芬吗通改善反复胚胎移植失败患者子官内膜血流和提高妊娠率的研究[J].生殖医学杂志,2014,23(01):37-41.

[26]陈碧霞,章勤.章勤教授治疗子官内膜容受性低下经验总结[J].广西中医药大学学报,2015,18(04):50-52.

[27]杨维,郭春雨,李玛健,等.滋肾调周法对反复体外受精-胚胎移植失败者子官内膜容受性的影响[J].北京中医药,2015,34(04):267-271.

[28]连方,辛明蔚.体外授精-胚胎移植患者降调节后肾虚本质探讨[J].山东中医药大学学报,2008(02):109-110.

[29]刘瑜,高修安,李海仙,等.中药人工周期疗法对IVF-ET卵巢低反应患者的影响[J].佛山科学技术学院学报(自然科学版),2012,30(01):83-85.

[30]林洁,谈珍瑜,熊桀,等.尤昭玲教授对体外授精-胚胎移植中医辅助治疗的构思与实践[J].湖南中医药大学学报,2010,30(09):11-13.

[31]陶弢,王丽华.多囊卵巢综合征诊治内分泌专家共识[J].中华内分泌代谢杂志,2018,34(01):1-7.

[32]何晓彤,孟祥雯,张雪娇,等.多囊卵巢综合征病因与发病机制的研究进展[J].中国妇幼保健,2017,32(07):1588-1591.

[33]Daniel A. Dumesic, David H. Abbott, Vasantha Padmanabhan. Polycystic ovary syndrome and its developmental origins[J]. Reviews in Endocrine and Metabolic Disorders,2007,8(2):127-141

[34]中华医学会妇产科分会内分泌学组及指南专家组.多囊卵巢综合征中国诊疗指南[J].中华妇产科杂志,2018,53(01):2-6.

[35]张展,刘朝晖.盆腔炎性疾病的诊治进展[J].中国实用妇科与产科杂志,2019,35(04):473-477.

[36]中华医学会妇产科学分会妇科内分泌学组.异常子官出血的诊断与治疗指南[J].中华妇产科杂志,2014,49(11):801-806.

[37]吴向红.中医病案沿革[J].中国病案,2007(05):10-11.

[38]金影,郝增平.妇产科住院医师规范化培训中病历书写培训的实践与思考妇产科住院医师规范化培训中病历书写培训的实践与思考[J].医学教育管理,2016,2(01):383-385.

[39]黄秀娟,张桂芹,曲宏伟,等.不孕不育重在预防[J].中国实用医药,2010,5(04):237.

[40]曹云飞.嘉兴市育龄夫妇不孕不育症的流行病学调查[J].中国现代医生,2012,50(10):25-27.

[41]陆丽娜.社区居民不孕不育防治知识现况调查及对策[J].解放军护理杂志,2012,29(04):32-34.

[42]中国医师协会内分泌代谢科医师分会.多囊卵巢综合征诊治内分泌专家共识[J].中华内分泌代谢杂志,2018,(1):1-7.

[43]中国中西医结合学会妇产科专业委员会.子宫内膜异位症中西医结合诊治指南[J].中国中西医结合杂志,2019,39(10):1169-1176.

[44]柴蓓蓓,何培,王惠莹,等.不育症患者的精液检查结果和中医证型的相关性探讨[J].云南中医中药杂志,2018,39(07):32-33.

[45]郑燕飞,白雪,汤轶波,等.基于中医传承辅助平台探讨王琦院士临床治疗少弱精子症的用药规律[J].中华男科学杂志,2020,26(06):532-542.

[46]邓春华,商学军.精索静脉曲张诊断与治疗中国专家共识[J].中华男科学杂志,2015,21(11):1035-1042.

[47]李宏军.男性不育伴精索静脉曲张的治疗策略[J].中华男科学杂志,2018,24(03):195-198.

[48]张科庄,冯倩,肖迎春.从肝论治精索静脉曲张并男性不育症机理探讨[J].光明中医,2015,30(09):1831-1833.

[49]刘怀贵,戴宁,恒梦.戴宁治疗精液不液化症经验[J].中医药临床杂志,2017,29(08):1242-1246.

[50]刘富新,苏大林,朱国勇.精液液化异常与精浆脂蛋白a的检测和分析[J].中华男科学杂志,2013,19(03):247-250.

[51]肖玮琳,宋小松.男性精液不液化相关因素分析[J].齐齐哈尔医学院学报,2016,37(05):604-605.

[52]朱同常,乔龙立,戴宁.精液液化机制及相关影响因素[J].中医药临床杂志,2015,27(03):317-320.

[53]林贤仁.慢性前列腺炎与男性免疫性不育症的相关性分析[J].中国医药导刊,2017,19(12):1322-1324.

[54]康根水,黄腾蛟.《黄帝内经》体质思想防治男性不育症的价值[J].光明中医,2017,32(09):1233-1235.

[55]陶明荣,李学德,何庆鑫.精液常规检验在男性不育患者诊疗中的价值体会[J].临床检验杂志(电子版),2019,8(01):129.

[56]张蕾.中医临证病案规范化源流探析[A].中华医学会医史学分会.中华医学会医史学分会第十四届一次学术年会论文集[C].中华医学会医史学分会:中华医学会,2014:8.